Basiswissen Psychologie

Reihe herausgegeben von
Jürgen Kriz
Osnabrück, Deutschland

Die erfolgreiche Lehrbuchreihe im Programmbereich Psychologie: Das Basiswissen ist konzipiert für Studierende und Lehrende der Psychologie und angrenzender Disziplinen, die Wesentliches in kompakter, übersichtlicher Form erfassen wollen.

Eine ideale Vorbereitung für Vorlesungen, Seminare und Prüfungen: Die Bücher bieten Studierenden in aller Kürze einen fundierten Überblick über die wichtigsten Ansätze und Fakten. Sie wecken so Lust am Weiterdenken und Weiterlesen.

Neue Freiräume in der Lehre: Das Basiswissen bietet eine flexible Arbeitsgrundlage. Damit wird Raum geschaffen für individuelle Vertiefungen, Diskussion aktueller Forschung und Praxistransfer.

Herausgegeben von
Prof. Dr. Jürgen Kriz
Universität Osnabrück

Wissenschaftlicher Beirat:

Prof. Dr. Markus Bühner
Ludwig-Maximilians-Universität
München

Prof. Dr. Thomas Goschke
Technische Universität Dresden

Prof. Dr. Arnold Lohaus
Universität Bielefeld

Prof. Dr. Jochen Müsseler
RWTH Aachen

Prof. Dr. Astrid Schütz
Otto-Friedrich-Universität Bamberg

Weitere Bände in der Reihe http://www.springer.com/series/12310

Ralf Brand · Geoffrey Schweizer

Sportpsychologie

Verständnisgrundlagen für mehr Durchblick im Fach

2., vollständig überarbeitete und erweiterte Auflage

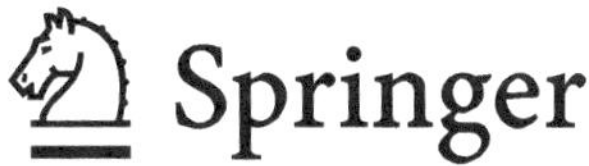

Ralf Brand
Sportpsychologie
Universität Potsdam
Potsdam, Deutschland

Geoffrey Schweizer
Institut für Sport und Sportwissenschaft
Universität Heidelberg
Heidelberg, Deutschland

Zusätzliches Material zu diesem Buch finden Sie auf http://www.lehrbuch-psychologie.springer.com.

1.Aufl.: © VS Verlag für Sozialwissenschaften | Springer Fachmedien Wiesbaden GmbH 2010

ISSN 2626-0441   ISSN 2626-0492   (electronic)
Basiswissen Psychologie
ISBN 978-3-662-59081-2   ISBN 978-3-662-59082-9   (eBook)
https://doi.org/10.1007/978-3-662-59082-9

Die Deutsche Nationalbibliothek verzeichnet diese Publikation in der Deutschen Nationalbibliografie; detaillierte bibliografische Daten sind im Internet über http://dnb.d-nb.de abrufbar.

Liebe Leserin, lieber Leser!

Schön, dass Du Dich für *dieses* Lehrbuch Sportpsychologie, für die *Verständnisgrundlagen für mehr Durchblick im Fach*, entschieden hast. Ist dieses Lehrbuch wirklich anders als die anderen? Ja, und vielleicht ist das sogar schon mit diesen ersten drei Sätzen deutlich geworden.

Wir hätten dieses Buch nicht hingekriegt ohne Unterstützung von ganz vielen Seiten. Besonders unsere Familien hätten es sich wahrscheinlich gewünscht, dass wir schneller gewesen wären. Euch ganz besonders großen Dank für die Geduld mit uns, immer wieder auch an eigentlich ja arbeitsfreien Tagen.

Darüber hinaus gibt es noch ganz viele andere, die uns unterstützt und geholfen haben. Sie alle aufzuzählen würde lange dauern, deshalb an euch, aus tiefstem Herzen: Vielen Dank – Ihr wisst wer Ihr seid!

Zu diesem Buch gibt es eine Begleitwebsite (auf www.lehrbuch-psychologie. springer.com) mit hoffentlich hilfreichen Materialien: Das online-Angebot enthält ein **Glossar**, in dem wichtige Begriffe und Konzepte aus dem Buch kurz auf den Punkt gebracht sind. Zu den Glossareinträgen gibt es **Lernkarten**, die das Erfassen und Lernen der Inhalte in den Glossareinträgen unterstützen sollen. Außerdem sind auf der Website zu jedem Kapitel noch **Verständnisfragen mit Antworten** zur Verfügung gestellt. Sie eignen sich besonders gut dazu zu überprüfen, ob man die zentralen Inhalte eines jeden Kapitels verstanden hat. Darüber hinaus sind sie natürlich zur gezielten Prüfungsvorbereitung gedacht. Außerdem finden sich auf der Begleitwebsite zu allen Kapiteln im Buch noch **Foliensätze**, die als Gerüst für eigene Präsentationen verwendet und nach Bedarf modifiziert werden können.

Schließlich noch mal, zweimal Dankeschön: Zum einen ans Team des Springer-Verlags in Heidelberg, für die stets unkomplizierte Unterstützung, das tolle

Feedback und auch die Hilfe beim Erstellen der Begleitwebsite. Zum anderen richten wir unseren ganz besonderen Dank an den Herausgeber dieser Buchreihe, Prof. Dr. Jürgen Kriz: Ihre Rückmeldungen und Vorschläge haben dieses Lehrbuch zu einem besseren gemacht.

Viel Freude beim Lesen und beim hoffentlich sich einstellenden Zugewinn an Durchblick!

Beste Grüße aus Potsdam und Heidelberg, im Herbst 2019,

Potsdam, Deutschland   Ralf Brand
Heidelberg, Deutschland   Geoffrey Schweizer

Inhaltsverzeichnis

Wen interessiert's? Warum dieses Lehrbuch geschrieben werden musste

1

> Dieses Kapitel dient der Einleitung. Dargestellt wird, weshalb wir für das Buch diese Inhalte und keine anderen ausgewählt haben. Außerdem sagen wir was, zur ja durchaus speziellen Darstellungsform. Eben weshalb wir so und nicht anders formulieren.

Es gibt schon so viele Lehrbücher zur Sportpsychologie. Braucht's da jetzt wirklich noch eines mehr? Kann man überhaupt nochmal was aufschreiben, was in anderen Büchern nicht schon mindestens genauso gut drinsteht? Und dann auch noch kompakt, auf gerade einmal 200 Seiten, das Wesentliche (im Wortsinne!) zur Sportpsychologie darstellen – geht das überhaupt?

Ja, das geht. Wir hätten mit der Arbeit an diesem Buch nicht begonnen, wenn wir davon nicht von Anfang an überzeugt gewesen wären.

Zuerst einmal, was ist in *anderen* Lehrbüchern anders? Die allermeisten Lehrbücher zur Sportpsychologie, die wir kennen, stellen vor allem zentrale Forschungsergebnisse zusammen. Zum Beispiel wird gezeigt, was sportpsychologische Forschung bisher schon so alles zu Kognition, Emotion, Motivation, Persönlichkeit und Entwicklung herausgefunden hat, mit welchen Ergebnissen sich Forschung zu Gruppen im Sport bemerkbar gemacht hat, oder die Anwendung welcher Theorien zur Erklärung von Leistungsstreben oder Gesundheitsverhalten sich auch im Kontext von Sport und Bewegung besonders bewährt hat. Solches Wissen ist für ein gründliches Studium in Sportpsychologie unerlässlich. Deshalb verweisen wir in Lesehinweisen auch immer wieder auf einige ganz exzellente andere Lehrbücher, aus denen man sich solches Wissen holen kann.

© Springer-Verlag GmbH Deutschland, ein Teil von Springer Nature 2019
R. Brand, G. Schweizer, *Sportpsychologie*, Basiswissen Psychologie,
https://doi.org/10.1007/978-3-662-59082-9_1

Allerdings verbindet sich mit dieser Art „konventioneller" Lehrliteratur zumindest eine Schwierigkeit, die etwas damit zu tun hat, dass es das Fach Sportpsychologie nun ja schon eine ganz Weile gibt und national wie international in den vergangenen Jahrzehnten äußerst intensiv geforscht wurde: Wahnsinn, wie viel es über Sportpsychologie mittlerweile zu lesen und zu wissen gibt!

Mit ausreichend Hingabe lässt sich das alles aber schon irgendwie bewältigen. Manche Studierende sind sogar enorm gut darin und erarbeiten sich schließlich einen wirklich hervorragenden, breiten Wissensstand. Manche verlieren im Dschungel sportpsychologischen Wissens aber auch völlig den Überblick. Unserer Erfahrung nach, nach einigen Jahren Sportpsychologie-Dozent-Sein, sind das nicht wenige.

Besonders deutlich zeigt sich das dann in mündlichen Prüfungen, wenn zur Einleitung gefragt wird, ob Student oder Studentin mal ganz grob umreißen könnte, worum es in der Sportpsychologie so insgesamt geht. Überrascht von dieser „schwammigen" Einstiegsfrage (obwohl sie doch eigentlich gut gemeint ist und nur einen lockeren Einstieg ins Prüfungsgespräch ermöglichen soll) fangen manche Studierende dann an, der Reihe nach aufzuzählen, was sie so alles an Einzelheiten gelernt haben: „Also zum Beispiel Motivation, da gibt es das Risikowahlmodell. Und Wettkampfangst. Da ist es ja so, dass die Katastrophentheorie zum Angst-Leistungszusammenhang wichtig ist. Außerdem wirkt sich Sport im Alter sehr positiv auf die kognitiven Fähigkeiten aus (…)." Und so weiter und so fort. Die Erzählenden kommen vom Ersten ins Tausendste, so dass wir uns denken: Schade, die sehen den Wald vor lauter Bäumen nicht mehr.

Obwohl sie doch so viel wissen oder *weil* sie so viel wissen?

Mit diesem Buch wollen wir Abhilfe zu genau diesem „Problem" schaffen. Uns geht es ums *große Ganze*. Wir stellen dar, was das Fach Sportpsychologie *im Kern* ausmacht und präsentieren ein *Ordnungsraster*. Wir *illustrieren* die Themenbandbreite und vertiefen an *ausgewählten* Stellen, um zu zeigen wie entsprechende Forschung dann aussieht. Wir stellen uns vor, dass dieses Buch als **Einstieg ins akademische Studium** der Sportpsychologie besonders nützlich ist. Vermittelt werden die Sportpsychologie Grundlagen, die notwendig sind um *Verständnis* zu entwickeln. Denn Verständnis liefert den „Kitt", der die einzelnen Wissensbestandteile dann zusammenhält. *Durchblick im Fach* entsteht, wenn man sich Einzelheiten viel besser merken kann, weil sich diese in *große Linien* einordnen lassen. Diese großen Linien, die zeigen und erläutern wir.

Außerdem erläutern wir in diesem Lehrbuch ein paar Dinge ausführlicher, die in anderen Lehrbüchern meistens nur mit wenigen Zeilen (wenn überhaupt) abgehandelt werden. Zum Beispiel: Wie definiert man Sport? Ist Sportpsychologie nicht eigentlich nur Psychologie angewendet auf Sport? Was unterscheidet empirische Wissenschaft von anderen? Was genau bedeutet das Wort Kognition noch mal? Wir geben Antworten auf ganz typische Fragen von Studienanfängerinnen und -anfängern. Zum Beispiel: Wieso dieser Wust an verschiedenen Theorien, reicht es nicht, wenn ich eine kann? Muss ich Fremdwörter benutzen? Muss ich auch die Autorennamen und Jahreszahlen auswendig lernen?

Ganz bewusst haben wir uns dazu entschlossen, eine in der akademischen Literatur sonst eigentlich unübliche, persönliche Form der Darstellung und Anrede zu wählen. Im Buch wollen wir so erklären, wie wir das im Einführungsseminar auch täten. Gründlich und in einer Sprache, die verständlich ist und nicht überfordert. Das Buch ist als Studierhilfe für Studierende geschrieben und wir glauben, dass wir deshalb eine andere Tonlage als auf sportpsychologischen Fachkonferenzen anschlagen sollten.

Um das Lernen aus diesem Buch zu erleichtern haben wir uns ein paar Dinge einfallen lassen: Am Ende aller größeren Kapitel (3 bis 10) gibt es eine *Zusammenfassung* mit zentralen Begriffen und weiterführenden Lesehinweisen. Jede *Sammlung zentraler Begriffe* kann man dazu benutzen, sich noch einmal zu vergewissern, dass man das Wichtige im jeweiligen Kapitel erfasst hat. Vielleicht ist es auch so, dass die Dozentinnen und Dozenten diese zentralen Begriffe nutzen werden, um sich zu überlegen, welche Prüfungsfragen sie stellen? Wer jeden der genannten zentralen Begriffe einordnen und erläutern kann, der oder die sollte sich für die Abschlussprüfung schon mal auf sicherem Terrain befinden! Die *Lesehinweise* mit vertiefender und weiterführender Literatur dienen dazu, die zu lenken, die schnell noch mehr erfahren wollen. Die getroffenen Literaturauswahlen sind selbstverständlich hochgradig subjektiv und wir können definitiv zusichern, dass wir irgendwo mal jemanden (bzw. seinen oder ihren Text) vergessen haben. Nicht absichtlich, das wollen wir betonen.

Und außerdem gibt es dann ja auch noch die Begleitwebsite (auf www.lehrbuch-psychologie.springer.com). Hier finden sich unter anderem Verständnisfragen mit Antworten zu allen Kapiteln und Lernkarten.

Für die ganz Ungeduldigen: Sportpsychologie-Basics ultrakompakt

> Details kann man sich besser merken, wenn man weiß, wo sie im Gesamtbild hingehören. In diesem Kapitel verdeutlichen wir deshalb vorab den „roten Faden" des Buches, fassen wesentliche Dinge schon einmal sehr kurz und prägnant zusammen. Denn Sportpsychologie ist ein weites Feld und ein wenig Überblick am Anfang schadet nicht.

Dieses Lehrbuch soll Studierenden als Einführung in die Grundlagen des wissenschaftlichen Faches Sportpsychologie nützlich sein. Es ist so geschrieben, dass man kein besonderes Vorwissen mitbringen muss. Wenn man das Lehrbuch gelesen und die Inhalte gut nachvollzogen hat,

a) dann sollte man in eigene Worte fassen können, was Sportpsychologie und sportpsychologische Forschung im Kern ausmacht;
b) besser verstehen und einordnen können, was einem in wissenschaftlichen Arbeiten zur Sportpsychologie begegnet (oder was einem Dozentinnen und Dozenten darüber erzählen);
c) und einen ganz groben Überblick über die in der Sportpsychologie bearbeitete Themenbandbreite gewonnen haben.

Psychologie ist die Wissenschaft vom menschlichen Erleben und Verhalten. **Sportwissenschaft** entsteht im Zusammenspiel von ganz unterschiedlichen Fachdisziplinen,

© Springer-Verlag GmbH Deutschland, ein Teil von Springer Nature 2019
R. Brand, G. Schweizer, *Sportpsychologie*, Basiswissen Psychologie,
https://doi.org/10.1007/978-3-662-59082-9_2

z. B. Sportpädagogik, Sportmedizin, Sportsoziologie, Trainings- und Bewegungswissenschaft und eben auch Sportpsychologie. Sportpsychologie, als wissenschaftliche Disziplin im Schnittfeld von Psychologie und Sportwissenschaft, bezieht Wissensbestandteile aus *beiden Bezugswissenschaften* ein.

Sport und Bewegung existiert in vielfachen Erscheinungsformen. Sportpsychologie thematisiert das Erleben und Verhalten von Menschen sowohl mit Blick auf deren Handeln in klassischen Sportarten-Kontexten (z. B. Fußballspielen und Surfen), als auch mit Blick auf die Alltagsaktivitäten, die körperlichen Aufwand und dabei keine besonderen Fertigkeiten erfordern (z. B. Spazierengehen und Radfahren), aber vom handelnden Individuum als Sport im weiteren Sinne begriffen werden. Das Lehrbuch liefert u. a. das begriffliche Handwerkszeug, mit dem man gut und richtig auf die Vielfalt solcher Erscheinungsformen von Sport und Bewegung Bezug nehmen kann.

Sportpsychologische Forschung richtet sich auf die Erklärung **innerer psychischer Vorgänge** (z. B. Kognition, Fühlen und Gefühle, Motivation), die Verhalten im Kontext von Sport und Bewegung vorausgehen, die es begleiten und die Verhalten nachfolgen.

Untersuchungen zur *Kognition* beziehen sich auf Prozesse, die sich auf die Aufnahme, Verarbeitung und Speicherung von Information beziehen. Es geht um Dinge wie Aufmerksamkeit und Wahrnehmung (Aufnahme von Information), Denken und Entscheiden (Verarbeitung von Information) und um Gedächtnis (Speicherung von Information). Sportpsychologische Untersuchungen belegen zum Beispiel, dass Sportlerinnen und Sportler besser darin sind als nicht sporttreibende Personen, visuelle Hinweisreize zu entdecken und auf sie zu reagieren, wenn ablenkende andere Reize ausgeblendet werden müssen (Voss et al. 2009). Außerdem gibt es noch Kognition*en*. Das sind die Inhalte von Gedanken oder Gedankenmuster.

Mit Blick auf den Teil menschlichen Erlebens, der mit *Fühlen und Gefühlen* zu tun hat, haben sich Sportpsychologinnen und Sportpsychologen zum Beispiel damit beschäftigt, ob bestimmte emotionale Zustände sportliche Leistung generell eher positiv oder eher negativ beeinflussen. Darauf deutet eher wenig hin. Aber es gibt Untersuchungen die zeigen, dass bessere sportliche Leistung dann entsteht, wenn der mit einer Emotion verbundene Handlungsimpuls zur sportlichen Aufgabe passt. Zum Beispiel erreichen Probanden in Tests, in denen sie die vordere Oberschenkelmuskulatur so explosiv und kraftvoll wie möglich gegen einen festen Widerstand arbeiten lassen müssen (als ob sie das Kniegelenk strecken könnten; isometrische Muskelkontraktion), im Zustand von Ärger bessere Leistungen, als wenn man sie vorher glücklich stimmen würde (Woodman et al. 2009).

Motivation bezieht sich auf den inneren Antrieb, den Menschen (manchmal) entwickeln und manchmal eben nicht. Sportpsychologische Untersuchungen zeigen hier zum Beispiel, dass Menschen vor allem dann regelmäßig ihrer Gesundheit zuliebe Sport treiben, wenn sie sich selbstbestimmt dazu entschließen und sich nicht nur durch äußere Gründe dazu veranlasst oder gar gedrängt fühlen (Teixeira et al. 2012).

Einer Grundannahme von Psychologie folgend ist menschliches Erleben und Verhalten stets durch **Situationsfaktoren** (z. B. die Anwesenheit Anderer oder der plötzliche Gedanke an Andere) und von **persönlichen Merkmalen** (z. B. physische Merkmale, Fähigkeiten, Persönlichkeitsfaktoren, Handlungseigenschaften) beeinflusst. Letztere, die persönlichen Merkmale, sind durch zeitlich überdauernde, aufeinander aufbauende **Veränderungen** geprägt (z. B. Entwicklung, Reifung und Lernen).

Sportpsychologische Forschung, die sich auf *persönliche Merkmale* bezieht, hat zum Beispiel gezeigt, dass der erhoffte persönlichkeitsbildende Nutzen von Sportunterricht in der Schule nicht im Sporttreiben an sich liegt, sondern dies vor allem davon abhängt, wie der Unterricht gestaltet wird (Conzelmann et al. 2011). Sportpsychologische Forschung, die sich auf Situationsfaktoren bezieht, hat zum Beispiel gezeigt, dass die sportliche Leistung in der Gruppe davon abhängt, wie wichtig die Einzelleistung für die Gruppenleistung ist (Hüffmeier und Hertel 2011). Mit Blick auf *Veränderungen* zeigen entwicklungspsychologische Untersuchungen zum Karriereende von Leistungssportlerinnen und Leistungssportlern, dass Abschiede vom aktiven Sporttreiben vor allem dann schwer fallen und zu psychischen Schwierigkeiten führen, wenn das Karriereende erzwungen war (Park et al. 2013).

Die von uns zur Darstellung als Wissensgrundlagen ausgewählten Inhalte umfassen auch solche zur (zumindest grundlegenden) Beurteilung der methodischen Qualität von sportpsychologischen Untersuchungen. Deshalb wird auch auf die Rolle von **Theorien und wissenschaftliche Methoden** im Forschungsprozess eingegangen. Kurz gefasst und auf den Punkt gebracht: Wissenschaft ohne Theorie ist keine und ohne zumindest grobes Statistik-Grundwissen kann man nicht verstehen, was in sportpsychologischen Forschungsberichten überhaupt drinsteht.

Aktuell sind es wohl **vier Perspektiven** (man könnte sie auch als Bezugsfelder oder Themenfelder bezeichnen), aus denen heraus Sportpsychologie entwickelt wird. Die Behauptung, dass es genau vier sind, ist natürlich gewagt. Wir hätten sie aber nicht so formuliert, wenn wir nicht davon überzeugt wären, dass sich der Großteil aller wissenschaftlichen Arbeiten zur Sportpsychologie so ordnen lässt.

Der mit Sicherheit größte und den untersuchten Themen nach vielfältigste Teil sportpsychologischer Forschung widmet sich der grundlagenorientierten oder anwendungsorientierten Untersuchung der Einflussgrößen, die **sportliche Leistung** beeinflussen. Untersucht wird, welche psychischen Faktoren Leistung und Erfolg von Bewegungshandeln im Sport stören oder verbessern, und vor allem auch warum das so ist. Manchmal stehen *Prozesse des Übens, Lernens und Trainierens* im Vordergrund, oft schwingt der Gedanke Leistungsoptimierung aber auch nur mit und ergibt sich als Möglichkeit und Chance aus den eigentlichen Untersuchungsergebnissen.

Ein Teil von Sportpsychologie bezieht sich auf das Feld **sportpsychologische Beratung und Training** im Leistungssport. In vielen Sportarten möchte man zumindest auf Spitzensportebene nicht mehr auf die Unterstützung von Sportpsychologinnen und Sportpsychologen verzichten. Sportpsychologische Forschung will hier vor allem dazu beitragen, dass sich praktische Sportpsychologie auf wissenschaftliche Grundlagen stützt.

Außerdem werden Querverbindungen zwischen Sport und Bewegung auf der einen Seite und **Gesundheit** auf der anderen untersucht. Hier schaut man zum Beispiel auf die psychologisch relevanten positiven Folgen, die Sport und Bewegung in der Prävention und Therapie von Erkrankungen sowie in der Gesundheitsförderung mit sich bringen können. Sehr intensiv wird beforscht, was Menschen zu mehr Bewegung und Sport motiviert.

Schließlich gibt es Studien, die sich gezielt mit Fragen zum schulischen **Sportunterricht** beschäftigen. Untersucht wird das Erleben und Verhalten von Sportlehrerinnen und Sportlehrern genauso wie das von Schülerinnen und Schülern (und natürlich auch die Begleiterscheinungen und Folgen von Wechselwirkungen zwischen den Beteiligten). Hier schaut man zum Beispiel darauf, wie man Schülerinnen und Schüler so zum Sportunterricht motivieren kann, dass sie auch nach ihrer Schulzeit noch gerne Sport treiben.

Schon aus dieser ultrakompakt-Darstellung wird die ungeheure Gegenstands- und Themenbandbreite deutlich, die Sportpsychologie hervorgebracht hat. Einen geraden und den einen richtigen Weg durch das „Wissens-Dickicht" gibt es nicht. Deshalb raten wir schon beim erstmaligen Nachlesen in diesem Lehrbuch immer wieder auch an anderer Stelle nachzublättern oder online zu recherchieren, also nach links und rechts zu schauen. Insbesondere die als Lesetipps genannten Texte könnten nützlich sein. Außerdem warnen wir explizit *nicht* vor der Benutzung von Wikipedia zum schnellen Nachschlagen!

Wie erklärt man, was Sportpsychologie ist? Prolog, vier Bezugspunkte und dann Fazit

3

> Für eine treffsichere Einordnung darüber, was Sportpsychologie ist und ausmacht, muss man sich zumindest grob in den beiden Bezugswissenschaften Psychologie und Sportwissenschaft auskennen. Außerdem muss man erklären können, was man mit Bewegung und Sport meint, wenn man davon redet. Wenn man dann noch weiß, wie und dass man wissenschaftliche und praktische Tätigkeiten voneinander unterscheiden sollte, steht man argumentativ auf sicherem Boden.

Das Buch hier soll Verständnisgrundlagen zum Fach Sportpsychologie bieten und die großen Linien deutlich machen. Zu den Verständnisgrundlagen zählen wir, dass man sich über die „Besonderheiten" (besser: Charakteristika) des Faches Sportpsychologie im Klaren sein sollte.

Die Frage nach den Charakteristika von Sportpsychologie schlagen wir vor, in einem „Vier-Schritt mit Fazit" zu beantworten: Am besten beschreibt man zuerst einmal was Psychologie ist (erstens). Dann gilt es in klare Worte zu fassen, was man unter Sport und Bewegung verstehen will (zweitens). Daraus lässt sich entwickeln womit sich Sportwissenschaft beschäftigt (drittens), und dann muss man nur noch kurz zusammenfassen können (und verstanden haben), dass Psychologie und Sportpsychologie in jeweils drei ganz unterschiedlichen Ausprägungen daherkommen kann (viertens). Dann lässt sich das Fazit ziehen: „Sportpsychologie ist also ein Fach, das …"

© Springer-Verlag GmbH Deutschland, ein Teil von Springer Nature 2019
R. Brand, G. Schweizer, *Sportpsychologie*, Basiswissen Psychologie,
https://doi.org/10.1007/978-3-662-59082-9_3

Bevor wir mit den Erläuterungen zum „Vier-Schritt" loslegen, noch ein paar einordnende Gedanken vorweg (wir wissen, dass das wichtig ist, weil das Studierenden in Vorlesungen oft erst so nach und aufgeht): Das Lehrbuch hier soll ja für das wissenschaftliche Studium der Sportpsychologie nützlich sein. Aber worum geht's eigentlich in der Wissenschaft? Also ganz grundsätzlich? Deshalb ein Prolog.

3.1 Prolog: Meinen, Glauben, Wissen

Mit Immanuel Kant (∗ 1724, † 1804) einem bedeutenden Philosophen der Aufklärung, kann man drei Modi des Fürwahrhaltens unterscheiden, nämlich Meinen, Glauben und Wissen (vgl. Kasten). Modernes wissenschaftliches Tun beruht darauf, dass man dem Wissen höhere Bedeutung zuweist als dem Meinen und Glauben.

Übersicht

Meinen: Eine persönliche Ansicht, die aussagt, was man für richtig oder nicht richtig hält.

Glauben: Das Festhalten an etwas, was sich nicht wissenschaftlich begründen lässt.

Wissen: Wissenschaftlich zu rechtfertigende Auffassungen über die Welt.

Wissenschaft: Bemüht sich mit systematischem Vorgehen zu möglichst unstrittigen und gerechtfertigten Auffassungen zu gelangen, indem Widersprüche geprüft und logisch aufgeklärt werden.

Praxis: Tatsächliche Ausübung, Handlung, Verrichtung.

Um an **Wissen über die Welt** zu gelangen braucht es bestimmte **Methoden**. Je nachdem in welchem wissenschaftlichen Feld man unterwegs ist (salopp gesagt, in der Mathematik geht es um etwas anderes als in der Biologie, als in der Soziologie, als in der Literaturwissenschaft, etc.) werden unterschiedliche Methoden als mehr oder weniger *passend* und *geeignet* empfunden (das muss man deswegen so vorsichtig formulieren, weil es in fast jeder Wissenschaft Methoden-„Moden" gibt; d. h. der Eindruck darüber, welches jetzt „die beste" Methode sei, kann sich durchaus mal verändern). Zumindest der Methode der Logik sieht man sich aber in Psychologie, Sportwissenschaft und Sportpsychologie gleichermaßen verpflichtet. Ganz allgemein gesprochen: Wenn wissenschaftlich gerechtfertigte Aussagen über die Welt getroffen werden sollen, dann dürfen sich diese Aussagen nicht logisch widersprechen (mehr Info zu Methoden folgt in Kap. 5).

In vielen Wissenschaften äußerst populär und deswegen auch kennzeichnend ist ein auf **Kausalität und Determinismus** basierendes Weltverständnis (d. h. eine Theorie darüber wie die Welt wohl ist). Vereinfacht ausgedrückt nehmen Wissenschaftlerinnen und Wissenschaftler dann gerne an, dass man Zustände und Ereignisse immer auf Ursachen zurückführen kann. Das ist für Wissenschaft deshalb gut und einfach, weil man dann weiter ableiten darf, dass die Ursache X den Zustand oder das Ereignis Y bewirkt (oder noch stärker: vielleicht sogar Bedingung ist), was Voraussagen über die Zukunft erlaubt (wenn X geschieht, dann wird Y passieren). Aktuell würden es wohl die meisten wissenschaftlich arbeitenden Sportpsychologinnen und Sportpsychologen als Maßgabe ihrer Fachdisziplin nennen, dass es *vor allem* um die Aufklärung von Ursache-Wirkungs-Relationen (Kausalrelationen) geht.[1] Beispiele findet man in der sportpsychologischen Forschung zum Angst-Leistungs-Zusammenhang. Wissenschaftlich besonders spannend ist hier eben nicht nur die Frage, ob Wettkampfangst und sportliche Leistung irgendwie zusammenhängen (siehe dazu auch Abschn. 7.1.4). Vielmehr will man den Nachweis führen, dass Wettkampfangst als Ursache zu Leistungsversagen führen kann oder führt.

Viele Wissenschaften, darunter Psychologie, Sportwissenschaft und Sportpsychologie, nehmen es sich zum Anspruch **beschreiben**, **erklären**, **vorhersagen** und manchmal auch **beeinflussen** (d. h. stabilisieren oder verändern) zu können. Diese Ziele stehen in Relation zueinander und kennzeichnen eine Abfolge im wissenschaftlichen Arbeiten zumindest in den genannten drei Wissenschaften (Psychologie, Sportwissenschaft, Sportpsychologie): Um gut erklären und vorhersagen zu können, sollte man die relevanten Phänomene zuerst einmal gut beschrieben haben. Unter Umständen möchte man dann aber nicht „nur" wissen, *dass* die Dinge geschehen (Vorhersagen) sondern auch noch *warum* sie geschehen (Erklären = intersubjektiv nachvollziehbares Unternehmen; vom in unseren Disziplinen etwas weniger populären *Verstehen* würde man demgegenüber sprechen, wenn man versucht ein Ereignis subjektiv nachzuvollziehen). Wenn man sich für Ursache-Wirkungs-Relationen interessiert, dann ist es unumgänglich auch an gültigen Erklärungen zu arbeiten. Nützlich sind gültige Erklärungen aber auch, wenn es ums wirkungsvolle Beeinflussen geht, also dann, wenn man Einfluss auf Praxis nehmen will.

---

[1] Jetzt darf man nicht verschweigen, dass sich (seit etwa den 1960er-Jahren) mit der Theorie nicht-linearer Systeme auch alternative Auffassungen bemerkbar machen: Unter Umständen lässt sich Vieles besser erklären, wenn man Zusammenhänge in rückgekoppelten dynamischen Systemen verstehen will (also nix da, mit einfach nur Ursache und Wirkung)? Das macht die Dinge allerdings so viel komplizierter, dass sich viele Wissenschaften, unter anderem auch die Sportpsychologie, bisher selten getraut haben, auch mal vom Altbewährten abzulassen.

Schließlich erscheint es uns wichtig darauf hinzuweisen, dass es mit Blick auf viele heutzutage publizierte wissenschaftliche Arbeiten gar nicht einmal so einfach ist festzulegen, zu welcher Wissenschaftsdisziplin diese oder jene Arbeit denn nun eigentlich gehört. Festlegungen dieser Art sind auch gar nicht wichtig, solange man die Bezüge zu zugrunde liegenden Wissenschaftsdisziplinen erkennt und so entscheiden kann, ob und in welchem Ausmaß Untersuchungsergebnisse zu diesen Wissenschaftsdisziplinen beitragen. Wenn es beispielsweise darum geht zu erklären, weshalb es für Bewegungslernen im Sport nützlich ist Andere bei korrekten Bewegungsausführungen zu beobachten, dann sollte man auch im Rahmen einer sportpsychologischen Untersuchung neurobiologisches Grundlagenwissen über Spiegelneurone für Erklärungen nicht ignorieren. Aber haben wir es dann nicht eigentlich eher mit einer neurobiologischen Arbeit zu tun? Am besten man denkt darüber erst gar nicht weiter nach. Denn oft ist das Entweder-oder (Sportpsychologie oder Neurobiologie) sowieso unangebracht: Wissenschaft als das, was Wissenschaftlerinnen und Wissenschaftler tun, lässt sich heutzutage meist viel besser in Forschungsprogrammen als in Fächersystematiken beschreiben (vgl. Herrmann 1994).

3.2   Erstens: Die Wissenschaft vom Erleben und Verhalten (Psychologie)

Psychologie beschäftigt sich mit dem Erleben und das mit diesem Erleben verbundenen Verhalten. Psychologie will beschreiben, erklären, vorhersagen und manchmal auch beeinflussen. Kurz gesagt ist Psychologie die Wissenschaft vom menschlichen Erleben und Verhalten. Punkt. Ganz einfache Definition.

Erleben meint im Wesentlichen (u. a.) solche Dinge wie Wahrnehmen, Denken, Fühlen, Wollen. Derlei innere Vorgänge lassen sich von außen nicht direkt beobachten. Man kann sie lediglich aus beobachtbaren Anzeichen erschließen. Beispielsweise ist es unmöglich einen Gedanken zu sehen. Wenn man die Gedankenwelt von Menschen erforschen will (wie es zu Denken und Fühlen kommt, worin die Gedanken und Gefühle bestehen, etc.), dann muss man sich als Psychologe oder Psychologin also entweder darauf verlassen was einem Menschen über ihr Innenleben berichten (und entsprechend trickreich vorgehen, falls diese nicht wahrheitsgemäß berichten wollen oder können), oder man muss versuchen sich dieses Innenleben über von außen beobachtbares Verhalten indirekt zu erschließen (z. B. indem man aus unzusammenhängend formulierten Sätzen auf Verwirrtheit schließt).

Verhalten lässt sich demgegenüber – also – von außen beobachten. Der Begriff Verhalten wird in der Psychologie aber ziemlich speziell verwendet: Man meint damit jede am lebenden Individuum beobachtbare Aktivität. Kleinteilige Aktivität, z. B. Schwankungen in der elektrischen Aktivität der Hirnrinde (die man mittels EEG, elektroenzephalographisch, messen kann) und komplexe Aktivitäten, z. B. ob eine Person einen Fitnessclub besucht oder nicht, sind dabei gleichermaßen interessant. Wichtig zu betonen ist, dass es für die psychologisch relevante Begriffsdefinition von Verhalten *keine* Rolle spielt, ob Aktivität in irgendeiner Form gewollt oder ob man sich eines bestimmten Verhaltens bewusst ist. Entscheidend ist Aktivität, die „da ist" und beobachtet werden kann. Verhalten eben.

Psychologie fokussiert auf innere Vorgänge, die mit menschlichem Erleben und Verhalten einhergehen, die menschliches Erleben und Verhalten zum Beispiel verursachen oder sich in der Folge daraus ergeben. Man könnte es als einen Grundkonsens zwischen Psychologinnen und Psychologen beschreiben davon auszugehen, dass *innere Vorgänge* durch *Situationsfaktoren* und *persönliche Merkmale* (die zeitlich überdauernden, aufeinander aufbauenden *Veränderungen* unterliegen) beeinflusst sind. Auf diesen Grundkonsens beziehen wir uns, wenn wir vom **Grundmodell der psychologischen Verhaltenserklärung** sprechen (vgl. Nolting und Paulus 2016). Wir haben dieses Grundmodell, weil es die Dinge so schön übersichtlich macht, in Abb. 3.1 schematisiert.

Abb. 3.1 Grundmodell der psychologischen Verhaltenserklärung

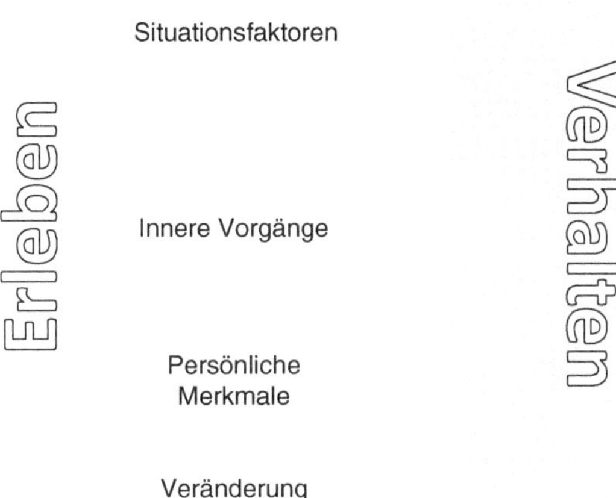

Zum Beispiel würde man zur psychologischen Erklärung aggressiven Verhaltens davon ausgehen, dass dieses in erster Linie aus individuellen Wahrnehmungen, Gedanken und Gefühlen (inneren Vorgängen) resultiert. Man würde ferner annehmen, dass diese Wahrnehmungen, Gedanken und Gefühle durch Situationsfaktoren (z. B. man hat eine andere Person bemerkt, die einen anschaut und die Faust ballt) und Persönlichkeitsmerkmale beeinflusst sind (z. B. der auf Erfahrungen aus der eigenen Kindheit basierenden Einstellung, dass Gewalt ein legitimes Mittel zum Erreichen der eigenen Interessen darstellt). Demselben Grundmuster folgend ließe sich auch die psychologische Suche nach Gründen für den plötzlichen Freudenausbruch einer Freundin erklären. Man nähme an, dass die Emotion Freude etwas mit der konkreten Situation zu tun hat (z. B. den guten Nachrichten, die man gerade überbracht hat), dass sie aus inneren Vorgängen erwachsen ist (z. B. aus dem Zusammenspiel von Körperempfindungen und Gedanken), die durch vorherige Erfahrungen der Freundin (z. B. bei denen zu Hause hat man früher auch schon immer viel gelacht) und ihre Persönlichkeit geprägt sein können (z. B. sie ist eben ein gefühlsbetonter Mensch).

Für einen schon tiefergehenden Eindruck über die Wissenschaft vom Erleben und Verhalten (Psychologie) sollte man sich auch vor Augen führen, nach welchen Fachgruppen Psychologinnen und Psychologen ihr Fach innerhalb der **Deutschen Gesellschaft für Psychologie (DGPS)** unterteilt haben. Die im Kasten aufgelisteten lassen sich leicht auch als **Teildisziplinen von Psychologie** interpretieren. Deutlich werden die unterschiedlichen Schwerpunkte und Perspektiven, aus denen heraus Psychologie heute betrieben wird. Es gibt auch eine Fachgruppe Sportpsychologie! Sie ist eine der jüngsten, wurde erst 2015 gegründet.

Fachgruppen der Deutschen Gesellschaft für Psychologie mit der Verbands-Internetseite entnommenen Kurzbeschreibungen (DGPS 2018a)

- **Allgemeine Psychologie.** Gesetzmäßigkeiten insbesondere über Prozesse der Wahrnehmung, Aufmerksamkeit, Denken, Sprache, Lernen, Gedächtnis, Motivation und Emotion, die für alle Menschen in mehr oder weniger vergleichbarer Form gelten, also allgemeingültig sind.
- **Arbeits-, Organisations- und Wirtschaftspsychologie.** Wechselbeziehungen zwischen Arbeits- und Organisationsbedingungen und menschlichem Erleben und Verhalten.
- **Biologische Psychologie und Neuropsychologie.** *Biopsychologie:* Anatomische und physiologische Grundlagen menschlichen Verhaltens und Erlebens sowie physiologische Effekte psychologischer Prozesse. *Neuropsychologie:* Neuronale Bedingungen psychologischer Prozesse.

- **Differentielle Psychologie, Persönlichkeitspsychologie und psychologische Diagnostik.** *Persönlichkeitspsychologie und Differentielle Psychologie*: Individuelle Besonderheiten und interindividuelle Unterschiede. *Psychologische Diagnostik:* Anwendung psychologischen Wissens auf den Einzelfall; Beschreibung, Erklärung und Prognose von Verhalten.
- **Entwicklungspsychologie.** Veränderungsprozesse über die Lebensspanne (inkl. *Gerontopsychologie*: Besonderheiten psychischer Funktionen im höheren Alter).
- **Geschichte der Psychologie.** Historische Entwicklung der Psychologie als eigenständige Wissenschaft.
- **Gesundheitspsychologie.** Personale, soziale und strukturelle Einflussfaktoren für die körperliche und seelische Gesundheit.
- **Klinische Psychologie und Psychotherapie.** Bedingungen von Krankheit und Gesundheit sowie Entwicklung von verhaltens- und erlebensverändernden Interventionen (inkl. *Rehabilitationspsychologie*: Anwendung psychologischer Kenntnisse in der Rehabilitation).
- **Medienpsychologie.** Menschliches Erleben und Verhalten im Zusammenhang mit der Nutzung von Medien.
- **Methoden und Evaluation.** *Methodenlehre:* Verfahren der Datenerhebung und der Datenauswertung, Untersuchungsplanung und Wissenschaftstheorie. *Evaluation:* Untersuchungspläne und Verfahren zur Überprüfung von Interventionen im Hinblick auf zu definierende Standards und Kriterien.
- **Pädagogische Psychologie.** Pädagogisch beeinflussbare Kompetenzen, Fertigkeiten, Überzeugungssysteme und Werthaltungen.
- **Rechtspsychologie.** Anwendung psychologischer Theorien, Methoden und Erkenntnisse auf Fragestellungen, die sich aus der Gestaltung und Anwendung des Rechts ergeben.
- **Sozialpsychologie.** Beeinflussung von Verhalten, Erleben und Urteilen durch den sozialen Kontext.
- **Sportpsychologie.** Menschliches Verhalten, Handeln und Erleben im Sport.
- **Umweltpsychologie.** Einstellungen zur Umwelt und Umweltbewusstsein, umweltbezogenes Verhalten und Gestaltung eines ökologisch gesunden Lebensumfeldes.
- **Verkehrspsychologie.** Wechselbeziehungen zwischen menschlichem Erleben und Verhalten und technischen Verkehrssystemen sowie dem Verkehrsumfeld.

Darüber hinaus ist es wichtig zu wissen, dass es innerhalb der Psychologie verschiedene **psychologische Paradigmen** (grundsätzliche Denkweisen) gibt, aus denen heraus Psychologinnen und Psychologen Erklärungen für menschliches Erleben und Verhalten entwickeln. Solchen Paradigmen schließt man sich an oder nicht, da gibt es keine richtigen oder falschen, sondern es gibt nur nützliche oder weniger nützliche. Innerhalb mancher Teildisziplinen mag es mehr (z. B. in der Biologischen Psychologie und Neuropsychologie), in anderen mag es weniger paradigmatische Übereinstimmung geben (z. B. in der klinischen Psychologie und Psychotherapie). Wichtig festzuhalten ist, dass Psychologie und psychologisches Wissen *immer* irgendwie in Bezug zu solchen Paradigmen steht.

Als besonders erfolgreich hat sich das *kognitive Paradigma* erwiesen. Erfolgreich ganz einfach deshalb, weil sich ihm so viele Psychologinnen und Psychologen in so vielen Bereichen von Psychologie angeschlossen haben. Im kognitiven Paradigma geht man davon aus, dass Erleben und Verhalten in erster Linie auf informationsverarbeitenden Prozessen beruhen (vgl. dazu unsere Erläuterung des Begriffes Kognition in Abschn. 6.2.1). Mit *behavioristischen Denkweisen* (Behaviorismus) verbinden sich einige sehr grundlegende Erkenntnisse über Lernen. Vor allem betont man aber, dass menschliches Verhalten zu einem guten Teil durch Umweltreize und Verhaltenskonsequenzen gesteuert wird. Als weitere Paradigmen lassen sich die *Tiefenpsychologie* nennen (betont die Mehrschichtigkeit menschlichen Erlebens und Verhaltens, mit Antrieben und Konflikten, die ihren Ursprung vor allem auch im angenommenen Unterbewusstsein finden), die *humanistische Psychologie* (auf Selbstentfaltung und das Gute im Menschen gerichtet) sowie die *Biopsychologie* (die betont, dass Erleben und Verhalten an biologische Prozesse und biologische Gesetzmäßigkeiten gebunden ist).

Man darf sich die Orientierung an Paradigmen dabei nicht so vorstellen, dass man sich entsprechendem Denken mit Haut und Haaren verschreiben muss. Es haben sich Mischformen gebildet. Aber es ist durchaus so, dass sich Psychologinnen und Psychologen (nun ja, eben paradigmatisch) in ihren Grundüberzeugungen unterscheiden. Je nachdem interessieren sie sich für unterschiedliche Dinge oder präferieren unterschiedliche Theorien und Methoden. Kurze Schlussbemerkung zu den Paradigmen: Die beiden Autoren, die hier schreiben, neigen von den genannten am ehesten dem kognitiven Paradigma zu.

Schließlich ist es für Psychologie, so wie sie sich aktuell darstellt, charakteristisch, dass sie sich als **empirische Wissenschaft** versteht, die sich (in weiten Teilen) einem kritischen Rationalismus (Popper 1935) verpflichtet sieht. Demnach wird davon ausgegangen, dass es eine vom Erkenntnisvermögen des Menschen unabhängige Welt gibt, man sich aber niemals endgültig sicher sein kann, dass unsere (auch wissenschaftlichen!) Erfahrungen und Meinungen über die Welt mit der tatsächlichen

Wirklichkeit übereinstimmen. Mit Popper gehen die meisten Wissenschaftlerinnen und Wissenschaftler in der Psychologie (heutzutage) also davon aus, dass es eine nützliche Strategie ist, sich der Wirklichkeit durch systematisches Zweifeln anzunähern. Psychologische Forschung kann und sollte herausfinden, wo Annahmen über die Wirklichkeit (Theorien; siehe Kap. 4) fehlerhaft sind, indem auf systematische Weise (Methoden; siehe Kap. 6) Erfahrungen hergestellt werden, die die Annahmen erschüttern könnten. Gelingt dies nicht, trägt es zur Bewährung der Annahmen bei, macht sie also ein klein wenig sicherer. Zusammengefasst: Das Wort *empirisch* leitet sich vom altgriechischen Adjektiv *ἐμπειρικός (empeirikós)*, für „erfahren", „kundig" ab, und empirische Wissenschaft meint im gegebenen Zusammenhang, dass Wissen durch Beobachtung der äußeren Welt, durch Daten, erhärtet werden soll. Psychologie versteht sich (heutzutage) als eine empirische Wissenschaftsdisziplin.

Selbstverständlich könnte man dazu, was Psychologie (heutzutage) ist und auszeichnet, noch eine Menge mehr schreiben und lernen. Das was wir hier dargestellt haben, reicht unserer Auffassung aber dazu aus, um ihre Rolle und Bedeutung für das Fach Sportpsychologie zu beschreiben: Psychologie ist eine von zwei Bezugsdisziplinen (Sportwissenschaft ist die andere; vgl. Abschn. 3.4), zu denen Sportpsychologie Anschluss suchen muss bzw. zu deren Wissensbeständen *kein logischer Widerspruch* entstehen darf.

3.3 Zweitens: Handlungsfeld Bewegung und Sport

Wofür steht das ‚Sport' in Sportpsychologie bzw. „Was ist Sport?" Die beiden Fragen sind nur auf den ersten Blick einfach zu beantworten. Eindruck gefällig?

Fußball? Ganz sicher, das ist Sport, gehört dazu. Basketball, Leichtathletik, Gerätturnen, etc.? All das natürlich auch. Joggen im Wald? Ganz sicher. Spazierengehen im Wald? Hmm, eher nicht? Aber was, wenn eine hochbetagte Seniorin darauf besteht, dass der tägliche Spaziergang im Wald eben „ihre Art" Sport sei? Oder wenn jemand ganz einfach deshalb Treppe statt Aufzug wählt, weil er oder sie zumindest diese eine, kurze körperliche Beanspruchung auf sich nehmen möchte um „halbwegs fit" zu bleiben? Stimmt, Fitness könnte also ein ganz gutes Definitionskriterium sein. Aber Menschen in körperlich hart arbeitenden Berufen (z. B. Handwerker) gewinnen dadurch auch an körperlicher Fitness (z. B. Muskelkraft). Arbeit ist ja nun aber was anderes als Sport, weil das eine geschieht in der Freizeit, das andere während der Arbeitszeit; deshalb zählt das Errichten eines Holzrohbaus für Zimmerleute eher nicht als Sport, die tun das beruflich. Profisport? Verflixt … wäre dann eben die Ausnahme zur Regel. Reitsport? Ganz sicher strengt sich da nicht nur das Pferd an, Reiterinnen und Reiter müssen einiges an

Sportlichkeit aufbieten. Motorsport, Formel 1? Beschleunigungs- und Fliehkräfte bei Kurvendurchfahrt mit Tempo 250 aushalten, erfordert auch Fitness, passt. eSport und eGaming, also Video- bzw. Computerspiele wie z. B. Counterstrike oder FIFA 18 Fußball? Fand im politischen Koalitionspapier von CDU/CSU und SPD gerade (im Jahr 2018) als Sportart Erwähnung. Und wie ist das eigentlich mit dem Schachsport?

Man könnte das noch ein ganzes Stück weiter so treiben. Reicht hier aber, denn ganz sicher wurde deutlich, dass es eben gar nicht so einfach ist Sport zu definieren – und damit festzulegen, auf was sich Sportpsychologie als Wissenschaft eigentlich bezieht (bzw. beziehen darf, sollte, müsste, …)! Also gut, was muss man wissen, um sich fachlich zumindest halbwegs kompetent zur Frage zu äußern, was Sport ist und womit sich Sportpsychologie also beschäftigt?

Erster und wichtigster Teil der Antwort: So etwas, wie eine kurze allgemeingultige, unter Fachleuten akzeptierte Definition darüber, was Sport ist und was nicht, gibt es *nicht*. Vielmehr braucht es mehrere Bestimmungsstücke, die man so zusammendenken kann (muss), dass daraus brauchbare Begriffsbestimmungen resultieren. Abb. 3.2 sollte hierzu schon mal ein klein wenig Orientierung liefern.

Beim Argumentieren fängt man am besten mit dem Gedanken an, dass Sport **kulturelle Praxis** ist. Damit ist gemeint, dass Sport etwas ist, was von Menschen gestaltend hervorgebracht wird (und nicht Teil einer naturgegebenen Ordnung ist, o. ä.). So

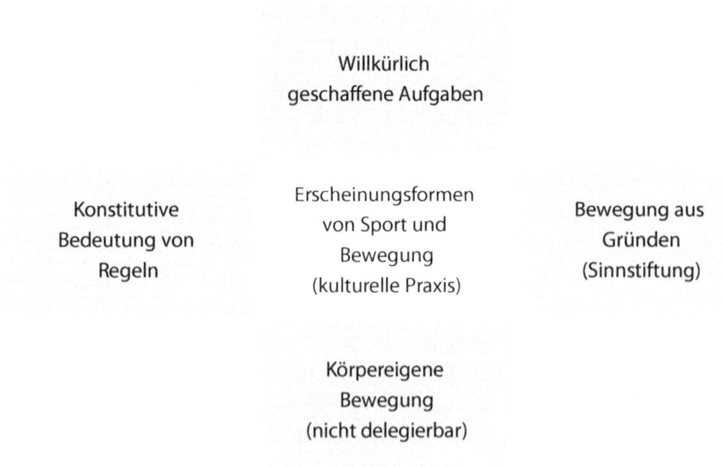

Abb. 3.2 Bestimmungsmerkmale von Sport von Sport und Bewegung

lässt sich vorzüglich darauf verweisen, dass unterschiedliche Kulturen ganz unterschiedliche Formen von Sport hervorgebracht haben. Beispielsweise wurden in Mittelamerika Orte entdeckt, die mit hoher Wahrscheinlichkeit den Menschen um 1400 v. Chr. als Ballspielplätze dienten. Zu olympischen Spielen der Antike, ca. 700 v. Chr., wurden andere Sportarten vorgetragen (z. B. der antike Fünfkampf, Pentathlon, mit Diskuswerfen, Speerwerfen, Fünfsprung, Stadionlauf und Ringkampf) und zum Teil auch aus ganz anderen Gründe betrieben (z. B. Weihehandlungen), als dies bei den Olympischen Spielen 2020 in Tokio der Fall sein wird (wo als „neue" Sportarten Baseball/Softball, Karate, Sportklettern, Skateboard und Surfen vorgestellt werden). Wer weiß, was in den nächsten 50 Jahren noch alles neu auftauchen könnte.

Dann kommt man sehr schnell weiter, finden wir, wenn man sich an der folgenden Überlegung von Volkamer (1984, S. 196) entlang hangelt: „Sport besteht in der Schaffung von willkürlichen Hindernissen, Problemen oder Konflikten, die vorwiegend mit körperlichen Mitteln gelöst werden, wobei die Beteiligten sich darüber verständigen, welche Lösungswege erlaubt oder nicht erlaubt sein sollen."

Wenn darauf hingewiesen wird, dass sich diejenigen, die sich sportlich betätigen, darauf verständigt haben, was erlaubt ist und was nicht, dann geht es um die **konstitutive Bedeutung von Regeln** (Digel 1982): Sport entsteht durch Regeln. Ob diese in Regelwerken aufgeschrieben sind oder ob man sie sich nur selber gesetzt hat, ist dabei zweitrangig; wo im Fußball-Regelwerk festgeschrieben ist, dass man den Ball auf dem Spielfeld nicht mit den Händen bewegen darf (Ausnahme Torwart), regelt man die Dinge beim Joggen durch den Wald eben so, dass man auf dieser Strecke zu Fuß und nicht mit dem Bus unterwegs sein will.

Mit dem Hinweis auf **willkürliche Hindernisse** (Probleme, Konflikte) wird hervorgehoben, dass man sich mit Sport gewöhnlich (mehr oder weniger herausfordernde) Aufgaben stellt, die nicht unbedingt sein müssten, und dass man dabei im Prinzip völlig frei in der Aufgabendefinition ist. Beispielsweise hätte die Entscheidung darüber, dass man im Basketball das Spielgerät von oben durch einen Ring in 3,05 Meter Höhe werfen muss, auch ganz anders ausfallen können. Der praktische Nutzen dieses Tuns, Basketball spielen, ist zudem, sagen wir mal, gering, und im Grunde hätte auch nichts dagegen gesprochen festzulegen, dass der Ball von unten nach oben durch den Ring muss.

Ein drittes Bestimmungsstück liefert Volkamers Hinweis auf vorwiegend körperliche Mittel, die zur Lösung der Aufgabe (Hindernisse, Probleme, Konflikte) gebraucht werden sollen. Mit den körperlichen Mitteln sind **willentlich gesteuerte Bewegungen unter Einsatz von Muskulatur** gemeint (das lehnt sich noch an die Definition nach Volkamer an), die das Individuum **nicht delegieren** kann (dieser Teil geht darüber hinaus; Stygermeer 1999).

Mit dem Hinweis auf die nicht-Delegierbarkeit kann man sich z. B. erklären, weshalb das Bundesinnenministerium dem organisiert wettkampfmäßigen Schachspiel im Jahr 2014 die Leistungssportförderung gestrichen und damit faktisch die Anerkennung als Sportart entzogen hat: Die zum Schach notwendige Bewegung könnte wegfallen und trotzdem hätten wir es weiterhin mit Schach zu tun (z. B. könnten zwei Computer im virtuellen Raum gegeneinander antreten). Sport soll ja aber *stets* durch gewollte Bewegungen *entstehen*.

Braucht man spezielles **Können** (Fertigkeiten, Fähigkeiten) um Sport zu machen? Ist **Training** Bedingung? Und muss Sport anstrengend sein? Alle Antworten hintereinander weg: Im Prinzip nicht, nein und nein.

Selbst wenn man aufgrund körperlicher Handicaps schwer bewegungseingeschränkt ist und manche Dinge vielleicht nicht (mehr) „kann", kann man noch Sport treiben und sogar an Weltmeisterschaften teilnehmen. Zum Beispiel in der Boccia-Nationalmannschaft des Deutschen Behindertensportbundes (DBS). Alle sportlichen Aufgaben bieten kleinere oder größere Herausforderungen. Für den flotten Spaziergang im Park (Walking!) muss man nur Gehen können, um Weltmeister im Diskuswerfen zu werden, muss man einen äußerst komplizierten Bewegungsablauf beherrschen. Trainiert zu sein, im Sinne von Fitness und gute Bewegungstechnik haben, hilft, ist aber nicht notwendig solange man nicht Olympiasiegerin in der leichtathletischen Disziplin Gehen werden will. Allen Unkenrufen zum Trotz, muss Sport nicht einmal besonders anstrengend sein. Der Einsatz körperlicher Mittel zur Lösung von Aufgaben erfordert Muskelaktivität, die im Organismus Energieaufwendung verursacht, und je nachdem wie viel Muskulatur in welcher Intensität beansprucht wird, ist das eben mehr oder weniger anstrengend. Körperliche Beanspruchung, die durch Bewegung zustande kommt, ist relevante Begleiterscheinung von Sport aber es ist nirgendwo festgelegt, dass sie von einer bestimmten Mindestintensität sein muss.

eSport und eGaming. Sport oder kein Sport?
Der im Jahr 2017 gegründete eSport-Bund Deutschland (ESBD) definiert *eSport* in seiner Verbandssatzung als „wettkampfmäßiges Spielen von Video- bzw. Computerspielen, insbesondere auf Computern und Konsolen, nach festgelegten Regeln" (eSport-Bund Deutschland 2018). Am 29. Oktober 2018 bezeichnet der Deutsche Olympische Sportbund (DOSB) die Verwendung des Labels *eSport* als irreführend und lehnt es ab, *eGaming* ins Sport- und Verbändesystem unter das Dach des DOSB aufzunehmen.

Die Position des DOSB an diesem Tage war (Auszüge aus Deutscher Olympischer Sportbund 2018):

- Es werden *elektronische Sportartensimulationen* (die Überführung von Sportarten in die virtuelle Welt; virtuelle Sportarten) und *eGaming* (das wettkampfmäßige Spielen aller anderen Video- bzw. Computerspiele) unterschieden.
- Die Bedeutung *elektronischer Sportartensimulationen* für die Weiterentwicklung des Sports und der Sportverbände wird *anerkannt*. Es wird empfohlen Strategien zur Entwicklung von Sportarten im virtuellen Raum systematisch auszuarbeiten.
- Die Bedeutung von *eGaming* als Teil einer modernen Jugend- und Alltagskultur wird *anerkannt*, nach Auffassung des DOSB handelt es sich dabei jedoch *nicht* um eine eigenständige sportliche Aktivität. Man will aber die Entwicklung von Qualifizierungen und von pädagogischen Konzepten für den Umgang mit *eGaming* in Vereinen unterstützen.
- Der DOSB will *nicht*, dass *eGaming-Aktivitäten* in Vereinen angeboten wird, die dem anerkannten Wertekanon des DOSB-Sportsystems nicht entsprechen (z. B. Spiele, bei denen es ums Töten geht).
- Nach Auffassung des DOSB hat man es beim *eGaming* (zumindest noch derzeit) mit einem Bereich zu tun, der *vor allem* kommerziellen Verwertungsinteressen folgt, was einer Aufnahme im DOSB aktuell entgegenstehe.

Die Reaktion des ESBD folgte auf den Fuß. Noch am selben Tag wird der vom DOSB-Präsidium veröffentlichte Beschluss als „komplett an der gesellschaftlichen Realität vorbei" gebrandmarkt und als „Versuch der Spaltung" bezeichnet, den die „Generation eSport nicht mitmachen" wird (ESBD, 2018; ohne Seitenangabe).

Man darf gespannt sein, wie sich die Situation rund um eGaming/eSport in ein paar Jahren entwickelt haben wird. Befürworter von eGaming/eSport beharren auf dem Argument, dass man dafür hoch entwickelte feinmotorische Fähigkeiten braucht. Zumindest dieses Argument lässt sich schlicht und ergreifend nicht wegdiskutieren.

Ein weiteres Definitionsmerkmal für Sport ist, dass man es mit **Bewegung aus Gründen** zu tun hat. Auf die Arbeit von Dietrich Kurz (1977, 2000) geht die Gedankenfigur zurück, dass man sich für eine Definition von Sport genau anschauen sollte, welche unterschiedlichen Sinn stiftenden Perspektiven Menschen auf ihre Art der sportlichen Betätigung einnehmen. Als Beispiele für *individuelle Sinnstiftungen* nennt Kurz ‚Gesundheit, Körperlichkeit und Fitness‘, ‚Eindruck, Erlebnis, Sensation‘, ‚Ausdruck, Ästhetik, Gestaltung‘, ‚Leistung, Aktivierung, Selbstbewusstsein‘, ‚Spannung, Dramatik, Abenteuer‘ und ‚Miteinander, Geselligkeit, Gesellschaft‘. Eine abschließende Liste ist das ganz sicher nicht und es gibt keine

Untersuchungen, die einem darüber Auskunft geben würden, welche Sinnstiftungen die wichtigsten, häufigsten oder schicksten sein könnten. Natürlich ist es auch möglich, dass man seinen Sport mit mehreren Sinnstiftungen versieht. Um es auf eine einfache und merkbare Formel zu bringen: Sport ist Bewegungshandeln aus ganz individuellen Beweggründen. Offensichtlich muss man also ziemlich genau hinschauen und bei den Menschen hinhören (Stichwort: Kulturelle Praxis!), um entscheiden zu können, ob das, was man sieht, Sport sein könnte oder nicht.

Um sich in wissenschaftlichen Texten auf Sport beziehen und über Sport schreiben zu können, braucht es aber griffige Bezeichnungen und ein gemeinsames Verständnis über Bedeutungen. Dementsprechend haben sich verschiedene Begriffe herauskristallisiert, von denen man einmal gehört haben sollte und die man vernünftig gebrauchen muss. Sie beziehen sich im Wesentlichen auf verschiedene **organisationale von Sport** und einige davon sind im Kasten jeweils kurz erläutert.

Profisport Männer und Frauen im Profisport (auch: Berufssport) können sich in der Weise auf das Sporttreiben konzentrieren, dass sie nebenher keiner anderen Berufstätigkeit außerhalb des Sports nachgehen müssen. Viele Profis verdienen mit ihrem Sport Geld. Obwohl man im Alltagssprachgebrauch dann häufig die Sportlerinnen und Sportler meint, die auf hohem Wettkampfniveau sehr viel Geld verdienen, gibt es eine Menge Sportlerinnen und Sportler, die viel weniger verdienen aber unter professionellen Bedingungen trainieren und Leistung bringen. Im Profisport halten sich außerdem noch eine ganze Menge Menschen auf, die gar nicht selbst Sport treiben, sondern andere dabei unterstützen (z. B. Trainerinnen und Trainer, Sporttherapeutinnen und Sporttherapeuten).

Spitzensport Im engeren Sinne meint man damit den organisierten Spitzensport, so wie er sich beispielsweise im Kadersystem des Deutschen Olympischen Sportbundes (DOSB) widerspiegelt (Nationalmannschaftsangehörige, Kaderathletinnen und -athleten). Natürlich gibt es aber auch Sporttreibende, die sich nicht unter Sportverbandsstrukturen organisiert haben, die aber in ihrem Sport so gut sind, dass sie die nationale oder internationale Leistungsspitze bilden. Zum Beispiel Wingsuit-Base-Jumper. Niedrigere Leistungsebenen, z. B. regionale, sind mit der Bezeichnung Spitzensport selten gemeint.

Leistungs-/Wettkampfsport Die Begriffe werden häufig gemeinsam verwendet, obwohl sie nicht unbedingt was miteinander zu tun haben müssen. Es kann einem im Sport auch außerhalb von Wettkämpfen um Leistung gehen. Gemeint ist mit Leistungssport meistens, dass es sich um Sporttreiben handelt, für das sehr viel Training notwendig ist und bei dem es primär um die Optimierung von Leistung auf hohem Niveau geht.

Breiten-/Freizeitsport   Gemeint ist damit Sport, der von den vielen Menschen betrieben wird, die nicht „Spitze" sind (siehe oben), und die dies in der Regel im Rahmen ihrer Freizeit, also nicht zum Einkommenserwerb tun.

Gesundheitssport   Gesundheitssport soll der Gesundheit dienen, ganz egal ob man nun gesund oder krank ist. Sport, der vor allem der Vermeidung von Krankheit dienen soll, wird manchmal als Präventionssport bezeichnet, solcher der speziell zur Bewältigung von Krankheit und Wiederherstellung von Gesundheit betrieben wird, heißt Rehabilitationssport.

Außerdem gibt es noch eine ganze andere Begriffe, mit denen sich Ausprägungen von Sport bezeichnen lassen und deren Bedeutung sich (mal besser, mal weniger leicht) aus Kontext und gesundem Menschenverstand ergibt. So liest man zum Beispiel noch über Jugendsport, Vereinssport, Betriebssport, Schulsport, Extrem-, Abenteuer-, Trend- und Risikosport, manchmal von olympischen und nicht-olympischen Sportarten, und so weiter. Nutzt man die Worte nicht unüberlegt ist vieles möglich und (fast) alles erlaubt.

Schließlich meinen wir, dass man die jeweilige Bedeutung der in den folgenden beiden Abschnitten genannten Begriffe für **Erscheinungsformen von Sport und Bewegung** kennen muss, weil diese insbesondere für das Studium von Texten mit Bezug zur Sportpsychologie nützlich sind: Ein guter Sammelbegriff ist die Bezeichnung *Sport und Bewegung*. Daraus wird deutlich, dass man nicht nur *Sport im engeren Sinne* meint (d. h. solchen, in dem es streng nach Regeln geht und der in Wettkampfformen aufscheint, für den es Talent, Übung und Training braucht und der häufig in Form von traditionellen Sportarten daherkommt), sondern dass man andere Erscheinungsformen auch einschließt (*Sport im weiteren Sinne*; d. h. alles was anders ist als Sport im engeren Sinne und – wie oben beschrieben – Charakteristika von Sport aufweist). Unter *Bewegung* fällt das, was in Fachtexten (vor allem solchen, die im Kontext Gesundheit geschrieben werden) dann auch mal *körperliche Aktivität* genannt wird und als Oberbegriff für Willkürbewegungen verwendet wird, die durch Skelettmuskulatur produziert werden und den Energieverbrauch über den Grundumsatz anheben. Körperlich-aktive *Alltagsaktivitäten* sind solche, die Menschen auch aus gänzlich nicht-sportlichen Gründen tun (z. B. Gartenarbeit oder das Zurücklegen von Wegen mit dem Fahrrad anstatt mit dem Auto), die aber dem Sport vergleichbare positive Wirkungen (z. B. auf die körperliche Fitness, wenn auch in geringerem Ausmaß) entfalten können. Wenn man speziell auf körperlich-aktive Freizeitvorlieben von Menschen eingehen will, kann man auch von *Lebensstilaktivitäten* sprechen.

Sport und Bewegung auf Englisch

Auch in Deutschland wird der Großteil aller sportpsychologischen Untersuchungen heutzutage auf Englisch publiziert. Deswegen sind ein paar kurze Erläuterungen zur Begriffsverwendung im Englischen sinnvoll:

Im Englischen steht *sport* (im amerikanischen Englisch: *sports*) für die Sportaktivitäten im engeren Sinne, die primär unter dem Gesichtspunkt von Leistung und Wettkampf betrieben werden. Das Wort *exercise* wird demgegenüber zur Bezeichnung von geplanten, strukturierten und repetitiven körperlichen Betätigungsformen verwendet (z. B. Laufen, Training mit Gewichten), die vor allem zur Aufrechterhaltung und Verbesserung von Fitness oder der Gesundheit dienen (Caspersen et al. 1985). *Physical activity* als Oberbegriff akzentuiert zwar den Aspekt körperlich-aktive Alltagsaktivität, kann sportliche Aktivität im engeren Sinne aber durchaus einschließen. *Lifestyle physical activity* bedeutet nichts anderes als Lebensstilaktivitäten im Deutschen. Wenn von *motion* oder von *movement* die Rede ist, dann geht es um Bewegungen, oft auch nur im Sinne von Körperteilbewegungen. *Performance* meint in diesem Zusammenhang dann die Bewegungsausführung. Schließlich sollte man noch den Begriff *Kinesiology* kennen. Insbesondere in den USA wird dieser oft zur Bezeichnung der Wissenschaft menschlicher Körperbewegungen, also Bewegungs- und Sportwissenschaft, genommen.

Ein kurzes Fazit Wie deutlich geworden sein sollte, gibt es keine unbestreitbare, gar kurze Definition von Sport und Bewegung. Man muss argumentieren, tut das am besten entlang der erklärten Bestimmungsstücke und gegebenenfalls mit Hilfe von Beispielen. Wenn man sich kompetent zur Sportpsychologie äußern will, dann muss man sein eigenes Sportverständnis erläutern können, und man sollte ein Bewusstsein dafür entwickelt haben, dass sich das eigene Sportverständnis von dem anderer Personen, die für ihr Sportverständnis vielleicht nicht weniger gute Argumente finden, unterscheiden könnte.

3.4 Drittens: Die Wissenschaft vom Sport

Sportpsychologie hat zwei wissenschaftliche Bezugsdisziplinen, nämlich Psychologie und Sportwissenschaft. Beide sind gleichermaßen wichtig und zwar mit dem oben schon einmal gemachten Hinweis, dass sportpsychologisches Wissen nicht in logischem Widerspruch zu Wissensbeständen aus Psychologie und aus Sportwissenschaft geraten darf.

Sportwissenschaftlerinnen und Sportwissenschaftler eint das Interesse am Themenfeld Sport und Bewegung. Sportwissenschaftlerinnen und Sportwissenschaftler unterscheiden sich aber sehr stark darin, wie und mit welchem spezifischen Erkenntnisinteresse sie ans Themenfeld herangehen. Wohlgemerkt: Derzeit überwiegt noch der Anteil derer, die von Sportwissenschaft (Singular!) als einer interdisziplinären Querschnittswissenschaft sprechen und den Plural Sportwissenschaft*en* vermeiden.

Die **Deutsche Vereinigung für Sportwissenschaft (dvs)** hat Sektionen und Kommissionen gebildet, denen sich Sportwissenschaftlerinnen und Sportwissenschaftler zuordnen können, wenn sie sich deren inhaltlicher Ausrichtung nahe sehen (Abb. 3.3). In den dvs-Sektionen spiegeln sich derzeit elf **Teildisziplinen von Sportwissenschaft** wider. Außerdem gibt es zwölf Kommissionen, mit denen man sich unter anderem den Besonderheiten einzelner Sportarten (z. B. Gerätturnen,

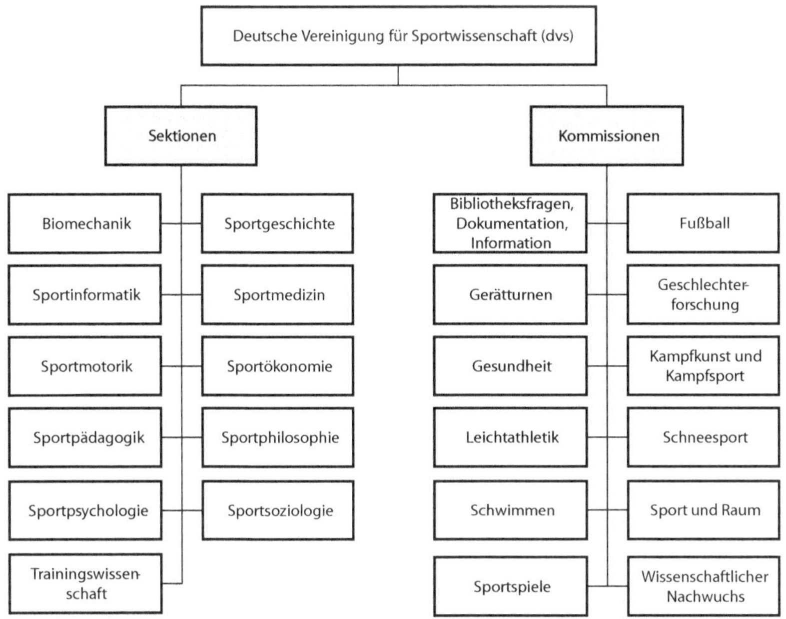

Abb. 3.3 Sportwissenschaft in den Kommissionen und Sektionen der Deutschen Vereinigung für Sportwissenschaft (Deutsche Vereinigung für Sportwissenschaft 2018)

Fußball) und Sportbereichen (z. B. Sportspiele, Gesundheit, Geschlechterfragen) zuwendet.

Einige Teildisziplinen von Sportwissenschaft verweisen bereits mit Namen auf ihre jeweils wichtigste Bezugswissenschaft (Sportphilosophie, Sportsoziologie, Sportmedizin, Sportpsychologie etc.). Eine Teildisziplin, Biomechanik, lässt Bezugnahmen sowohl zur Biologie als auch zur Physik erkennen. Charakteristisch für solche Teildisziplinen ist zunächst einmal, dass sie sich in besonderer Weise den Denkansätzen und Methoden ihrer jeweiligen Bezugswissenschaft verpflichtet fühlen und diese ans Themenfeld Sport und Bewegung herantragen. Außerdem gibt es noch die Trainingswissenschaft. Dem Selbstverständnis nach (vgl. Deutsche Vereinigung für Sportwissenschaft 2018) soll mit ihr, aus ganzheitlicher und angewandter Perspektive, der wissenschaftlichen Fundierung von Training und Wettkampf im Sport nachgegangen und dabei sowohl verhaltenswissenschaftliche als auch naturwissenschaftliche Methoden aus verschiedenen Wissenschaftsdisziplinen genutzt werden. Schließlich widmen sich Kolleginnen und Kollegen in der Teildisziplin Sportmotorik (Bewegungswissenschaft) der wissenschaftlichen Bearbeitung von Fragestellungen und Problemlagen zur motorischen Kontrolle. Auf den dvs-Seiten ist nachzulesen, dass in dieser Disziplin sowohl anwendungsorientierte Probleme untersucht werden, die aus gesellschaftlichen Realitäten von Körperkultur und Sport entstehen, als auch grundlagenwissenschaftliche Fragestellungen, zu deren Bearbeitung man sich nicht auf nachbarwissenschaftliche Perspektiven beziehen kann.

Zu Gegenstandsspezifika der zwölf Kommissionen sei hier nur erwähnt, dass man sich dort problembezogen und ohne (Selbst-)Beschränkung auf spezifische Bezugswissenschaften, Denkansätzen und Methoden den genannten Sportarten, Sportbereichen und Themen zuwendet.

Sportwissenschaft weist damit eine enorme **disziplinspezifische Binnendifferenzierung** auf. Wissenschaft und Forschung in den einzelnen Fachdisziplinen unterscheiden sich hinsichtlich Weltsicht, Wissenschaftsverständnis, Theorien und Methoden zum Teil erheblich. Wie weiter oben schon betont, ist der Wille zur Fachuniformität derzeit aber bei den Meisten immer noch stark.

Dies trägt einerseits zur aktuell nach wie vor sehr vielseitigen Betrachtung von Sport und Bewegung bei. Andererseits erwachsen daraus aber auch Schwierigkeiten, zum Beispiel wenn es darum geht gemeinsame Auffassungen über Zukunftsperspektiven von Sportwissenschaft im Ganzen zu entwickeln. Im Vergleich dazu wirkt das Fach Psychologie – mit Blick auf das, was sich neudeutsch als „shared identity" bezeichnen ließe – in sich geschlossener.

Ein weiteres Charakteristikum des Faches Sportwissenschaft besteht darin, dass den **sportpraktischen Kompetenzen** (inkl. Performanz) der Absolventinnen und Absolventen (Studierende an Universitäten und Hochschulen) nach wie vor große Bedeutung beigemessen wird. Dies mag zum Teil historische Gründe haben, die es zugunsten eines besseren Fachverständnisses Wert sind, (sehr) kurz zusammengefasst zu werden.

Die ältesten historischen Wurzeln des Faches (bzw. seiner Vorläufer) liegen in der Qualifikation von Lehrkräften für Leibesübungen (ab ca. der zweiten Hälfte des 19. Jahrhunderts), bei der es für die Vermittlung von leibespraktischen Übungen (heutzutage: Sport und Bewegung) schon immer als wichtig angesehen wurde, dass Lehrer/ Trainer/Übungsleiter eigenes Bewegungskönnen und Demonstrationsfähigkeit mitbringen. Des Weiteren mag es eine Rolle gespielt haben, dass die Anerkennung des Sports als Gegenstand, der an Universitäten wissenschaftlich untersucht wird, im Zusammenhang mit den Vorbereitungen Deutschlands auf die Olympischen Spiele 1972 in München steht. Neben die Aufgabe zur akademischen Lehrerbildung trat damals die Anforderung, wissenschaftliches Potenzial zur Gewährleistung eines möglichst erfolgreichen Abschneidens (west- und ost-) deutscher Athletinnen und Athleten bei den Olympischen Spielen zu nutzen. Entsprechend wurden viele Forschungsthemen vor allem mit Blick auf die Anwendbarkeit der Ergebnisse in Sportarten gewählt; und weil abgeschätzt werden musste, welche Maßnahmen für welche Sportarten besonders nützlich sein könnten, war spezifisches Sportartenwissen und -können sicherlich hilfreich (das ist es auch heute noch).

Zusammen haben solche historischen Entwicklungen auch dazu beigetragen, dass sich Sportwissenschaft über einige Jahre hinweg in besonderer Art und Weise dem Sport im engeren Sinne (vgl. Abschn. 3.3) sowie einer stärker anwendungsorientierten Forschung (vgl. Abschn. 3.5) verpflichtet sah.

Kennzeichnend für die jüngere Vergangenheit sind demgegenüber Auffassungen, denen zufolge sich Sportwissenschaft ausdrücklich der gesamten Bandbreite von Sport und Bewegung (**Sport im weiteren Sinne**; vgl. Abschn. 3.3) zuwenden will und auch explizit grundlagenwissenschaftliche Beiträge angestrebt werden (mit Bezug zur Sportpsychologie werden wir dazu in Abschn. 3.5 noch einmal ausholen). Diese neuere Auffassung drückt sich nicht zuletzt im kürzlich aktualisierten ‚Memorandum Sportwissenschaft‘ (Hottenrott et al. 2017) aus, welches durch Repräsentanten wichtiger Institutionen aus Sport und Sportwissenschaft gemeinsam mit der Deutschen Vereinigung für Sportwissenschaft erarbeitet und in den beteiligten Gremien zustimmend verabschiedet wurde. Zentrale Punkte daraus, zu den Bereichen sportwissenschaftliche Forschung und Lehre, sind im Kasten zusammengefasst.

Aufgaben der Sportwissenschaft an den Hochschulen

Forschung. Sportwissenschaftliche Forschung befasst sich im weitesten Sinne mit den individuellen und sozialen Bedingungen, Ausprägungen, Wirkungen und Funktionen von Sport und Bewegung. Neben der Kopplung zu Bezugswissenschaften ist für Sportwissenschaft ein zunehmend themenorientierter Zugang bei zunehmend interdisziplinärer Vernetzung kennzeichnend.

Lehre, Studium und Studiengänge, Fort- und Weiterbildungsmaßnahmen. Fort- und Weiterbildungsmaßnahmen für bestimmte Berufsfelder (z. B. im Gesundheitswesen, Trainerinnen und Trainer im Leistungssport) dienen vor allem dem Wissenstransfer neuester wissenschaftlicher Erkenntnisse für die Praxis. Vor allem ist Sportwissenschaft aber akademisches Ausbildungsfach an Universitäten und Hochschulen:

- *Lehramtsstudiengänge in Sportwissenschaft* sind mit einem pädagogischen Auftrag für den Schulsport verbunden, und sie sind vor allem auf Lehr- und Vermittlungskompetenzen unter Einbezug von motorischem Können und deren Demonstrationsfähigkeit ausgerichtet. Im Jahr 2015 waren 36 % aller Prüfungen in Sportwissenschaft an Hochschulen Lehramtsprüfungen (Statistisches Bundesamt 2017).
- *Sportwissenschaftliche Ausbildungsgänge für Berufsfelder jenseits der Schulen* können sich in ihrer inhaltlichen Ausrichtung deutlich unterscheiden. Jedoch soll ein identitätsstiftender Kern bleiben: Erstens, sportwissenschaftliche Studiengänge sollen sich durch ein angemessenes Verhältnis von wissenschaftlicher Theorie und anwendungsbezogener (Sport-)Praxis auszeichnen. Zweitens sollen neben den Sportart- und bewegungsfeldbezogenen Kompetenzen, stets fachwissenschaftliche Kompetenzen mindestens in den Bereichen Erziehung und Bildung, Kultur und Gesellschaft, Individuum und Handeln, Gesundheit und Prävention, Bewegung und Entwicklung sowie Training und Leistung vermittelt werden (außerdem übergreifende und Schlüsselkompetenzen).

Text entnommen aus dem *Memorandum Sportwissenschaft* (Hottenrott et al. 2017).

Ein kurzes Fazit Was durch die Darstellungen hier deutlich geworden sein sollte, ist, dass sich Sportwissenschaft durch die Beteiligung sehr unterschiedlicher wissenschaftlicher Disziplinen (Bezugswissenschaften) zu einem enorm ausdifferenzierten Wissenschaftsfeld entwickelt hat. Entsprechend breit gefächertes Wissen und Können darf von Sportwissenschaftlerinnen und Sportwissenschaftlern erwartet werden (stärker auf das Handeln im Schulunterricht bezogen auch von Sportlehrerinnen und Sportlehrern mit Universitätsabschluss). Wir wollen betonen: Es gibt eine Menge über Sportwissenschaft zu wissen! Sportpsychologische Untersuchungen sollten den dort erreichten Wissensstand nicht unterschreiten und dürfen sich nicht im logischen Widerspruch dazu befinden.

3.5 Viertens: Grundlagenorientiert, angewandt oder praktisch?

Wenn man Texte zur Sportpsychologie studiert, weil man sich davon etwas verspricht (oder weil man es im Rahmen eines Seminars oder einer Vorlesung tun muss), dann sollte man einzuordnen wissen, aus welcher Richtung ein Text kommt. Man versteht dann nämlich besser, warum der Text so geschrieben ist wie er geschrieben ist, beziehungsweise wozu Schreibende wohl vor allem Beitrag leisten wollten und wozu eher nicht.

Dieser Gedanke soll ausreichen um zu beschreiben, weshalb wir glauben, dass es sehr nützlich ist, drei **Formen von (Sport)Psychologie**[2] zumindest grundsätzlich auseinanderhalten zu können: Grundlagenwissenschaftliche (Sport)Psychologie, Angewandte (Sport)Psychologie und Praktische (Sport)Psychologie.

Grundlagenwissenschaftliche (Sport)Psychologie dient allein der wissenschaftlichen Erkenntnisbildung. Es geht darum die Dinge möglichst vollständig zu durchschauen. Man will *Theorien* entwickeln und prüfen. Forschung setzt dann entweder zur Erklärung eines konkreten Sachproblems an (z. B. Warum bewegen sich manche Menschen wider besseres Wissen viel zu wenig und setzen damit sogar ihre Gesundheit aufs Spiel?) oder holt zur Bewährung einer Theorie aus (z. B. Ist es wahr, wie von der Theorie der Selbstwirksamkeitserwartung behauptet, dass Menschen ihr Verhalten vor allem dann ändern, wenn sie erwarten, auch den

---

[2]Die ungewöhnliche Schreibweise (Sport)Psychologie soll anzeigen, dass wir uns in den folgenden Ausführungen auf wissenschaftstheoretische Erörterungen über Psychologie beziehen (Herrmann 1994; Kanning 2001), die sich aber leicht in Richtung Sportpsychologie wenden lassen. In weiteren Teilen des Buches greifen wir auf diese Schreibweise immer wieder mal zurück, nämlich dann, wenn es uns ganz besonders wichtig ist zu betonen, dass das Gesagte sowohl für die Sportpsychologie, als auch für die Psychologie gilt.

damit verbundenen Herausforderungen gewachsen zu sein?). Wenn sich Wissenschaftlerinnen und Wissenschaftler einer vor allem Grundlagenwissenschaftlichen (Sport)Psychologie widmen, dann ist es ihnen besonders wichtig, zuverlässige Vorhersagen darüber zu entwickeln, *warum* etwas geschehen kann oder wird. Die in der Grundlagenwissenschaftlichen (Sport)Psychologie bearbeiteten Probleme sind stets theoretischer Natur.

Angewandte (Sport)Psychologie strebt ebenfalls nach wissenschaftlicher Erkenntnis. Der große Unterschied zur Grundlagenorientierten (Sport)Psychologie besteht aber darin, dass in der angewandten (Sport)Psychologie die *Nützlichkeit* erlangten Wissens der eigentliche *Motor* dieser Art von Wissenschaft ist. Die Ergebnisse von Forschung sollen der Praxis dienen. Der Wert theoretischer Begründungen tritt in seiner Bedeutung gegenüber der Lösungseffizienz zurück (d. h. es ist wichtiger zu wissen, *dass* etwas funktioniert und weniger weshalb etwas funktioniert). Es geht um die Entwicklung von Handlungsregeln (Techniken) und um Verständnis über diese (operatives Handlungswissen). Für Forschung aus dieser Strömung von (Sport)Psychologie sind konsequente Vernetzungen zur Praxis charakteristisch, insbesondere auch was die Wahl der Fragestellungen anbelangt. Die in der Angewandten (Sport)Psychologie bearbeiteten Probleme sind vor allem praktischer Natur.

Praktische (Sport)Psychologie interessiert sich für die Lösung einer praktischen Fragestellung im konkreten *Einzelfall*. Die Nützlichkeit praktischen Handelns (bemessen an der je konkreten Aufgabenstellung) ist weit wichtiger als möglicher wissenschaftlicher Erkenntnisgewinn. Wissenschaftliche Erkenntnisse werden dann herangezogen, fundieren professionelles und ethisch verantwortliches praktisches Handeln, wenn sie Nutzen versprechen. Jedoch liegt es in der Natur der Sache, dass wissenschaftliches Wissen allein nicht ausreicht, auf alle praktischen Fragen eine Antwort zu finden. Praktische (Sport)Psychologie kann zum Gegenstand wissenschaftlicher Betrachtung genommen werden, ist jedoch für sich genommen nicht wissenschaftliche Tätigkeit.

Die drei Formen von (Sport)Psychologie existieren nebeneinander, aber natürlich nicht unabhängig voneinander. In der Praktischen (Sport)Psychologie entsteht zum Beispiel Erfahrungswissen über die Nützlichkeit von Interventionen. Wissenschaftlich wertvoll wird Praktische (Sport)Psychologie zum Beispiel dann, wenn sie mit neuen Ideen (die sich in der Praxis als nützlich erwiesen haben) die beiden anderen (Sport)Psychologie-Formen zu Forschung inspiriert. Andersherum können wissenschaftliche Erkenntnisse dabei helfen, in ganz konkreten Situationen schnell praktische Lösungen zu finden. Wenn man beispielsweise weiß, dass und

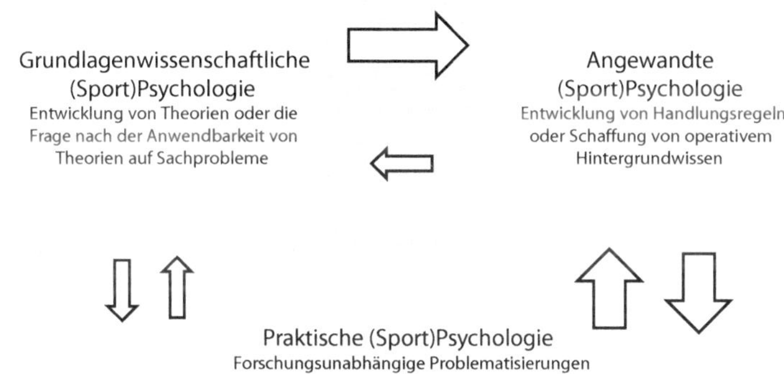

Abb. 3.4 Drei Formen von (Sport)Psychologie und wie sie sich aufeinander beziehen können (die Dicke der Pfeile weist auf die Wichtigkeit des jeweiligen Austauschs hin)

wie das Herstellen von Konsequenzen zukünftiges Verhalten formt (Effektgesetz), dann muss man nicht lange raten und herumprobieren, wie man Sportlerinnen und Sportlern schlechte Angewohnheiten ab- und bessere angewöhnen könnte, sondern greift schneller zu wirksamen Maßnahmen. Eine grafische Veranschaulichung solcher Wechselbezüge (sie sind zwischen den drei Formen stärker und weniger stark ausgeprägt) ist auch noch einmal in Abb. 3.4 enthalten.

Mit all dem, was wir hier jetzt besprochen haben, hat das *nichts* zu tun, was man als **Alltagspsychologie** (Common-Sense Psychologie) bezeichnen kann. Alltagspsychologie ist vor allem durch Meinungen und Glaubenssätze geprägt. Und weil Menschen dazu tendieren sich ihren ganz eigenen Reim auf das Erleben und Verhalten von sich selbst und Anderen zu machen, sind alltagspsychologische Sätze weit verbreitet. Ein gutes Beispiel, zumindest für Fußballer, ist vielleicht die von Sepp Herberger (dem Trainer der deutschen Nationalmannschaft, die 1954 die Fußballweltmeisterschaft gewann) als Erfolgsrezept preisgegebene Überzeugung „Elf Freunde müsst ihr sein". Dass Freundschaft und daraus resultierender Zusammenhalt (soziale Kohäsion) Bedingung für mannschaftlichen Erfolg sei, ist, in dieser Pauschalität behauptet, wissenschaftlich einfach nicht haltbar (siehe Abschn. 6.3.1 zum Thema soziale Kohäsion und sportliche Leistung).

3.6 Und dann: Sportpsychologie ist also …

Dem Kurztext der Fachgruppe für Sportpsychologie der Deutschen Gesellschaft für Psychologie (DGPS 2018a) zufolge fokussiert Sportpsychologie ganz einfach auf menschliches Verhalten, Handeln[3] und Erleben im Sport. Dem stimmen wir zu, aber wir halten es schon für wichtig, hier noch ein bisschen genauer zu werden.

Sportpsychologie, so wie wir sie sehen
Sportpsychologie beschäftigt sich mit dem Erleben und Verhalten von Menschen, und zwar immer mit speziellem Bezug zu sport- und bewegungsbezogenen Phänomenen.

- Fundiertes *psychologisches Wissen* ist für gutes und erfolgreiches Arbeiten im Fach Sportpsychologie *Voraussetzung*.
- Grundlagen- und weiterführende *Kenntnisse in Sportwissenschaft* sind zur Entwicklung des speziellen Bezugs zum Handlungsfeld Sport und Bewegung *nützlich*. Zum Beispiel erleichtern sie es einem nämlich zu erkennen, ob und falls ja in welcherlei Hinsicht (neue) sportpsychologische Erkenntnisse im Handlungsfeld Sport und Bewegung *relevant* sein werden.

Insbesondere in der **angewandten Sportpsychologie** (der Form von Forschung, in der die Nützlichkeit erlangten Wissens den entscheidenden Antrieb liefert; siehe oben) ist gute Fachkenntnis über Sport und Bewegung extrem wichtig. Dies gilt für den Fall, dass es um die **Schaffung von operativem Hintergrundwissen** geht (z. B. „Wie kann man erklären, dass die Dinge so und nicht anders funktionieren?"), und umso mehr noch für die **Entwicklung von Handlungsregeln** (z. B. „Damit sich X ändert, muss man Y tun."). Beispielsweise muss man sich gut mit der Leistungsstruktur in einer Sportart auskennen, wenn man abschätzen will, wie sehr oder wie wenig eine neu identifizierte sportpsychologische Leistungskomponente (z. B.

---

[3] In der Sportpsychologie wird der Begriff Handeln oft mit besonderer Bedeutung aufgeladen: Handeln betont die „intentionale Verhaltensorganisation im situativen Kontext" (Nitsch 2004, S. 10) und lässt sich als eine spezifische Erscheinungsform von Verhalten begreifen. Ein Grund dafür, dass Manche viel Wert auf die Betonung der handlungstheoretischen Perspektive legen, dürfte in der Überzeugungskraft des Arguments liegen, dass Bewegungen grundsätzlich eben nur dann als Sport aufgefasst werden können, wenn man Intentionalität (absichtsvolles Verhalten) unterstellt.

der gekonnte Einsatz von Blicktäuschungen) die Gesamtleistung von Sportspielerinnen und Sportspielern beeinflusst.

In der **grundlagenwissenschaftlichen Sportpsychologie** mag das spezifische Wissen über Sport und Bewegung manchmal von geringerer Bedeutung sein. Zum Beispiel könnte man es sich bei der Frage nach der **Anwendbarkeit von Theorien auf Sachprobleme** zur Aufgabe machen zu prüfen, ob das Transtheoretische Modell der Gesundheitsverhaltensänderung (TTM) erfolgreich auch auf gesundheitsorientiertes Sporttreiben angewendet werden kann (und nicht nur auf Verhaltensbereiche wie z. B. Fehlernährung, Rauchen, Suchtmittelgebrauch, wo es schon lange erfolgreich angewendet wird). Besondere Fachkenntnis über Sport und Bewegung braucht man zur Beantwortung dieser Forschungsfrage nicht unbedingt, weil beim TTM eben erst einmal „egal" ist, auf welche Verhaltensweise man die Theorie anwendet. Wenn es um die **Entwicklung von Theorien** geht (siehe oben), macht es einen großen Unterschied, ob man eine tatsächlich *sportpsychologische Theorie* entwickelt, das heißt eine Theorie, die sich der Erklärung eines originär sport- und bewegungsbezogenen Phänomens widmet (z. B. wie verschiedene Beanspruchungsintensitäten beim Sporttreiben unterschiedliche Gefühle hervorrufen; vgl. Abschn. 8.2.1), oder ob es sich um eine Theorie handelt, die Erleben und Verhalten *zum Beispiel auch* im Kontext Sport und Bewegung erklärt. Im Falle der sportpsychologischen Theorie ist besondere Fachkenntnis über Sport und Bewegung natürlich sehr wichtig. Im anderen Fall kann man es sich unter Umständen leisten etwas weniger tief in die Sport- und Bewegungsspezifika einzutauchen. Etwas spitzfindig vielleicht, aber das leisten wir uns jetzt ganz einfach mal: Manchmal ist es vielleicht besser „nur" von **Psychologie im Sport** zu sprechen und nicht jeder Untersuchung mit Sport- und Bewegungsbezug gleich das Label Sportpsychologie aufzukleben.

Darüber, ob spezifisches Wissen über Sport und Bewegung notwendig ist um professionelle **praktische sportpsychologische Arbeit** anzubieten, lässt sich beherzt streiten. Für spezifisches sportbezogenes Wissen spricht zum Beispiel, dass praktizierende Sportpsychologinnen und Sportpsychologen die Lebensumstände von Leistungssportlerinnen und Leistungssportlern zutreffender einordnen können, wenn sie viel über Sport wissen. Genau dieses Argument kann aber auch Gegenargument sein. Nicht-Befürworter führen zum Beispiel an, dass es gerade der unbefangene Blick von außen ist, der in Beratungssituationen manchmal Schlüssel zum Erfolg ist. Auf Ebene des organisierten Spitzensports in Deutschland scheint die erstgenannte Position, Sportpsychologinnen und Sportpsychologen brauchen spezifisches Fachwissen über Sport und Bewegung, aktuell die Oberhand gewonnen zu haben (vgl. dazu auch die Ausführungen zu den Betätigungsfeldern und beruflichen Perspektiven von Sportpsychologinnen und Sportpsychologen, in Abschn. 9.1.3).

Wie schon deutlich geworden sein sollte sind für sportpsychologische Überlegungen Konkretisierungen über den jeweiligen Bezug zum Handlungsfeld Sport und Bewegung zentral. Ein Schritt weiter, wir sagen sogar: Um beurteilen zu können, ob eine vorliegende Arbeit wertvollen Beitrag zur Sportpsychologie liefert, sollte man sich vor Augen führen (können), wie gut und korrekt (im Sinne von: zutreffend) die Bezüge zu Sport und Bewegung ausgearbeitet sind!

Gründe für die in Deutschland besondere **Nähe der Sportpsychologie zur Sportwissenschaft** sind **historisch gewachsen** (vgl. auch Jansen 2009): Das erste „sportpsychologische Laboratorium" wurde 1920 an der Deutschen Hochschule für Leibesübungen in Berlin gegründet, und nicht etwa im Umfeld eines psychologischen Instituts. Die erste ordentliche Professur für Sportpsychologie wurde 1968 an der Deutschen Hochschule für Körperkultur in Leipzig angesiedelt (und mit Paul Kunath besetzt). Im damaligen West-Deutschland wurde im Jahr 1969 die Initiative zur Gründung der Arbeitsgemeinschaft für Sportpsychologie (asp) maßgeblich aus Hochschulinstituten für Leibesübungen vorangetrieben (in Kiel von Karl Feige). Anwesend zur Gründung waren laut asp-Gründungsprotokoll „11 Leibeserzieher und Psychologen, 3 Leibeserzieher, 5 Psychologen, 1 Mediziner, 3 Studenten (Leibeserz. + Psychol.)" (Arbeitsgemeinschaft für Sportpsychologie 1969). Zwanzig Jahre später, 1989, vereinbarte die schon auf 162 Mitglieder angewachsene *asp* organisatorische und sachliche Zusammenarbeit mit der Deutschen Vereinigung für Sportwissenschaft (dvs), orientierte sich also zuerst einmal in Richtung dieses Faches. Erst seit 2015 gibt es eine Fachgruppe Sportpsychologie unter dem Dach der Deutschen Gesellschaft für Psychologie (DGPS). Und es gibt heute sehr viel mehr Sportpsychologinnen und Sportpsychologen als noch 1989.

Professuren für Sportpsychologie in Deutschland, Österreich und der Schweiz sind auch heute noch vor allem in sportwissenschaftlichen Hochschuleinrichtungen angesiedelt. Auf der Homepage der asp sind derzeit (Stand 2019) 43 Professuren aufgezählt. In sportwissenschaftlichen Studiengängen sowie in der Sportlehrer/innen-Ausbildung zählen (wenige) Lehrveranstaltungen über Sportpsychologie zur Grundausbildung. In psychologischen Studiengängen kommen Sportpsychologie-Veranstaltungen (wenn überhaupt) nur im Wahlbereich vor. Erst seit wenigen Jahren gibt es in Deutschland ein paar Master-Studiengänge speziell für Sportpsychologie (mit unterschiedlichen Schwerpunktsetzungen; z. B. an der Deutschen Sporthochschule Köln und an der Universität Halle-Wittenberg).

Die meisten Kolleginnen und Kollegen, die sportpsychologisch forschen und lehren, bringen entweder einen sportwissenschaftlichen oder einen psychologischen Hochschulabschluss mit. Je nachdem müssen im einen oder im anderen Fach eventuelle Wissenslücken geschlossen werden. Es wäre möglich, dass die neuen Sportpsychologie Master-Studiengängen die Situation für den wissenschaftlichen Nachwuchs hier leichter machen.

Für die praktische sportpsychologische Arbeit auf Ebene des organisierten Leistungssports in Deutschland qualifizieren **spezielle Fortbildungsangebote**, die (Stand 2019) in Zusammenarbeit zwischen der Arbeitsgemeinschaft für Sportpsychologie (asp), dem Berufsverband Deutscher Psychologinnen und Psychologen (BDP), der Swiss Association of Sport Psychology (SASP), dem Österreichischen Bundesnetzwerk Sportpsychologie (ÖBS), dem Deutschen Bundesinstitut für Sportwissenschaft (BiSp) und der European Federation of Sport Psychology (FEPSAC) angeboten werden.

3.7 Zusammenfassung, zentrale Begriffe und Lesetipps

Modernes wissenschaftliches Tun beruht darauf, dass man dem Wissen höhere Bedeutung als dem Meinen und Glauben und zuweist. Sportpsychologische Erkenntnisse dürfen sich nicht in logischem Widerspruch zu Erkenntnissen aus den beiden Bezugsdisziplinen Psychologie und Sportwissenschaft befinden, und Sportpsychologie knüpft an Wissensbestände aus beiden Bezugsdisziplinen an. Es ist gar nicht einmal so leicht darüber zu diskutieren, welche Erscheinungsformen von Sport und Bewegung Gegenstand sportpsychologischer Betrachtungen sein können und sein sollen. Entlang der Bestimmungsmerkmale Bewegung aus Gründen, willkürlich geschaffene Aufgaben, nicht delegierbare körpereigene Bewegungen und der konstitutiven Bedeutung von Regeln für Sport lässt sich jedoch gut argumentieren. So kann und sollte man schließlich zumindest sein ganz eigenes Sport- und Bewegungsverständnis in (fachlich korrekt gebrauchte) Worte fassen und begründen. Vor dem Hintergrund all dessen lässt sich zusammenfassen, dass Sportpsychologie das Erleben und Verhalten von Menschen, und zwar stets mit speziellem Bezug zu Sport und Bewegung, beschreiben, erklären, vorhersagen und manchmal auch beeinflussen (d. h. stabilisieren oder verändern) will. Dabei tritt sie, Sportpsychologie, manchmal mit grundlagenwissenschaftlichen Zielsetzungen an, oft kommt sie anwendungsorientiert, manchmal aber auch ganz praktisch daher.

zu Abschn. 3.1, *Prolog: Meinen, Glauben, Wissen*
Zentrale Begriffe: Meinen, Glauben und Wissen; Vermeidung logischer Widersprüche; Kausalrelationen; Beschreiben, Erklären, Vorhersagen, Beeinflussen; Interdisziplinarität des Wissenschaftsbetriebs.

- Herzog, W. (2012). *Wissenschaftstheoretische Grundlagen der Psychologie.* Wiesbaden: Springer.

zu Abschn. 3.2, *Die Wissenschaft vom Erleben und Verhalten (Psychologie)*
Zentrale Begriffe: Erleben und Verhalten; Grundmodell psychologischer Verhaltenserklärung; Teildisziplinen von Psychologie; Paradigmen von Psychologie; Psychologie als empirische Wissenschaft.

- *Internet-Seiten der Deutschen Gesellschaft für Psychologie* (o.D.). Abgerufen von http://www.dgps.de.
- Myers, D. G. (2014). *Psychologie* (3. Aufl.). Heidelberg: Springer.
- Nolting, H., & Paulus, P. (2016). *Psychologie lernen: Eine Einführung und Anleitung* (10. komplett überarb. Aufl.). Weinheim: Beltz.

zu Abschn. 3.3, *Handlungsfeld Bewegung und Sport*
Zentrale Begriffe: Sport als kulturelle Praxis; Bedeutung von Regeln; Willkürlichkeit von sportlichen Aufgaben, Problemen und Konflikten; Sport als Bewegungshandeln mit Beweggründen (Perspektiven auf Sport zur individuellen Sinnstiftung); eSport und eGaming; Erscheinungsformen von Sport und Bewegung; Sport im engeren Sinne, Sport im weiteren Sinne, organisationale Erscheinungsformen von Sport; Sport und Bewegung, körperliche Aktivität, körperlich-aktive Alltags- und Lebensstilaktivitäten.

- Klein, S. E. (Hrsg.) (2017). *Defining Sport. Conceptions and Borderlines*. Lanham: Lexington Books.
- Willimczik, K. (2007). Die Vielfalt des Sports. *Sportwissenschaft, 37*(1), 19–37.
- *Internetmagazin für und über den Sport: Sport quergedacht* (o.D.). Abgerufen von http://sport-quergedacht.de.

zu Abschn. 3.4, *Die Wissenschaft vom Sport*
Zentrale Begriffe: Teildisziplinen der Sportwissenschaft; Bezugswissenschaften; disziplinspezifische Binnendifferenzierung von Sportwissenschaft; themenorientierter Zugang; sportliches Können und Bewegungs-Demonstrationsfähigkeit als identitätsstiftendes Merkmal in sportwissenschaftlichen Studiengängen.

- Güllich, A., & Krüger, M. (Hrsg.) (2013). *Sport. Das Lehrbuch für das Sportstudium*. Berlin/Heidelberg: Springer.
- Hottenrott, K., et al. (2017). Memorandum Sportwissenschaft. *German Journal of Exercise and Sport Research, 47*(4), 287–293.
- *Internet-Seiten der Deutschen Vereinigung für Sportwissenschaft* (o.D.). Abgerufen von http://www.dvs-sportwissenschaft.de.

zu Abschn. 3.5, *Grundlagenorientiert, angewandt oder praktisch?*
Zentrale Begriffe: Formen von (Sport)Psychologie (grundlagenorientiert, angewandt praktisch); Alltagspsychologie.

- Herrmann, T. (1994). Forschungsprogramme. In T. Herrmann & W. H. Tack (Hrsg.), *Methodologische Grundlagen der Psychologie* (Enzyklopädie der Psychologie, Themenbereich B, Serie I, Bd. 1, S. 251–294). Göttingen: Hogrefe.

zu Abschn. 3.6, *Sportpsychologie ist also …*
Zentrale Begriffe: Nähe zur Sportwissenschaft; Sportpsychologie an Hochschulen und Universitäten.

- Hänsel, F., Baumgärtner, S. D., Kornmann, J. M., & Ennigkeit, F. (2016a). *Sportpsychologie*. Heidelberg: Springer.
- *Internet-Seiten der Arbeitsgemeinschaft für Sportpsychologie in Deutschland* (abgerufen von: http://www.asp-sportpsychologie.org) des *Österreichischen Bundesnetzwerks Sportpsychologie (abgerufen von*: http://www.sportpsychologie.at) und der *Swiss Association of Sport Psychology* (abgerufen von: https://www.sportpsychologie.ch)
- Wegner, M., Plessner, H., & Schüler, J. (Hrsg.) (2020). *Lehrbuch Sportpsychologie – Grundlagen und Anwendung*. Heidelberg: Springer.

Ohne Theorien geht's nicht. Ein Überzeugungsversuch!

4

> In diesem Kapitel geht es um ein paar grundlegende wissenschafts-theoretische Konzepte. Erklärt wird, welche Rolle Theorien für den wissenschaftlichen Erkenntnisprozess (natürlich auch) in der Sportpsychologie spielen und warum Überprüfbarkeit ein zentrales Kriterium für wissenschaftliche Theorien ist.

Wenn man in der Vorlesung oder im Seminar auf Theorien zu sprechen kommt, dann sind viele Studierende zuerst mal skeptisch. Theorien werden als eine Art unnötig komplizierter Umweg wahrgenommen. Warum sollte man sich mit komplizierten (und sehr, nun ja, theoretischen) Theorien beschäftigen, wenn man sich doch einfach das Phänomen (Problem), das einen interessiert, direkt anschauen und sich Lösungen dazu überlegen könnte? Und dann gibt es auch noch so viele Theorien, oft sogar einige verschiedene zu sehr ähnlichen Sachverhalten. Muss ich die alle können oder reicht eine?

Antworten auf solche Fragen liefert eine eigene Theorie, nämlich die Wissenschaftstheorie (vgl. Sedlmeier und Renkewitz 2013; Westermann 2000). Allerdings können und wollen wir im Folgenden nicht näher darauf eingehen, was Wissenschaftstheorie ist und leistet. Selbst für eine „Einführung in die Wissenschaftstheorie" würde man ein eigenes Buch brauchen (und das haben schon andere geschrieben)! Stattdessen werden wir ein paar wichtige Gedanken aus diesem weiten Feld in einfachen Zusammenhängen erklären und Beispiele dazugeben. Insbesondere wollen wir erklären was der Begriff Theorie eigentlich bedeutet, wozu Theorien insgesamt gut sind und wofür wir sie auch in der Sportpsychologie brauchen.

© Springer-Verlag GmbH Deutschland, ein Teil von Springer Nature 2019
R. Brand, G. Schweizer, *Sportpsychologie*, Basiswissen Psychologie,
https://doi.org/10.1007/978-3-662-59082-9_4

4.1   Theorien im Allgemeinen

Wenn man auf der Suche nach Wissen über die Welt ist, und darum geht es in der Wissenschaft, dann kommt man an Theorien nicht vorbei. Denn wir können nicht (immer) alles (sofort) wissen. Wenn wir auf etwas Neues stoßen und neugierig sind, dann hilft es uns beim Ergründen und Problemlösen wenn wir zumindest eine Idee haben, warum es so sein könnte, wie es ist.

Empirie und Theorie
Während *Empirie* die durch das systematische *Sammeln von Daten* gewonnene Erkenntnis über einen speziellen Sachverhalt bezeichnet ist *Theorie* die durch *Denken* gewonnene *verallgemeinernde* Erkenntnis.

Menschen bilden (sich) ständig Theorien, sind Weltmeister darin, sich möglichst immer, oft auch unbewusst, einen Reim auf die Dinge zu machen. Das ist nützlich, wenn man versucht zu verstehen weshalb etwas geschehen ist, genauso aber wenn es darum geht sich zu überlegen, was man in Zukunft tun will. Dementsprechende **Alltagstheorien** erklären einem die Welt. Allerdings gehören sie in den Bereich ‚Meinen und Glauben‘ und nicht in den Bereich ‚Wissen‘! Alltagstheorien sind letztlich nicht mehr als subjektive Einschätzungen von Erfahrungen, die im Zuge von Erlebnissen entstanden sind. Sie sind (alltags-)plausibel und sie überleben so lange, bis sie systematisch geprüft werden. Dann entscheidet sich ob die Alltagstheorie Alltagstheorie bleibt oder ob sich daraus vielleicht einmal eine wissenschaftliche Theorie entwickelt (die mit Daten wissenschaftliche belegt werden kann).

Als **wissenschaftliche Theorie** bezeichnet man demgegenüber ein System überprüfbarer, logisch widerspruchsfreier und allgemeingültiger Aussagen (Sedlmeier und Renkewitz 2013). Wissenschaftliche Theorien gibt es, *weil* sie dazu genutzt werden können, Ausschnitte von Realität zu erklären und Voraussagen über die Zukunft zu erstellen. Dazu holen wir im nächsten Abschnitt weiter aus.

Hier schließen wir mit etwas Gedankenfutter und der Einladung, sich gleich mal zu überlegen, was man aus dem nachfolgenden Beispiel für die Frage ableiten kann, wie wohl in der Sportpsychologie mit Theorien umzugehen ist: Obwohl die Erde eine Kugel ist (da dürfen wir uns ziemlich sicher sein, weil Andere die Erde mit eigenen Augen schon von außerhalb, aus dem All gesehen haben) fallen die Menschen in Australien, obwohl sie „mit dem Kopf nach unten stehen" nicht von der Erdoberfläche. Die beste Erklärung dafür ist die Schwerkraft. Es gab und gibt aber nicht einen einzigen Menschen, der die Schwerkraft jemals gesehen hat. Wir spüren, erleben sie ganz subjektiv zwar jeden Tag (Achtung: Alltagstheorie!) und können ihre Auswirkungen beobachten (sogar überaus systematisch, d. h. wissenschaftlich). Die Annahme, dass es Schwerkraft gibt, ist trotzdem nur die bestmögliche Theorie (!) zur Erklärung dafür, weshalb unsere Mitmenschen in Australien nicht die Bodenhaftung verlieren.

Und was hat das nun mit Psychologie und Sportpsychologie zu tun? Nun denn, hast Du schon einmal einen Gedanken gesehen? Nein, zumindest nicht direkt? Dann geht es Dir genauso wie uns Wissenschaftlerinnen und Wissenschaftlern. Gesehen haben wir Gedanken nämlich auch noch nicht. Aber wenn wir erklären wollen, warum uns Sportlerinnen und Sportler, Menschen, berichten, dass sie das jetzt so und so erleben, dass sie sich so und nicht anders verhalten, dann ist es eine ziemlich *nützliche* Theorie und *enorm hilfreich*, anzunehmen, dass es so etwas wie Gedanken gibt.

4.2 Eigenschaften von wissenschaftlichen Theorien

Was zeichnet „gute" wissenschaftliche Theorien aus? Auch dazu ließe sich eine Menge schreiben und weit ausholen. Wir konzentrieren uns im Folgenden aber nur auf zwei wichtige Eigenschaften von Theorien: Erstens die Erklärungskraft von Theorien, wenn es um die Bedeutung von wissenschaftlich (hier: mit in der Wissenschaft bewährten Methoden) gemessenen Daten geht. Zweitens, wissenschaftliche Theorien müssen falsifizierbar sein. Dementsprechend gibt es nämlich gute und auch weniger gut ausformulierte Theorien.

4.2.1 Wissenschaftliche Theorien haben Erklärungskraft: Die Frage nach dem Warum

Wozu braucht man in der Wissenschaft Theorien? Warum kann man nicht ohne den Umweg über Theorien zu wissenschaftlichen Erkenntnisse über ein Thema gelangen, ganz einfach indem man Beobachtungen macht, diese auswertet und dann interpretiert?

Auf den ersten Blick mag dieser Einwand (zumal: heutzutage) plausibel klingen. Es ist einfacher denn je, an große Datenmengen zu kommen (Big Data) und diese mit mehr oder weniger komplexen mathematischen Verfahren auszuwerten (Machine Learning, künstliche Intelligenz). Wozu brauchen wir also Theorien? Eine wichtige Antwort dazu lautet: Ohne Theorien können wir zwar viele Daten sammeln und diese dann interpretieren, wir haben aber Schwierigkeiten zu wissen, was diese Daten *bedeuten*, und wir können die im Nachhinein formulierten Interpretationen nur schwer auf ihre Richtigkeit hin beurteilen.

Ein Beispiel dazu (Steele und Aronson 1995): In der US-amerikanischen Literatur zum akademischen Erfolg galt als gut belegt, dass afroamerikanische Studierende schlechter abschnitten als weiße Studierende, vor allem dass sie in Zulassungstests fürs College schlechtere Noten bekamen als andere Studierende. Wissenschaftlerinnen und Wissenschaftler versuchten, diese Beobachtung zu erklären. Die Erklärung schien nahe zu liegen: Offensichtlich gab es (aus welchen Gründen auch immer) reelle Unterschiede zwischen afroamerikanischen und weißen Studierenden hinsichtlich ihrer intellektuellen Leistungen (stimmt natürlich nicht!). Die Wissenschaftler hatten eine Beobachtung gemacht, eine (den damaligen Vorurteilen zufolge) plausible Erklärung für diese gefunden und waren zufrieden. Der Fall war sozusagen abgeschlossen.

Eine andere Gruppe von Wissenschaftlern war mit dieser Erklärung jedoch nicht zufrieden und hinterfragte sie. Sie formulierten eine alternative Erklärung für den beobachteten Befund: Möglicherweise leidet die Leistung von Menschen, die einer bestimmten Gruppe angehören darunter, wenn sie sich eines Vorurteils in Bezug auf die Leistung dieser Gruppe (z. B.: afroamerikanische Studierende wären mit den Anforderungen im College überfordert) bewusst sind (engl., stereotype threat). Konkret lautete also eine Alternativerklärung der anderen Gruppe von Wissenschaftlern, dass die afroamerikanischen Studierenden sich der Vorurteile ihnen gegenüber bewusst waren; sie könnten sich dann z. B. in Prüfungssituationen genau daran erinnert haben und dadurch so gestresst worden sein, dass sie vor lauter Aufregung Fehler machten.

Die Wissenschaftler gingen also daran, ihre neue Erklärung systematisch zu überprüfen. Sie entwickelten zwei Versionen der College-Zulassungstests: In der einen Version wurden die Tests als aussagekräftig für die spätere akademische Leistungen angekündigt, in der anderen Version nicht. Die Wissenschaftler dachten sich, dass die erste Version Vorurteile in Bezug auf die Gruppenleistung aktivieren könnte. Wenn afroamerikanische Studierende dann in beiden Versionen des Zulassungstests gleich gut abschneiden würden, dann spräche das *gegen* die alternative Erklärung der Wissenschaftler. Wenn die Studierenden in der „Vorurteils-aktivierenden" Bedingung im Durchschnitt jedoch schlechter abschneiden würden als in der anderen, spräche das *für* die alternative Erklärung.

Genau dieses Ergebnismuster wurde sowohl in Studien zu College-Zulassungstests als auch in zahlreichen anderen Studien mit anderen Anwendungsbereichen seitdem immer wieder gefunden: Die Aktivierung von Vorurteilen in Bezug auf die Leistung einer Gruppe der man angehört kann die Leistung in einer entsprechenden Aufgabe verschlechtern. In der Folgezeit konzentrierte sich die Forschung darauf, den Mechanismus zu verstehen, durch den die Leistung verschlechtert wurde. Im Sport sind empirische Untersuchungen dazu eher dünn gesät. Sehr schön zusammengefasst sind auf Sport und sportliche Leistung bezogene Überlegungen aber in Beilock und McConnell (2004).

Das gezeigte Beispiel illustriert zwei wesentliche Aspekte von Theorien: Zunächst sind Theorien dazu da, uns die Welt zu erklären (*Erklärung*): Warum verhalten sich Menschen in einer bestimmten Art und Weise? Außerdem erlauben Theorien uns, diese Erklärungen kritisch zu überprüfen (*Überprüfung*): Wie bewährt sich meine Theorie bei einem Abgleich mit der Wirklichkeit?

4.2.2 Wissenschaftliche Theorien sind überprüfbar: Kann man die Theorie widerlegen?

An eine gute Theorie werden verschiedene Ansprüche gestellt (die man hier nachlesen kann: Rogge 1995; Westermann 2000). Im Folgenden werden wir uns nur auf ein Merkmal guter Theorien konzentrieren: Eine Theorie muss die Ableitung von Aussagen über Beobachtungen erlauben, die dieser Theorie zufolge *falsch* sein können. Je mehr solcher Aussagen eine Theorie zulässt, desto besser kann man sie überprüfen. Dementsprechend ist die **Falsifizierbarkeit** ein wichtiges Qualitätsmerkmal von Theorien (Popper 1982): Theorien müssen so formuliert sein, dass man sie *widerlegen* kann.

Stellen wir uns vor, wir hätten eine fiktive Theorie zur Erklärung der Größe von Männern und Frauen. Wenn diese Theorie besagt, dass Männer größer sind als Frauen, dann sind die Aussagen ‚Frauen sind größer als Männer‘ und ‚Männer und Frauen sind gleich groß‘ im Sinne dieser Theorie falsch. Wenn wir nun beobachten, dass Frauen größer sind als Männer, dann hat die Theorie eine falsche Beobachtung vorhergesagt und somit einen Versuch ihrer Überprüfung nicht bestanden.

In diesem Fall gibt es zwei Möglichkeiten: Erstens, wir verwerfen die Theorie vollständig. Das geschieht eher selten. Zweitens, wir passen die Theorie an und prüfen die angepasste Theorie erneut. Der letzte Schritt ist entscheidend: Angepasste Theorien müssen stets neu geprüft werden! Hätte die Theorie diesen ersten Überprüfungsversuch überstanden, müssten weitere folgen (Popper 1982; Westermann 2000).

Damit eine Theorie als gut überprüft gelten kann ist es wichtig, dass die Überprüfungsversuche *kritischer* Natur sind. Um in dem obigen Beispiel zu bleiben: Wissenschaftler sollten nicht versuchen, Männer zu finden, die größer als Frauen sind, sondern Frauen, die größer als Männer sind. Kritiker werfen der psychologischen Forschung vor, dass sie zu unkritisch mit ihren Theorien umgeht und nur selten versucht, diese im obigen Sinne kritisch zu prüfen. Stattdessen versucht man zu oft, Beobachtungen zu finden, die im Einklang mit den Theorien sind und verschließt die Augen vor Beobachtungen, die es nicht sind.

Ein Beispiel aus der Sportpsychologie: Leistung unter Druck
Ein sehr gut belegter Befund aus der Sportpsychologie besagt, dass erhöhter Druck zu schlechterer sportlicher Leistung führt. Wenn eine Fußballmannschaft kurz vor Abpfiff 0:1 zurückliegt, dann ist die Wahrscheinlichkeit einen Strafstoß zu verwandeln geringer als wenn sie 1:0 vorne liegt. Ähnliche Befunde gibt es für Freiwürfe im Basketball und Aufschläge beim Tennis. Während der Befund an sich weitgehend unstrittig ist, gibt es eine kontroverse Diskussion zu seinen Ursachen.

Gemäß der Ablenkungshypothese (engl. *distraction hypothesis* oder *distraction model*; Carver und Scheier 1981) führt erhöhter Druck dazu, dass Athleten (z. B. Basketballspieler) ihre Aufmerksamkeit auf irrelevante Reize lenken (z. B. auf die Zuschauer hinter dem Korb), während ein Fokus auf das Ziel der Bewegung optimal wäre (z. B. die hintere Kante des Rings oder das Fenster auf dem Spielbrett). Gemäß des (engl.) *self-focus model* (Baumeister 1984) führt erhöhter Druck dazu, dass Athleten ihre Aufmerksamkeit auf die Ausführung der Bewegung lenken (z. B. ist mein Ellbogen im korrekten Winkel gebeugt), während ein Fokus auf das Resultat der Bewegung optimal wäre (z. B. welche Flugkurve soll mein Ball nehmen). Hinter den beiden Hypothesen stehen Theorien über den Zusammenhang von Angst, Aufmerksamkeit und motorischer Leistung (mehr Info dazu gibt's in Kap. 7).

Sportpsychologinnen und Sportpsychologen konstruieren dann Experimente um die einzelnen Theorien zu prüfen und auch gegeneinander zu testen (z. B. Gucciardi und Dimmock 2008). Setzt sich eine der Theorien durch, so besteht die Hoffnung daraus Interventionen zur Verbesserung der Leistung unter Druck ableiten zu können. In diesem Sinne sagte bereits der Sozialpsychologe Kurt Lewin (1951) „Es gibt nichts Praktischeres als eine gute Theorie".

4.3   Also: Theorien sind wirklich nützlich!

Das Arbeiten mit Theorien stellt sich aus dieser Perspektive als ein permanenter Kreislauf aus Überprüfungen und Umformulierungen der betreffenden Theorie dar. Das ist auch in der Sportpsychologie so. Eine Theorie kann dabei strenger oder weniger streng überprüft worden sein, und sie kann diese Überprüfungsversuche besser oder schlechter überstanden haben.

Eine Theorie, die streng geprüft worden ist und diese Überprüfungsversuche (ggf. nach nötigen Anpassungen) gut überstanden hat, ist sowohl aus wissenschaftlicher als auch aus praktischer Perspektive wertvoll. Solche Theorien nennt man dann gut *bewährt*. Wenn sich die Anzeichen häufen, dass die Dinge in der Welt da draußen ganz anders sind, als dies unsere Theorie erklärt und vorausgesagt hat, dann *schwächt* das die Theorie. So kann es geschehen, dass Theorien schließlich *verworfen* werden müssen, weil zu wenig dafür sprach sie *beizubehalten*.

Es ist bewiesen, dass …

Immer wieder einmal hören wir von Studierenden in Vorlesungen (oder lesen das in ihren Hausarbeiten), dass „Wissenschaftler *bewiesen*" hätten oder dass die Ergebnisse einer wissenschaftlichen Untersuchung „den *Beweis*" erbracht hätten. Natürlich gibt es Wissenschaften in denen Beweise eine sehr große Rolle spielen, z. B. in der Mathematik. In der (Sport)Psychologie ist das anders (und in vielen anderen Sozial- und Verhaltenswissenschaften auch).

Wenn man etwas beweist, dann unterlegt man einen Sachverhalt mit absoluter Gewissheit. Absolute Gewissheit über menschliches Erleben und Verhalten zu erreichen ist aber allein schon deshalb schwierig (bzw. unmöglich), weil man sich niemals sicher sein kann, ob es nicht doch noch irgendwo auf dieser Welt Fälle gibt oder geben wird, die sich nicht erwartungskonform (d. h. so wie die Theorie das erklärt und vorhersagt) verhalten. Die Möglichkeit etwas zu beweisen entfällt damit fast immer.

In der Sportpsychologie formuliert man also besser, dass Ergebnisse Theorien „Bewährung liefern", oder dass Wissenschaftlerinnen und Wissenschaftler „belegt haben, dass …".

Aus dieser Perspektive betrachtet wird hoffentlich auch ein klein wenig verständlicher, dass man es in der (Sport)Psychologie (und in vielen anderen, nicht-naturwissenschaftlichen Disziplinen auch) ganz einfach „aushalten" muss, dass es nicht die eine „richtige" oder „gültige" Theorie gibt, sondern dass es oft mehrere Theorien zu ähnlichen Sachverhalten gibt: Theorien stehen im Wettbewerb zueinander, d. h. sie *konkurrieren* um die bessere Erklärung, bessere Prognosefähigkeiten, um größere Praktikabilität und nicht zuletzt auch um größtmögliche Popularität (unter Forscherinnen und Forschern genauso wie in Gesellschaft, Politik, etc.).

Die Philosophie von Karl Popper. Aktuell wie nie!

Karl Popper wurde im Jahr 1902 in Wien geboren. Er starb 1994, nach Jahren der kriegsbedingten Emigration, in London. Im Rahmen der von ihm begründeten Philosophie des *Kritischen Rationalismus* wird Wissenschaft als Prozess der Erkenntnisgewinnung beschrieben, in dem fortwährenden Theorien aufgestellt werden, die dann auf die Probe gestellt werden müssen (Popper 1982). Wissenschaftliche Theorien als beste Form des Wissens gelten so lange, wie sie nicht durch empirische Versuche widerlegt (falsifiziert) worden sind. Dann müssen neue Theorien entwickelt werden. Forschung, die so vorgeht, folgt dem *Prinzip des Falsifikationismus*. Für (Sport)Psychologie ist solches Vorgehen heute charakteristisch (Rogge 1995; Sedlmeier und Renkewitz 2013; Westermann 2000).

Das Lebenswerk Karl Poppers geht über die bloße Beschäftigung mit Wissenschaftstheorie insofern hinaus, als er sich intensiv auch mit Bezügen zu Geschichte, Politik und Gesellschaft befasst hat. Zeit seines Lebens wurde er nicht müde zu betonen, wie wichtig Wissenschaft und insbesondere das Beibehalten einer kritischen Grundhaltung (im Unterschied zum unbelehrbaren Festhalten an Ideologien) für freies gesellschaftliches Leben ist.

4.4   Zusammenfassung, zentrale Begriffe und Lesetipps

Wissenschaftliche Theorien gibt es, *weil* sie dazu genutzt werden können, Ausschnitte von Realität zu erklären und Voraussagen über die Zukunft zu erstellen. Aus wissenschaftlicher Perspektive sind Theorien wertvoll, weil sie uns erlauben zu verstehen, *warum* sich Menschen in einer bestimmten Art und Weise verhalten. Aus praktischer Perspektive sind sie wertvoll, weil sie uns Grundlagen bieten, über Veränderungs- und Verbesserungsmöglichkeiten nachzudenken. Auch Sportpsychologie ist ohne Theorie undenkbar.

Theorien müssen sich bewähren, das bedeutet, sie müssen Überprüfungen standhalten. Damit man Theorien prüfen kann, müssen sie falsifizierbar sein. Das bedeutet, Theorien müssen derart formuliert sein, dass man sie *widerlegen* kann. Dazu ist es notwendig, wirklich kritisch zu prüfen, das heißt, Wissenschaftler und Wissenschaftler müssen wirklich ernsthafte Versuche unternehmen, die Theorie *scheitern* zu lassen und nicht nur nach Belegen suchen, die *für* die Theorie sprechen.

Zentrale Begriffe: Abgrenzung von Theorie und Empirie; Alltagstheorien und wissenschaftliche Theorien; Bewährungsgrad von Theorien; Erklärungskraft von Theorien; Überprüfbarkeit von Theorien; Falsifikationsprinzip; Nützlichkeit von Theorien.

- Gadenne, V. (1994). Theorien. In T. Herrmann & W. Tack (Hrsg.), *Enzyklopädie der Psychologie, Themenbereich B, Serie I, Band 1: Methodologische Grundlagen der Psychologie* (S. 295–342). Göttingen: Hogrefe.
- Westermann, R. (2000). *Wissenschaftstheorie und Experimentalmethodik: Ein Lehrbuch zur psychologischen Methodenlehre*. Göttingen: Huber.
- Willimczik, K. (2005). *Sportwissenschaft interdisziplinär – Ein wissenschaftstheoretischer Dialog. Band 2: Forschungsprogramme und Theoriebildung in der Sportwissenschaft*. Hamburg: Feldhaus.

Ohne Methodenwissen geht's nicht. Ist gar nicht so kompliziert! 5

> In diesem Kapitel werden einige zentrale Konzepte zu Forschungs-methoden und zur Statistik eingeführt. Die Darstellung hier ersetzt in keiner Weise das Nachlesen in spezieller Literatur! Hier an dieser Stelle soll lediglich einen Grundstein dafür gelegt werden, dass Anfängerinnen und Anfänger in Sportpsychologie sportpsychologische Studien besser verstehen und kritisch hinterfragen können. Weil, merke: Ein Großteil dessen, was einem in sportpsychologischen Texten als Wissen begegnet, beruht auf Daten!

Wie gezeigt ist wissenschaftliche Arbeit (auch in der Sportpsychologie!) wesentlich darauf ausgerichtet, Theorien zu entwickeln und diese dann mit der Welt um uns herum abzugleichen. Dazu müssen wir diese Welt beobachten. Und damit dieser Prozess der Beobachtung nicht beliebig wird, damit wir stattdessen mit wissenschaftlicher Genauigkeit beobachten und analysieren können, brauchen wir Methoden.

An verschiedenen Stellen weiter vorne (z. B. in dem Kasten zu Karl Poppers Philosophie in Abschn. 4.3) haben wir außerdem schon darauf hingewiesen, dass man sich in der Psychologie und Sportpsychologie vor allem der Erkenntnistheorie des Kritischen Rationalismus verbunden sieht. Dieser Theorie zufolge bezieht sich Erkenntnis vor allem auf eine außerhalb unseres Bewusstseins existierende Wirklichkeit, und damit eine Realität der man sich empirisch nähern kann und sollte.

© Springer-Verlag GmbH Deutschland, ein Teil von Springer Nature 2019
R. Brand, G. Schweizer, *Sportpsychologie*, Basiswissen Psychologie,
https://doi.org/10.1007/978-3-662-59082-9_5

Damit beginnt man sich dann für **Daten** zu interessieren, man braucht **Messungen** und sorgt sich zum Beispiel um deren **Objektivität**. In diesem Kapitel widmen wir uns deshalb ganz besonders den dazu gehörigen Methoden zum **empirischen Forschen**.

Nicht verschwiegen werden darf, dass es aber schon auch ganz anders gehen kann. Man kann sich nämlich sehr grundsätzlich darüber streiten, wie man an Wissen über die Welt kommt! Zum Beispiel würde man es aus der erkenntnistheoretischen Position des *Konstruktivismus* heraus bezweifeln, dass ein objektives Betrachten der Welt außerhalb von uns gelingen kann, weil doch der beobachtende Mensch nie unabhängig von seiner eigenen Erkenntnisfähigkeit ist. Diese ganz andere Sichtweise führt einen vielleicht eher zur Bevorzugung **hermeneutischer Methoden**, die einem beim Auslegen von Texten und **Verstehen von Sinnzusammenhängen** helfen. Da geht es dann plötzlich überhaupt nicht mehr um Messen oder die Genauigkeit von Messungen! Weil diese Erkenntnistheorie und solche Methoden dann aber doch ein bisschen speziell sind und zumindest in der aktuellen sportpsychologischen Forschung keine große Rolle spielen, holen wir dazu jetzt nicht weiter aus (und verweisen stattdessen auf weiterführende Literatur in den Lesetipps).

Glaub' nicht alles, was die Dozenten Dir erzählen!
Wissenschaftlerinnen und Wissenschaftler tragen große Verantwortung. Gerade in der Sportpsychologie geht es nicht selten darum, dass Ergebnisse aus Studien Konsequenzen in der echten Welt haben oder haben sollen. Zum Beispiel hoffen wir, mit unserer Forschung zur Qualität von Sportunterricht und Training, zur Optimierung der Gesundheitsförderung oder zum Erfolg im Wettkampfsport beizutragen. Dazu müssen wir methodisch sauber arbeiten.

Gleichzeitig haben auch Studierende eine Verantwortung. Nämlich die Verantwortung kritisch mit den Befunden umzugehen und nicht alles zu glauben, was man ihnen in Vorlesungen und Seminaren erzählt – nur weil es mal in einer Fachzeitschrift erschienen ist oder von einem namhaften Sportpsychologie-Professor behauptet wurde.

Merke: So gut wie jeder Befund, der wie eine Gewissheit oder Tatsache wirkt, wenn er von Lehrenden in der Vorlesung oder im Seminar Sportpsychologie vorgetragen wird, beruht auf irgendeiner Art von Studie. Und in der Sportpsychologie basieren Studienergebnisse fast immer auf der Arbeit mit Daten! Um die eigene Verantwortung wahrnehmen und kritisch hinterfragen zu können, ist zumindest ein klein wenig Methodenwissen unerlässlich. Und dazu gehört heutzutage eben auch ein klein wenig Statistik.

5.1   Datengrundlagen: Ein klein wenig Stichprobentheorie

Sportpsychologie widmet sich dem menschlichen Erleben und Verhalten rund ums Thema Bewegung und Sport. Für sportpsychologische Studien braucht man also so gut wie immer Menschen, die untersucht werden können. Die nennt man auch **Studienteilnehmer** oder **Studienteilnehmerin**. Mit Studie meinen wir hier und im Folgenden übrigens immer empirische Studie.

> **Ethische Regeln im Vorgehen mit Studienteilnehmerinnen und Studienteilnehmern**
> Damit man Studien mit Teilnehmern und Teilnehmerinnen durchführen darf, gelten bestimmte ethische Regeln (Forschungsethik; z. B. DGPs 2018b). Teilnehmende müssen beispielsweise *wissen, dass* sie an einer Studie teilnehmen. Die wichtigste Regel aber ist, dass die Teilnahme *freiwillig* erfolgen muss, das bedeutet, Menschen müssen formell ihre Einwilligung zur Teilnahme an einer Studie erklären, bevor diese beginnt. Die Einwilligung muss *informiert* erfolgen, das bedeutet, dass die Studienteilnehmer und Studienteilnehmerinnen wissen müssen, was im Lauf der Studie auf sie zukommt. Außerdem gibt es (neben einer Reihe anderer Regeln) noch Vorgaben zur *Anonymität* und zum *Datenschutz*: Wenn man Studien mit menschlichen Teilnehmern und Teilnehmerinnen durchführt, dann muss man sicherstellen, dass die im Laufe der Studie gewonnenen Daten in keiner Art und Weise mit ihnen in Verbindung gebracht werden können.

Nun, wie kommt man an die Daten, die man im Rahmen einer Studie erheben muss? Wenn wir uns für eine bestimmte Fragestellung interessieren. Nehmen wir mal die die Forschungsfrage „Wie intelligent sind Fußballspielerinnen und Fußballspieler?" als Beispiel. Wir werden es ganz sicher nicht schaffen, wirklich *alle* Menschen zu untersuchen, die Fußball spielen. Also ziehen wir eine **Stichprobe** (Bortz 2010). Als Stichprobe bezeichnet man eine Teilmenge einer Grundgesamtheit (oder: Population). Im genannten Beispiel wären *alle* Fußballspielerinnen und Fußballspieler, die es gibt, die Grundgesamtheit. Stichproben *können* Aussagen über die zugehörige Grundgesamtheit zulassen unterscheiden sich aber der Qualität nach, eben darin, wie gut sie darin sind.

Die **Qualität einer Stichprobe** bemisst sich daran, dass die Stichprobe möglichst unverzerrte Aussagen über Merkmale der Grundgesamtheit zulässt. Wichtig zu erkennen ist, dass in der sportpsychologischen Forschung Stichproben aber selten mit dem Ziel gezogen werden, einen Rückschluss von der Stichprobe direkt auf eine Grundgesamtheit von Menschen zu ziehen. Es geht also meistens *nicht* um Aussagen der Art „Sportstudierende sind im Durchschnitt 1,80 Meter groß und wählen Partei X".

Stattdessen geht es fast immer um **Aussagen über Theorien**. Für solche Studien sind Stichprobenverzerrungen unter Umständen weniger problematisch. Natürlich gilt aber auch in diesem Fall, dass Verallgemeinerungen über die Merkmale der Stichprobe hinaus schwierig sind.

Die in der Sportpsychologie und in der Psychologie (und in vielen anderen Wissenschaften auch) gebräuchlichste Art der Stichprobe ist die **anfallende Stichprobe**. Man gewinnt sie, indem man aus den zu einer bestimmten Zeit an einem bestimmten Ort anwesenden Elementen (meistens sind dies Menschen) der Grundgesamtheit *willkürlich* oder *zufällig* eine Stichprobe zieht.

Wenn wir am frühen Montagvormittag eine Stichprobe Fußballerinnen und Fußballern ziehen, die wir am Fußballplatz des Sportinstituts antreffen, und zu dieser Uhrzeit nur die besonders fleißigen Studierenden an der Uni sind, dann ist die Stichprobe in Hinblick auf den Fleiß der Studierenden verzerrt. Jede Aussage, die wir auf Basis dieser Stichprobe treffen, und die irgendetwas mit Fleiß zu tun hat, wird entsprechend ebenso verzerrt sein. Etwas weniger problematisch wäre die genannte Verzerrung, wenn wir Grund zu der Annahme hätten, dass das Merkmal, für das wir uns interessieren, nichts mit dem Fleiß von Studierenden zu tun hat. Eine solche Annahme müssten wir dann aber wirklich gut belegen.

Menschen können keinen echten Zufall erzeugen

Gerade wenn es um Stichprobenziehungen geht, dann schlägt die Ökonomie des Alltagslebens zu: Menschen versuchen nämlich meistens sich erstmal so zu verhalten, wie es ihnen vorteilhaft erscheint. Wir sollen männliche Probanden für eine Befragung auf dem Sportgelände zufällig auswählen? Na dann nehmen wir doch einfach den da, der kommt mir zufällig gerade entgegen. Diese Auswahl ist aber *kein* echter Zufall! Sie ist Ergebnis von Abwägen, und unsere Abwägungen sind häufig (zumindest unbewusst) von Präferenzen beeinflusst. Zum Beispiel suchen sich Menschen Andere umso lieber als Ansprechpartner aus, wenn diese sympathisch wirken. Und schon sind wir in die Falle getappt: Hatten die Personen auf dem Sportgelände, die mir entgegengekommen sind, alle exakt die gleiche Chance von mir angesprochen zu werden? Auch die, die wirklich unsympathisch aussahen? Mit hoher Wahrscheinlichkeit nicht. Unsere Auswahl war *willkürlich*, nicht zufällig.

Wenn es in der Forschung darum geht Zufallsauswahlen zu treffen, dann zieht man entweder, in ganz althergebrachter Art, Lose aus einem Lostopf oder man verlässt sich auf Zufallsgeneratoren im Internet wie z. B. das Angebot von *www.random.org*, das echte Zufallszahlen aus (jetzt ganz im Ernst und wörtlich gemeint) atmosphärischem Rauschen schöpft.

Wenn es um den (wie gesagt in der Sportpsychologie selteneren) Fall geht, dass von in einer Stichprobe gemessenen Merkmalen auf die Umstände in der Grundgesamtheit geschlossen werden soll, dann braucht man eigentlich eine **echte Zufallsstichprobe**. Sie ist definiert als eine Stichprobe, an der alle Angehörigen der Grundgesamtheit mit der gleichen Wahrscheinlichkeit teilnehmen können. Wenn diese Stichprobe groß genug ist (was ausreichend groß ist lässt sich pauschal nicht sagen, das hängt immer von der Art der Fragestellung ab), dann ergibt sich nur wenig Verzerrung (engl. bias), weil die rein zufällige Ziehung keinen Ansatzpunkt dafür liefert.

Allerdings kann man eine echte Zufallsstichprobe nur unter der Bedingung ziehen, dass alle Elemente der Grundgesamtheit bekannt sind. Für Verallgemeinerungen auf nicht untersuchte Fußballerinnen und Fußballer bräuchten wir für unsere ‚Fußball und Intelligenz'-Untersuchung also zum Beispiel eine Liste mit allen Fußball spielenden Personen weltweit oder eine mit allen in Deutschland oder mit allen am Sportinstitut vor Ort (oder so ähnlich). Je nachdem dürften wir aus Stichprobenergebnissen dann hin zur jeweiligen Gesamtheit verallgemeinern (also hin zu allen Fußballerinnen und Fußballern weltweit, zu allen in Deutschland, zu allen am Sportinstitut, usw.). Man kann sich vorstellen, dass sich solche Idealbedingungen (echte Zufallsstichprobe) aber nur selten bieten, und natürlich gibt es Strategien, wie man sich auch ohne solche Listen vernünftigen Eindruck über die Umstände in der nicht-untersuchten Gesamtheit verschaffen kann. Zum Beispiel, indem man Stichproben stratifiziert. Bei einer *stratifizierten Stichprobe* achtet man darauf, dass bestimmte Merkmale in der Stichprobe genau so verteilt sind wie in der Grundgesamtheit. Wenn man also weiß, dass in der Grundgesamtheit 60 % Frauen und 40 % Männer sind, dann würde man eine Stichprobe mit dem gleichen Verhältnis ziehen. An dieser Stelle würde das nun aber sicher zu weit führen, so dass wir hier auf die weiterführende Literatur in den Literatur-Tipps (sowie entsprechende Lehrveranstaltungen im Studium) verweisen.

Die für statistische Verallgemeinerungen (von beobachteten Werten auf mathematisch erwartbare Werte) rechnerisch (!) **optimale Stichprobengröße** kann man in vielen Fällen vor Durchführung einer Studie berechnen (Faul et al. 2007). Dazu benötigt man aber eine Vorstellung davon, wie groß der Effekt ist, den man zu finden hofft. Wenn wir bei unserer ‚Fußball und Intelligenz'-Studie zum Beispiel noch auswerten wollten, ob es Intelligenzunterschiede zwischen männlichen und weiblichen Teilnehmern gibt, dann müssten wir, um die Stichprobengröße für unsere Untersuchung planen zu können, eine Vorstellung darüber entwickeln ob wir einen kleinen, mittleren oder großen Effekt erwarten, also ob es einen kleinen, mittleren oder großen Unterschied zwischen den Gruppen gibt. Je nachdem könnten dann kleinere (zum Entdecken größerer Effekte) oder größere Stichproben (zum Entdecken kleinerer Effekte) ausreichend bzw. notwendig sein.

Dann bleibt da aber immer noch das Problem, dass rechnerisch für die Statistik optimale Stichprobengrößen (d. h. solche die den statistischen Test „funktionieren" lassen) oft immer noch zu klein sind. Zu diesem Problem wurde zuletzt eine sehr eindrücklich illustrierende Studie in der hoch renommierten internationalen Fachzeitschrift *Nature Methods* publiziert (Halsey et al. 2015). Kurz und vereinfacht dargestellt: Die Autoren ließen sich vom Computer zwei sehr, sehr lange Zahlenreihen (zwei Verteilungen A und B) berechnen und zwar so, dass der Mittelwert der Verteilung A einen bekannten Abstand zum Mittelwert der Verteilung B aufwies. Dann haben die Autoren aus den Verteilungen A und B mehrmals und immer zufällig unterschiedliche Stichprobengrößen gezogen (je 10, 30, 64 und 100 Elemente) und dann mit statistischen Verfahren untersucht, ob sich der bekannte Mittelwertsunterschied (Abstand zwischen den Mittelwerten aus den Verteilungen A und B) auch in den jeweiligen Stichproben widerspiegelt. Das Ergebnis war: Nur in den Stichprobenziehungen, in denen (mindestens) 64 Elemente aus Verteilung A und 64 Elementen aus Verteilung gezogen wurden (also insgesamt 128 Elementen in der Gesamtstichprobe) kam der Mittelwertsunterschied zwischen den beiden Verteilungen so wie er sein sollte (d. h. überhaupt, nicht unterschätzt und nicht überschätzt) und halbwegs verlässlich zum Vorschein. Die wirklich zuverlässige, wiederholte Identifikation des aus der Grundgesamtheit bekannten Unterschieds in den Stichprobenergebnissen gelang erst, wenn für die Untersuchung den beiden Verteilungen A und B je mindestens 100 Elemente zufällig entnommen wurden. Dazu kann man nur sagen: Viele, sehr viele empirische Untersuchungen in Sportwissenschaft, Psychologie und Sportpsychologie beruhen auf kleineren Stichprobengrößen.

Zum Abschluss dieses Abschnitts halten wir also fest, Studienergebnis ist nicht gleich Studienergebnis! Wenn man Studien liest, dann sollte man stets kritisch hinterfragen, auf welcher Datenbasis (hier Studienteilnehmerinnen und Studienteilnehmer) das berichtete Ergebnis beruht und ob die Schlussfolgerungen daraus vernünftig erscheinen und berechtigt sind. Immer wichtig ist, dass man sich anschaut *wie viele* Personen an der Untersuchung teilgenommen haben, und ob die Stichprobe hinsichtlich irgendwelcher *Personenmerkmale* verzerrt sein könnte. Dann schaut man, ob bzw. wie diese beiden Punkte von den Wissenschaftlerinnen und Wissenschaftlern gewürdigt werden und bildet sich über das Geschriebene hinaus auch seinen eigenen Eindruck über diesen Aspekt der Qualität der Studie.

5.2   Designs: Wie hat man das eigentlich untersucht?

Auch für das Thema Studiendesigns braucht es und gibt es eigene Lehrbücher. Aber weil man, wie bereits mehrfach erwähnt, sportpsychologische Forschung ohne Methodenkenntnisse eben nicht nachvollziehen und schon gar nicht bewerten kann, fassen wir wieder zumindest ein paar Dinge zusammen. Wir versuchen Gespür dafür zu vermitteln, wozu Experimente da sind und worauf man achten kann, wenn man Ergebnisse aus Experimenten kritisch nachvollziehen will. Experimente sind uns hier deswegen so wichtig, weil es der *Zeitgeist* will, dass sehr viele Sportpsychologinnen und Sportpsychologen heutzutage Experimente durchführen. Außerdem sagen wir auch noch was zu korrelativen Designs, denn auch die sind in der Sportpsychologie (noch) weit verbreitet.

5.2.1   Das Experiment

Zuerst einmal ein neues Beispiel: Stellen wir uns vor, wir wollen die Frage beantworten, ob die Laune von Menschen ihre Sprintleistung beeinflusst. Um das zu untersuchen könnte man auf die Idee kommen, ganz einfach mal ein paar Läufer zu ihrer Laune zu befragen und sie dann sprinten zu lassen. Keine schlechte Studie, aber eben keine, aus der wir den Schluss ziehen dürften, dass die Laune die Sprintleistung tatsächlich beeinflusst. Denn wenn man sich dafür interessiert, ob eine Variable *ursächlich* für die Veränderung in einer anderen Variable ist, dann muss man ein Experiment (oder besser gleich mehrere) durchführen (Bortz und Döring 2006). Nur Ergebnisse aus Experimenten dürfen kausal interpretiert werden, nur experimentelle Studien rechtfertigen Aussagen über **Ursache-Wirkungs-Zusammenhänge**.[1]

Experimentalpsychologisch gesprochen interessieren wir uns mit Experimenten dafür, ob unabhängige Variablen Einfluss auf abhängige Variablen ausüben (Bortz und Döring 2006). In einem Experiment haben wir also immer mindestens zwei Variablen: Mindestens eine **unabhängige Variable** (UV; auch Faktor genannt) und mindestens eine **abhängige Variable** (AV). Die unabhängige Variable verfügt über mindestens zwei Stufen (auch Ausprägungen oder Bedingungen genannt). Die Studienleiter entscheiden, welche **Stufen der unabhängigen Variable** man in der Studie untersuchen will (d. h. realisiert). Man spricht in diesem Zusammenhang von der **Manipulation der unabhängigen Variable** (experimentelle Manipulation). Während die unabhängige Variable manipuliert wird, wird die abhängige Variable gemessen.

Angewandt auf unser Beispiel: Im Experiment zum Einfluss der Stimmung auf die Sprintleistung ist die 100 m-Zeit, gemessen in Sekunden, die abhängige Variable. ‚Laune' ist die unabhängige Variable. Die Studienleiter realisieren die zwei Stufen ‚gute Laune' und ‚schlechte Laune'. Für das Experiment laden wir dann 128 Teilnehmende (unsere Stichprobe) an die Uni ein. Die eine Hälfte hört zuerst traurige Musik und läuft anschließend 100 m, die andere Hälfte hört zuerst einen Gute-Laune-Song und läuft anschließend 100 m. So entstehen zwei **experimentelle Bedingungen** (Gruppen). Anschließend vergleichen wir die Zeiten der beiden Gruppen miteinander. Manchmal ist es aus inhaltlichen Gründen auch notwendig oder sinnvoll, dass man zumindest eine der untersuchten Gruppen ohne experimentelle Manipulation lässt. Bei uns könnten wir zum Beispiel noch eine dritte Gruppe einbeziehen, in der Teilnehmende vor dem Sprint keine Musik hören. Diese Durchführungsbedingung würden wir dann als **Kontrollbedingung** (Gruppe) bezeichnen.

Die **interne Validität** bezeichnet das Ausmaß, in dem eine Studie kausale Rückschlüsse erlaubt, bzw. etwas technischer formuliert das Ausmaß, in dem die Veränderung der abhängigen Variablen auf die Veränderung der unabhängigen Variablen zurückzuführen ist (Bortz und Döring 2006). Die interne Validität ist umso höher, je weniger systematische Unterschiede – abgesehen von der experimentel-

---

[1] Hier müssen wir noch einmal auf die Fußnote 1 in Kapitel 3.1 zurückverweisen: Das klassische (lineare oder log-lineare) experimentelle Schema passt nicht immer! Zur Untersuchung (sport)psychologischer Phänomene ist es nur dann *hinreichend*, wenn Rückkopplungseffekte hinreichend ausgeschaltet werden können (also „Wirkungen" nicht zurückwirken), etwa wenn Bedeutungsgebungen seitens der Untersuchten keine große Rolle spielen. Zum Beispiel wird man dem komplexen Interaktionsgeschehen zwischen beratender und die Beratung annehmender Person im sportpsychologischen Coaching sowie den damit (hoffentlich) erreichten Ergebnissen unter Zuhilfenahme des klassischen experimentellen Schemas definitiv *nicht* gerecht.

len Manipulation selbst – zwischen den experimentellen Gruppen vorliegen (vgl. dazu den Hinweis zu konfundierenden Variablen unten). **Externe Validität** hingegen bezeichnet das Ausmaß, in dem die Ergebnisse einer Studie über die ursprünglichen Studienbedingungen hinaus verallgemeinerbar sind.

Ab ins Labor oder lieber doch draußen im Feld?
Interne und externe Validität sind oftmals gegenläufig: Die interne Validität steigt, je stärker wir die Studienbedingungen kontrollieren, das bedeutet potenzielle zusätzliche Einflussvariablen ausschalten oder kontrollieren. Dann wissen wir aber nicht, ob bzw. wie sich unsere abhängige Variable verändern würde, wenn diese Variablen vorhanden wären (z. B. wenn es plötzlich dunkler wird und zu regnen beginnt), was die externe Validität einschränkt.

- Gleich mal im Beispiel: Standardisierte Bedingungen bekommt man eigentlich am leichtesten im wissenschaftlichen Labor hin. Für unsere ‚Laune und Sprintleistung‘-Untersuchung könnten wir also in die Leichtathletikhalle gehen, da ist es trocken und warm, dort können wir zumindest labor-ähnliche Verhältnisse einrichten. Wenn wir uns entscheiden das Experiment in der Halle durchführen, dann wissen wir aber doch nachher (z. B.) nicht, ob Gute-Laune Musik selbst dann schneller macht, wenn es einem auf den Kopf regnet!?

Umgekehrt steigt die externe Validität, je weniger kontrolliert die Studienbedingungen sind. In diesem Fall können wir dann aber nicht mehr sicher sein, ob tatsächlich nur unsere unabhängige Variable die abhängige beeinflusst hat, also sinkt die interne Validität.

- Wieder im Beispiel: Wir bleiben für unser Experiment draußen im Stadion, da finden normalerweise ja auch die echten Wettkämpfe statt. Dann erhalten wir aber keinerlei Aufschluss darüber, ob eine eventuelle Leistungsverschlechterung in der Experimentalgruppe mit dem traurigen Song eher auf die getrübte Laune oder mehr auf das miese Wetter zurückgeführt werden sollte. Verflixt …

Diese Gegenläufigkeit von interner und externer Validität hat zur Folge, dass es schwierig bis unmöglich ist, in ein und derselben Studie sowohl interne als auch externe Validität zu maximieren. Wenn man sowohl externe als auch interne Validität erreichen will, besteht eine Möglichkeit darin, mehrere Studien zum gleichen Thema durchzuführen. Bei einer Studie maximiert man dann die interne Validität auf Kosten der externen Validität, bei einer anderen maximiert man die externe Validität auf Kosten der internen Validität.

Also: Ab ins Labor oder doch lieber draußen im Feld? Das kommt ganz darauf an.

Interne und externe Validität sind keine rein „theoretischen" Konstrukte. Wenn wir uns genau anschauen, wie eine Studie durchgeführt wurde, dann können wir beurteilen, wie hoch oder wie niedrig ihre interne und externe Validität sind. Darauf beruhend können wir entscheiden, ob wir beispielsweise bereit sind einen kausalen Schluss zu akzeptieren oder die Ergebnisse einer Studie zu verallgemeinern.

Zur Beurteilung der internen Validität spielt eine entscheidende Rolle, wie die Studienteilnehmer auf die Stufen der unabhängigen Variablen verteilt wurden. Stellen wir uns vor, die Studienleiter in unserem Beispielexperiment wollen es sich einfach machen. Sie führen zuerst die Bedingung „schlechte Laune" und dann die Bedingung „gute Laune" durch. Der Einfachheit halber rekrutieren sie für die „gute Laune-Gruppe" diejenigen Studierenden, die aus der 10 Uhr Vorlesung kommen und danach für die „schlechte Laune-Gruppe" die, die aus der 12 Uhr Vorlesung kommen. Interessanterweise finden sie im Experiment dann heraus, dass die Teilnehmer in der „gute Laune-Gruppe" deutlich langsamer sprinten als die Teilnehmer in der „schlechte Laune-Gruppe". Sollten sie daraus ableiten, dass die Laune die Zeit im Hundertmeterlauf beeinflusst? Halt, nicht so schnell! Bei einem genaueren Blick auf das Vorlesungsverzeichnis hätte sich leicht feststellen lassen, dass die erste Vorlesung ‚Einführung in die Sportwissenschaft für Psychologie-Studierende' und die zweite Vorlesung ‚Einführung in die Psychologie für Sportwissenschaft-Studierende' war. In diesem Fall würden wir bei vernünftigem Nachdenken den Unterschied zwischen den beiden experimentellen Bedingungen sicher nicht nur und maßgeblich auf die Laune der Teilnehmerinnen und Teilnehmer zurückführen – sondern es zumindest in Erwägung ziehen, dass Sportstudierende im Durchschnitt vielleicht schneller sprinten können als Psychologiestudierende; trotz schlechter Laune.

Das Studienfach der Teilnehmenden ist hier eine personengebundene **konfundierende Variable**. Konfundierende Variable bedeutet, dass sie erstens möglicherweise die Ergebnisse beeinflusst und zweitens mit den experimentellen Bedingungen zusammenhängt. Um auszuschließen, dass bereits existierende personengebundene Variablen mit den experimentellen Bedingungen konfundiert werden, werden Studienteilnehmer in Experimenten in der Regel randomisiert auf die Stufen der unabhängigen

Variablen verteilt. **Randomisierung** bedeutet, die Studienteilnehmer werden den Stufen der unabhängigen Variablen *zufällig* zugeordnet. Diese Methode soll dafür sorgen, dass zusätzlich zur experimentellen Manipulation keine systematischen Unterschiede zwischen den Versuchsgruppen bestehen. Ist die Anzahl der Teilnehmenden groß genug (allerdings auch nur dann!), gehen wir davon aus, dass alle personengebundenen Einflussfaktoren sich ungefähr gleich auf die experimentellen Gruppen verteilen, und dass sie keine Unterschiede zwischen den Gruppen mehr verursachen können. Randomisierung ist für viele Autoren eine notwendige Voraussetzung dafür, eine Studie als Experiment zu bezeichnen und kausale Schlüsse zu ziehen.

Wenn man bei der Planung von Experimenten gut nachdenkt, dann kann man das Problem mit den konfundierenden Variablen schon irgendwie in den Griff kriegen (und sei es nur, dass man Einflüsse dann im Nachhinein statistisch „herausrechnet"). Allerdings, wenn es darum geht den unerwünschten Einfluss echter **Störvariablen** (also Variablen, die die Ergebnisse beeinflussen können, die wir nicht erwarten können und unter Umständen nicht einmal bemerken) zu kontrollieren, dann muss man sportpsychologische Experimente unter möglichst standardisierten Umfeldbedingungen im Labor durchführen.

5.2.2   Korrelative Studien

Der große Vorteil des Experiments ist: Experimente erlauben kausale Schlüsse. Der große Nachteil des Experiments ist: Experimente eignen sich nicht für alle Fragestellungen.

Für manche Fragestellungen ist die Durchführung eines Experiments unmöglich, für andere zu kostspielig bzw. zu aufwändig und für wiederum andere unethisch. Wenn Experimente sich nicht für die Untersuchung einer Fragestellung eignen, greifen Wissenschaftler auf korrelative Studien zurück. Sie werden auf Englisch auch *observational studies* genannt (der deutsche Ausdruck Beobachtungsstudie ist nicht sehr geläufig), weil man einen Sachverhalt nicht aktiv manipuliert (wie in einem Experiment), sondern ihn nur beobachtet.

In korrelativen Studien schaut man sich also „nur" an, ob Ereignisse gemeinsam miteinander auftreten, man interessiert sich für den **Zusammenhang** (nichts anderes heißt „Korrelation") zwischen zwei oder mehr Variablen. Merken muss man sich, dass man sich in korrelativen Studien aber auch für den **Unterschied** zwischen Variablen interessieren kann. Da stutzt man vielleicht kurz, kann dann aber schnell merken, dass sich hinter beobachteten Unterschieden (z. B. diejenigen mit schlechterer Laune sprinten schneller) auch Zusammenhänge verstecken (aus dem beobachteten Unterschied lässt sich auch ein Zusammenhang zwischen Laune und Sprintschnelligkeit ableiten).

Korrelative Studien können querschnittlich und längsschnittlich angelegt sein. Greifen wir noch einmal das Beispiel von oben auf, jetzt eben mit der Frage, ob Stimmung und Leistung im 100 m-Lauf zusammenhängen. Zur Beantwortung dieser Frage könnten wir zu landesweiten Leichtathletikwettkämpfen fahren, die Ergebnisse der 100 Meter Läufe beobachten und die Läufer außerdem fragen, wie vor dem Start ihre Stimmung war. Genauso gut könnte man sie vor dem Lauf fragen, wie jetzt gerade die Laune ist und dann die Leistung beobachten. Beide Vorgehen entsprächen einer **querschnittlich** (d. h. mit einmaligen Messzugriff) angelegten korrelativen Studie. Wir könnten aber auch vorab eine Gruppe von Läufern auswählen und diese über einen Zeitraum von einem Jahr verfolgen. Die Läufer bitte wir vor jedem Sprint über ihr Smartphone anzugeben, wie ihre Stimmung gerade ist. Anschließend vergleichen wir ihre Angaben mit den jeweils erreichten Sprintzeiten. Dieses Vorgehen entspräche einer **längsschnittlich** angelegten korrelativen Studie (d. h. mit mehrmaligen, über die Zeit verteilten Messzugriffen).

Beim Experiment lautete unsere Fragestellung: Beeinflusst die Laune die Sprintleistung? Diese Frage kann man mittels korrelativer Studien nicht beantworten! Denn selbst wenn wir einen Zusammenhang zwischen Laune und Leistung finden, könnte dieser ja immer noch wesentlich von einer anderen Variable beeinflusst worden sein. In korrelativen Designs muss man deshalb immer besonders mögliche **Alternativerklärungen** im Auge behalten. Bei der querschnittlichen Studie könnte man zum Beispiel einwenden, dass nicht die Laune die Leistung, sondern die Leistung die Laune beeinflusst hat. In der längsschnittlichen Studie erfassen wir die Laune vor den Sprints, wodurch wir diesen speziellen Einwand ausschließen können. Bei der längsschnittlichen Studie könnte man dafür einwenden, dass möglicherweise eine dritte Variable sowohl Laune als auch Leistung beeinflusst hat.

Wie oben bereits erwähnt erlauben korrelative Studien die Untersuchung von Fragestellungen, für die sich Experimente nicht eignen. Dies können zum Beispiel Fragestellungen sein zu langfristigen Zusammenhängen (Ernährung und Gesundheit), experimentell nicht-manipulierbaren Variablen (Persönlichkeit und sportlicher Erfolg) oder potenziell gesundheitsgefährdenden Verhaltensweisen (Doping und Gesundheit). Korrelative Studien müssen sich nicht auf den Zusammenhang zwischen zwei Variablen beschränken, sondern können durchaus auch den Zusammenhang zwischen mehreren Variablen untersuchen. Beispielsweise könnten wir untersuchen, wie die Sprintleistung mit der Stimmung und der Motivation und der Erfolgszuversicht von Athleten zusammenhängt.

Reviews und Meta-Analysen

Zu einem bestimmten Thema kann es schnell sehr viele Studien und somit auch sehr viele einzelne Artikel geben. Mit so genannten *Reviews* (oder Überblicksartikeln) wird dann der Forschungsstand zu einem bestimmten Thema in einem Artikel zusammengefasst.

Eine besondere Form des Reviews sind die *Cochrane Reviews*. In Cochrane Reviews wird der aktuelle Kenntnisstand zur Wirksamkeit unterschiedlicher Therapien gegen Erkrankungen dargestellt. Auf der Basis dieser Reviews können sich beispielsweise Sporttherapeutinnen und Sporttherapeuten für oder gegen bestimmte Übungen entscheiden.

Von *Meta-Analysen* spricht man, wenn ein Überblicksartikel den aktuellen Forschungsstand nicht nur beschreibt, sondern auch statistisch zusammenfasst. Eine Meta-Analyse ist also eine „Studie über Studien" in einem bestimmten Feld. Typischerweise versuchen Meta-Analysen, den durchschnittlichen Effekt in einem bestimmten Forschungsbereich zu berechnen. Sie nehmen also die Ergebnisse aus vielen einzelnen Studien und fassen diese in einer oder mehreren Kennzahlen zusammen. Reviews und Meta-Analysen sind sehr hilfreich, wenn man befürchtet vor lauter Bäumen (die unterschiedlichen einzelnen Studien) den Wald (z. B. ob das Trainingsprogramm funktioniert) nicht mehr zu sehen.

5.3 Statistik: Hilft beim Schlussfolgern

Wenn Professorinnen und Professoren, Dozentinnen und Dozenten, über sportpsychologische Befunde berichten oder wenn wir Forschungsberichte lesen, in denen mit **Daten in Form von Zahlen** hantiert wird, dann geht es ganz schnell immer irgendwie um Statistik. Grundlegendes Wissen über statistische Methoden gehört zur Grundausbildung in Sportpsychologie, weil man sonst nicht viel versteht und, noch wichtiger, weil man sonst nicht einordnen kann, ob man Studienergebnissen, die auf Zahlen basieren, wirklich trauen sollte. Im Folgenden erklären wir ganz kurz einige Begriffe und Konzepte aus der Statistik, die in sportpsychologischen Veröffentlichungen oft vorkommen.

Nehmen wir einmal an, wir hätten ein Experiment durchgeführt, in dem wir die Laune von 20 Sportstudierenden künstlich verbessert und die von 20 anderen Sportstudierenden künstlich verschlechtert haben. Dann haben wir sie alle nacheinander einen 100 m-Lauf absolvieren lassen und die Zeit gemessen. Unsere

Untersuchungsannahme war, dass die mit guter Laune schneller sprinten als die mit schlechter Laune. Jetzt haben wir 40 einzelne 100 m-Sprintzeiten vorliegen. Es gilt zu klären:

A) Wie fassen wir das Zahlenmaterial so zusammen, dass wir erkennen können, ob in der einen Gruppe *im Großen und Ganzen* schneller gelaufen wurde als in der anderen? Wenn wir *beschreiben* wollen wie schnell in den beiden Gruppen (d. h. in der Stichprobe) gelaufen wurde, dann nutzen wir dafür **deskriptive Statistik**.
B) Außerdem kann man sich noch dafür interessieren wie groß der zeitliche Abstand zwischen den beiden Gruppen sein soll, damit wir sagen würden, dieser Unterschied ist *kein Zufall* (um den Unterschied dann mit der experimentellen Manipulation in Verbindung zu bringen). Unter anderem dafür sorgt die **Inferenzstatistik**.

Erst wenn diese beiden Punkte geklärt sind, dann dürfen wir uns vor dem Hintergrund unserer Studienergebnisse zumindest ein klein wenig sicherer mit der Behauptung fühlen, dass die Stimmung die Leistung im 100 m-Lauf tatsächlich beeinflusst. Also unabhängig von den Individuen in unserer Untersuchung, d. h. so gut wie „immer".

5.3.1   Grundlageninfo zur deskriptiven Statistik

Wenn eine Studie durchgeführt wird und Daten in Zahlen vorliegen, dann will bzw. muss man mit ersten statistischen Analysen erst einmal beschreiben, wie sich die gemessenen Ergebnisse darstellen. Dafür gibt es deskriptive Statistik (Bortz 2010; Sedlmeier und Renkewitz 2013).

In unserem Beispiel gibt es für alle Studienteilnehmerinnen und Studienteilnehmer eine gemessene 100 m-Zeit. Weil es viel zu aufwändig wäre, die Werte aller Studienteilnehmer und -teilnehmerinnen einzeln zu nennen, fasst man diese zusammen, so dass aus vielen Werten weniger werden. In der deskriptiven Statistik gibt es verschiedene Maße mit je verschiedenen Vor- und Nachteilen, die man dazu nutzen kann.

Eine relativ einfache Möglichkeit die Werte zu beschreiben, wäre **Häufigkeiten** zu zählen und zu berichten (z. B. in der schlecht gelaunten Gruppe sind zwei Personen 12,1 Sekunden gelaufen, drei Personen 12,2 Sekunden, usw.). Ebenso könnte man Prozentangaben berichten, die sich aus den Häufigkeiten ergeben (z. B. 5 Prozent waren schneller als 12,0 Sekunden). Es ist ziemlich klar, dass Häufigkeitsauszählungen die zusammenfassende Beschreibung erst mal kaum vereinfachen, wenn man Merkmale mit vielen Abstufungen erfasst hat.

Allerdings ergäbe sich aus dieser Häufigkeitsauszählung eine schöne Darstellung der **Verteilung** unserer Variable ‚100 m-Zeit'. Vielleicht würden wir sehen, dass es sehr wenige gibt, die extrem schnell gelaufen sind und sehr wenige, die extrem langsam gelaufen sind. Viele haben wahrscheinlich Zeiten irgendwo in der Mitte erreicht. Wenn diese Häufigkeitsverteilung wie die Kontur einer Glocke aussieht, dann könnte man es mit einer Normalverteilung zu tun haben. Glockenförmige Verteilung sind oft wichtig, weil die in der Sportpsychologie gebräuchlichsten statistischen Methoden nur sinnvoll angewendet werden können, wenn diese Art Verteilung vorliegt.

Die beobachtete Häufigkeitsverteilung kann man ihrer zentralen Tendenz nach beschreiben, damit kommen wir weiter. Das bekannteste Maß zur Beschreibung der zentralen Tendenz ist das arithmetische Mittel. Der Einfachheit halber bezeichnen wir es jetzt nur noch als **Mittelwert**. Aus der Schule wissen wir noch: Der Mittelwert wird berechnet, indem man alle gemessenen Werte addiert und dann durch die Anzahl der gemessenen Werte teilt. Der große Vorteil des Mittelwerts ist, dass wirklich alle Werte den Mittelwert beeinflussen. Das ist gleichzeitig aber auch sein größter Nachteil (der sich vor allem bei kleinen Stichproben stark bemerkbar macht). Denn angenommen, wir hätten in unserer Stichprobe ein paar junge Männer gehabt, die sich vor dem Lauf aus Spaßgründen noch einmal ordentlich betrunken hätten? Die kommen wahrscheinlich deutlich später als die nicht-Betrunkenen im Ziel an, richtig. Aber die Werte dieser Spaßgruppe würden den Mittelwert dann ganz schön nach oben ziehen.

Dieses Problem hat der **Median** nicht. Der Median ist ein anderes Maß der zentralen Tendenz. Oberhalb und unterhalb des Medians liegen gleich viele Werte. Mit anderen Worten: Der Median ist der mittlere Wert in einer aufsteigend oder absteigend sortierten Reihe von Werten. Zum Beispiel könnten wir die Körperlängen von 99 Menschen messen. Den Median erhalten wir, wenn wir die Körpergrößen aller 99 Menschen der Größe nach sortieren. Die fünfundvierzigste Größe ist dann der Median (44 Menschen sind kleiner, 44 sind größer). Für den Median ist es gleichgültig, ob der größte Mensch in der Stichprobe 1,90 Meter oder 2,20 ist. So lange der Wert gleich bleibt, oberhalb und unterhalb dessen gleich viele Elemente liegen, ändert sich der Median nicht. Dies ist gleichzeitig Stärke und Schwäche des Median: Stärke, weil er dadurch wenig anfällig für die Verzerrung durch einzelne Werte ist. Schwäche, weil er dadurch eben auch nicht „sensibel" für Extremwerte ist. Die in der Psychologie und Sportpsychologie gebräuchlichsten statistischen Methoden (im Bereich der Inferenzstatistik) beruhen auf Mittelwert-Betrachtungen, nicht Median-Betrachtungen. Deshalb ist der Kasten zu den Ausreißern so wichtig!

Vorsicht Ausreißer

Das folgende sollte man sich merken: Vor allem wenn Untersuchungen auf kleinen Stichproben basieren, dann wollen wir (als kritische Rezipienten von Sportpsychologie) die Verteilung der Rohdaten dargestellt haben und nicht nur Mittelwert-Diagramme oder Mittelwert-Tabellen! Denn wir wollen sehen, ob einzelne Zahlen-Ausreißer Mittelwerte und damit eben auch alle nachfolgenden statistischen Auswertungen beeinflussen könnten. Im schlimmsten Falle ist es so, dass Untersuchungsergebnisse nur deshalb so zustande gekommen sind, weil es in der Stichprobe einige wenige sehr außergewöhnliche Fälle gab.

Leider muss man sagen, dass Warnungen wie diese notwendig geworden sind, weil nicht alle Wissenschaftlerinnen und Wissenschaftler gleichermaßen sauber arbeiten. So kam es zur Open Science Bewegung, auf die wir in Abschn. 5.4 ja noch einmal ganz besonders eingehen.

Mit Maßen der zentralen Tendenz kann man eine Stichprobe relativ allgemein „im Mittel" beschreiben. Man weiß dann aber noch nicht, wie unterschiedlich die einzelnen gemessenen Werte innerhalb der Stichprobe zueinander sind; und das ist wichtig. In unserem Beispiel könnte die gut gelaunte Gruppe einen Mittelwert von 12,4 Sekunden für die 100 Meter haben. Jetzt wissen wir aber noch nicht, ob der schnellste Teilnehmer 11,9 Sekunden und der langsamste 13,1 Sekunden gelaufen ist, oder ob der schnellste 10,1 Sekunden (eine Weltklasse-Zeit!) und der langsamste 15 Sekunden gelaufen ist. Um solche Information zu gewinnen berechnet und berichtet man sogenannte **Streuungsmaße** (Dispersionsmaße). Auch die wollen wir kritisch beurteilen, denn man kann sich ja leicht vorstellen, dass sehr große Streuung nicht eben gut ist, wenn man mit seiner Untersuchung auf einen Effekt „im Mittel" hinaus will.

Zur Beschreibung von Datensätzen (deskriptive Statistik) wird fast immer die **Standardabweichung** berichtet. Wenn in einer Stichprobe viele Werte weit weg vom Mittelwert liegen, dann wird die Standardabweichung größer als wenn viele Einzelwerte näher am Mittelwert liegen. Die Standardabweichung ist eigentlich nichts anderes als die mittlere Abweichung aller Einzelwerte vom Mittelwert. Sie sagt somit auch etwas darüber aus, wie gut sich der Mittelwert eignet, um die Stichprobe zu beschreiben.

Wer Mittelwert sagt, muss auch Standardabweichung sagen
Grundsätzlich wollen wir immer, wenn ein Maß der zentralen Tendenz berichtet wird, auch eine Streuungsangabe dazu haben. Für den Mittelwert ist das normalerweise die Standardabweichung. Das gilt für die Darstellung von Zahlen im Fließtext genauso wie in Diagrammen.

Wie oben bereits erwähnt interessieren wir uns in der sportpsychologischen Forschung oft für Zusammenhänge zwischen zwei oder mehr Variablen. Das statistische Maß für den Zusammenhang zwischen zwei oder mehr Variablen ist die **Korrelation**. Es gibt unterschiedliche Korrelationsmaße, aber immer wenn man in einem Artikel den Begriff Korrelation liest, dann geht es um Zusammenhänge.

Manche Variablen hängen überhaupt nicht miteinander zusammen (z. B. Körpergröße und Motivation). In diesem Fall liegt die Korrelation in der Nähe von Null. Manche Variablen haben einen *positiven Zusammenhang*. Dies gilt zum Beispiel für Körpergröße und Gewicht: Nicht alle großen Menschen sind schwer, und nicht alle kleinen Menschen sind leicht, aber im Großen und Ganzen sind größere Menschen schwerer als kleinere. In diesem Fall liegt die Korrelation zwischen Null (0) und Eins (1), und je stärker ausgeprägt der Zusammenhang ist, desto näher wird der Wert an Eins liegen. Andere Variablen haben einen *negativen Zusammenhang*. Dies gilt zum Beispiel für Lernzeit und Fehleranzahl in der Sportpsychologie-Abschlussklausur: Menschen, die mehr lernen machen weniger Fehler (wieder im Großen und Ganzen, und vielleicht mit Ausnahmen). In diesem Fall liegt die Korrelation zwischen Null (0) und Minus Eins (-1), und je stärker ausgeprägt der negative Zusammenhang ist, desto näher an Minus Eins wird der Wert liegen.

Wenn man das Wort **Regression** liest, dann hat man es auch mit Zusammenhängen zu tun, allerdings geht es dann stärker um die *Vorhersage* von Werten. Angenommen Körpergröße und Gewicht würden perfekt positiv korrelieren (der Korrelationskoeffizient wäre dann genau 1) dann ließe sich das Gewicht einer Person exakt aus ihrer Körpergröße vorhersagen. Dieser Zusammenhang ist ja aber nicht perfekt, so dass man aus der Körpergröße von Menschen deren Gewicht nur näherungsweise vorhersagen kann. Auf Regressionen basierende Statistiken (davon gibt es in der höheren Statistik eine ganze Menge) liefern einem unter anderem Hinweise dafür, wie gut sich aus einem Wert oder mehreren Werten ein anderer oder mehrere andere Werte vorhersagen lassen.

5.3.2   Orientierung im weiten Feld der Inferenzstatistik

Die interessantesten Ergebnisse, Hauptergebnisse in empirischen (sport)psychologischen Studien, sind eigentlich immer **inferenzstatistisch abgesichert**. Man gibt sich nur selten damit zufrieden, nur die Stichprobe(n) zu beschreiben. Vielmehr möchten man wissen, ob es sich bei in Stichproben beschriebenen Unterschieden oder Zusammenhängen wahrscheinlich nur um zufällig zustande gekommene Unterschiede oder Zusammenhänge handelt, oder ob es sich um Unterschiede oder Zusammenhänge handelt, die mit hoher Wahrscheinlichkeit nicht-zufällig zustande gekommen sind. Das Wörtchen Inferenz leitet sich von lateinisch *„inferre"* (folgern, schließen) ab und steckt auch im englischen Verb *„to infer"*.

Um in die Inferenzstatistik einzuführen bzw. sie soweit richtig zu verstehen, dass man souverän über inferenzstatistisch abgesicherte Ergebnisse urteilen kann, braucht es nun aber ganz sicher eine eigene Vorlesung und viel genauere Ausführungen als die folgenden. Unser Überblick hier ersetzt nicht den Fleiß (und unter Umständen auch die Mühen!), die man sich im Bereich Statistik auferlegen *muss*, wenn man Sportpsychologie verstehen will. Im Folgenden gibt's deshalb nur ein paar Vokabeln, so dass man ungefähr einordnen kann, wovon in Berichten über sportpsychologische Forschung oft die Rede ist.

Nehmen wir einmal an, wir hätten im Beispiel-Experiment von oben einen Unterschied zwischen den beiden Gruppen gefunden: Die gut gelaunten Sprinter laufen schneller als die schlecht gelaunten. Woher wissen wir, dass das wirklich an ihrer Laune lag, und nicht nur ein zufälliger Unterschied ist, den wir morgen vielleicht nicht wieder so finden würden?

Die Antwort lautet: Ganz sicher können wir das nie wissen. Aber wir können uns erstens das Design genauer anschauen (vgl. Abschn. 5.2) und außerdem können wir dann auch noch statistische Möglichkeiten nutzen um uns Aufschluss über die **Wahrscheinlichkeit** zu verschaffen, ob das beobachtete Ergebnis unter bestimmten Voraussetzungen zufällig zustande gekommen sein könnte. Eine solche statistische Möglichkeit stellen Signifikanztests dar (Bortz 2010; Sedlmeier und Renkewitz 2013).

Wir erwähnen Signifikanztests an dieser Stelle, weil sie gefühlt in 99,9 % aller sportpsychologischen Artikel vorkommen (wahrscheinlich ist diese Zahl etwas zu hoch, aber nicht viel). Signifikanztests sind sehr umstritten. Nicht weil sie an sich schlecht oder falsch sind, sondern weil viele Wissenschaftlerinnen und Wissenschaftler sie (leider!) häufig nicht korrekt gebrauchen und daher falsch interpretieren. Das Buch Forschungsmethoden und Statistik von Sedlmeier und Renkewitz (2013) enthält eine hervorragende Erklärung, wie Signifikanztests funktionieren, was sie können und was sie nicht können. Diese Diskussion können und wollen wir an dieser Stelle nicht beginnen. Stattdessen bringen wir es in drei Sätzen (auf allergröbste Weise!) auf den Punkt, was es bedeutet, wenn Wissenschaftlerinnen und Wissenschaftler von „signifikanten Ergebnissen" sprechen, und wir erwähnen ein paar der am häufigsten gebrauchten Signifikanztests, damit klarer wird, wozu man diese verwendet, wenn man in Vorlesungen, Büchern oder Artikeln darauf gestoßen wird.

Das Konzept **statistische Signifikanz** beschreibt den Informationsgehalt einer Messung auf Basis dahinterliegender Annahmen über zufällige Verteilungen als Wahrscheinlichkeit. Auf statistische Signifikanz zum Beispiel eines beobachteten Mittelwertunterschieds oder eines beobachteten Zusammenhangs entscheidet man, wenn der statistische Koeffizient p (*p-Wert*) in einem Signifikanztest kleiner wird als die Zahl 0,05 (p steht für engl. *probability*, Wahrscheinlichkeit, so dass man 5 % mitdenken kann). Wenn **p < 0,05** ausfällt, so wie fett gedruckt schreibt man das statistisch korrekt auf, dann heißt das nur, dass der gefundene Unterschied oder Zusammenhang wahrscheinlich nicht reiner Zufall ist. Merke: Das sagt aber noch überhaupt gar nichts über die Größe eines Unterschiedes oder die Stärke eines Zusammenhangs aus! Dafür muss zusätzlich noch ein **Effektstärkemaß** berechnet und angegeben werden. So schlampig, so gut. Wie gesagt, unbedingt z. B. bei Sedlmeier und Renkewitz nachlesen und in der Statistik-Vorlesung gut zuhören!

Jetzt noch zu den **Signifikanztests**. Wenn man die Mittelwerte von zwei Gruppen miteinander vergleichen will, dann kann man **t-Tests** verwenden. Zum Beispiel zur Absicherung des Ergebnisses, ob gut gelaunte Sprinter wirklich schneller als schlecht gelaunte laufen. Will man die Mittelwerte von mehr als zwei Gruppen miteinander vergleichen, dann kommen **Varianzanalysen** (engl. *analysis of variance*; ANOVA) in Frage. Wenn wir in unserem Beispiel-Experiment die Sprintzeiten von gut gelaunten, mittelgut gelaunten und schlecht gelaunten Sprintern untersucht hätten, dann hätten wir wahrscheinlich auf so einen Test zurückgegriffen. Wenn man zwei Gruppen im Hinblick auf Häufigkeiten vergleichen will, dann könnte man dazu **Chi²-Tests** verwenden (z. B. haben sich von denen, die sich vor der Teilnahme am Experiment betrunken haben mehr verletzt, als von denen, die nüchtern angetreten sind).

Im vorangehenden Absatz tauchten jetzt auch schon die Bezeichnungen (Notationen) für ein paar statistische Koeffizienten auf. Tab. 5.1 stellt einige weitere, häufig in Ergebnisberichten vorkommende zusammen. Was die ganz genau bedeuten, muss man in Statistikkursen lernen.

Tab. 5.1 In statistischen Auswertungen vorkommende Abkürzungen und was sie (ungefähr) bedeuten

Statistische Abkürzung	Erklärung oder ungefähre Einordnung
M, SD	Sind die gebräuchlichen Abkürzungen für Mittelwert (engl. *mean*) und Standardabweichung (engl. *standard deviation*)
t-Werte, F-Werte, Chi^2-Werte	t-Werte und F-Werte weisen auf Tests zum Vergleich von Mittelwerten hin, Chi-Quadrat auf Tests zum Vergleich von Häufigkeiten. Es handelt sich um Ergebniswerte, die aus entsprechenden statistischen Berechnungen resultieren.
r und R^2	Mit r wird in der Regel ein bestimmter Korrelationskoeffizient (der nach Pearson) bezeichnet, es geht also um Zusammenhänge. R^2 ist der quadrierte Korrelationskoeffizient und wird häufig zu Regressionsanalysen berichtet.
p	Ist eine Wahrscheinlichkeit, die es bei $p < 0{,}05$ erlaubt nach statistischen Signifikanztests von einem signifikanten Ergebnis zu sprechen.
d, eta^2	Das sind Effektstärkemaße, die zusätzlich zu p berichtet werden müssen, wenn man Information über die Größe eines Mittelwertunterschiedes (d) oder die Stärke eines Zusammenhangs (eta^2) berichten will. Heutzutage darf man sich allein mit der Angabe von p nicht mehr zufrieden geben, die Angabe eines Effektstärkemaßes (irgendeines Effektstärkemaßes, es gibt noch verschiedene andere) zusätzlich zu p ist Standard.

Die hier von uns genannten Signifikanztests sind relativ einfache Verfahren, die man problemlos auch von Hand, das bedeutet ohne spezielle Statistiksoftware rechnen kann (obwohl man heutzutage natürlich immer Computerprogramme verwendet, ganz einfach weil das schneller geht). In den letzten Jahren werden auch in der Sportpsychologie zunehmend komplizierte statistische Verfahren verwendet, nicht nur im Bereich der Signifikanztests, sondern ganz allgemein. Der Vorteil ist, dass man mit anderen Verfahren Dinge herausbekommt, auf die man mit einfacheren statistischen Verfahren nicht gekommen wäre. Gleichzeitig erfordern diese Verfahren aber auch, um sie zu verstehen und korrekt anwenden zu können, deutlich tiefergehende mathematische Kenntnisse und Fertigkeiten. Es gibt also viel zu tun, wenn man Sportpsychologie besser verstehen will.

Datendarstellung und der Bericht statistischer Ergebnisse

Die Abbildung hier im Kasten zeigt berechnete Ergebnisse aus Daten, die wir für das hier im Kapitel besprochene Experiment *Laune und 100 m-Sprintleistung* erfunden haben. Was können wir darin sehen?

Zuerst einmal sehen wir darin alle einzelnen gemessenen Werte (Kreise), d. h. die 100 m Zeiten aller 20 Läuferinnen und Läufer in der ‚Gute Laune'-Gruppe und die 100 m Zeiten aller 20 Läuferinnen und Läufer in der ‚Schlechte Laune'-Gruppe. Die beiden schwarzen Punkte zeigen die beiden Gruppen-Mittelwerte an, die schwarzen nach oben und unten gehenden Linien entsprechen den jeweiligen Standardabweichungen. Offensichtlich waren die Personen in der ‚Gute Laune'-Gruppe im Durchschnitt schneller (M = 12,9 Sekunden) als die in der ‚Schlechte Laune'-Gruppe (M = 13,8 Sekunden). Gleichzeitig ist die Standardabweichung vom Mittelwert innerhalb der ‚Gute Laune'-Gruppe größer (SD = 1,18 Sekunden) als in der ‚Schlechte Laune'-Gruppe (SD = 0,48 Sekunden). Mit Blick auf die Einzelwerte erkennen wir, dass es in der ‚Gute Laune'-Gruppe mindestens eine Person mit einem Ausreißerwert gibt, die mit 10,1 Sekunden eine Weltklasse-Zeit hingelegt hat). Soviel haben wir jetzt schon einmal mit der *deskriptiven Statistik* rausgekriegt.

Schauen wir uns an, was wir *inferenzstatistisch* sonst noch rausbekommen. Dazu haben wir einen *t*-Test für unabhängige Stichproben berechnet, dessen Ergebnis man wie folgt aufschreiben muss: $t(38) = 3, 19, p < 0,01$, $d = 1,0$. In Worte zusammengefasst bedeutet dieses Ergebnis, dass die Läuferinnen und Läufer in der ‚Gute Laune'-Gruppe signifikant schneller gelaufen sind als die in der ‚Schlechte Laune'-Gruppe und dass es sich dabei um einen statistisch großen Effekt (Unterschied) handelt. Schlechte Stimmung macht also tatsächlich langsamer. Oder doch nicht?

Wir zweifeln, weil es eben doch ein paar Haken an diesem Ergebnis gibt: Für den hier berechneten *t*-Test gilt eigentlich die Voraussetzung, dass die Varianzen in den beiden Gruppen gleich sein müssen, das haben wir nachgerechnet, sind sie nicht. Da müssen wir mit der Interpretation des Ergebnisses also aus statistischen Gründen schon mal vorsichtiger sein. Und ist es inhaltlich nicht irgendwie seltsam, dass die Hälfte der Teilnehmenden in der ‚Gute Laune'-Gruppe außergewöhnlich gute Zeiten, für „normal" sportliche Menschen sogar sensationell gute Zeiten, gelaufen ist? Nur wegen der verbesserten Laune? Hm …

Das Beispiel reicht soweit hoffentlich schon aus um zeigen, dass man eine ganze Menge von Statistik und von Sport und von Sportpsychologie verstehen muss, um mit so einem Ergebnis inhaltlich kritisch umgehen zu können!

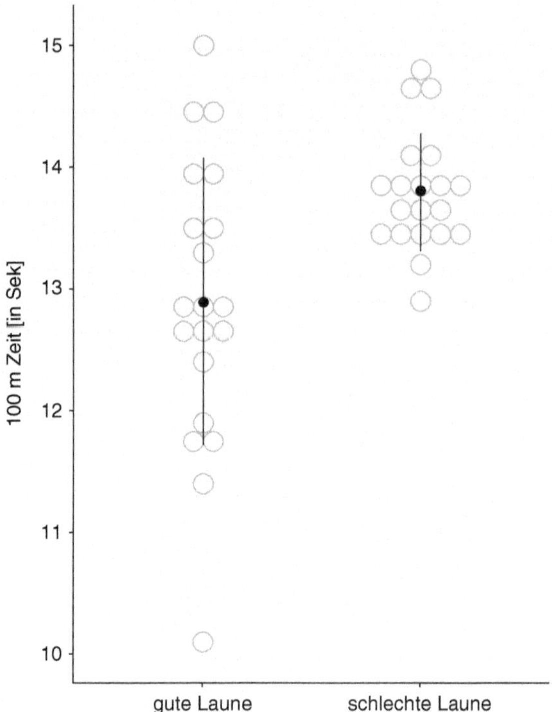

5.4   Open Science: Jetzt geht's los

Die Titelergänzung „Jetzt geht's los" ist genau so doppeldeutig gemeint, wie sie hier daherkommt: Manche Sportpsychologinnen und Sportpsychologen (wie auch Wissenschaftlerinnen und Wissenschaftler aus anderen Disziplinen) haben sich der (engl.) *Open Science* Bewegung bereits mit Feuereifer angeschlossen. Andere empfinden es als blanke Zumutung, dass man von Wissenschaftlerinnen und Wissenschaftlern jetzt auch sowas noch verlangen will.

Wir sind der Auffassung, dass Studierende zumindest darüber hören müssen, was *Open Science* ist. Denn mit dieser Entwicklung wurde etwas angestoßen, was sich in den nächsten Jahren sicher nicht mehr aufhalten lässt.

Zuletzt gab es in der Psychologie eine heftige und teilweise kontrovers geführte Diskussion über die Qualität der Methoden, die in der psychologischen Forschung verwendet werden. Manche vermuten, dass viele berichtete Ergebnisse sogenannte falsch-positive Ergebnisse seien. Falsch-positiv bedeutet, Wissenschaftler berichten es gebe einen Effekt (z. B. einen Unterschied zwischen experimentellen Gruppen oder einen Zusammenhang in einer korrelativen Studie), den es in Wirklichkeit *nicht* gibt. Beispielsweise könnten wir in einem Artikel berichten, die Laune habe einen Einfluss auf die Leistung im Hundertmeterlauf, obwohl sie in Wirklichkeit keinen Einfluss hat. Dann hätten wir es mit einem **Fehler erster Art** zu tun. Umgekehrt gibt es auch falsch-negative Ergebnisse, die heißen dann Fehler zweiter Art. Wissenschaftler begehen einen **Fehler zweiter Art**, wenn sie berichten, es gebe einen Effekt nicht, obwohl es ihn in Wirklichkeit gibt. In dem obigen Beispiel wäre ein falsch-negatives Ergebnis also, wenn wir berichten, die Laune habe keinen Einfluss auf die Leistung, obwohl sie in Wirklichkeit einen Einfluss hat. Man kann nicht pauschal sagen, ob Fehler erster oder zweiter Art „schlimmer" sind. Welcher Fehler schlimmere Konsequenzen hat, hängt stark von der Forschungsfrage ab.

Auch Wissenschaftlerinnen und Wissenschaftler machen Fehler. Das wäre an sich wenig problematisch, wenn diese Fehler auffallen und in der Folge korrigiert werden würden. Jedoch haben zahlreiche Autorinnen und Autoren in den vergangenen Jahren argumentiert, dass ein großer Teil der unterlaufenen Fehler leider weder entdeckt noch korrigiert würden (z. B. Schweizer und Furley 2016). Man kann darüber streiten, wie folgenschwer dieses Problem tatsächlich ist (und in der Psychologie wird schon heftig über genau diese Frage gestritten). Gleichzeitig werden Lösungsvorschläge unterbreitet, die das Ziel haben, Fehler in der Forschung entdecken und korrigieren zu können. Lösungsvorschläge werden unter dem Begriff *Open Science* zusammengefasst.

Die Grundidee von Open Science ist, dass **Forschung in den letzten Jahren zu intransparent** verlaufen ist. Dadurch war es sehr schwierig, Fehler zu entdecken und zu korrigieren. Wenn man Forschung transparenter gestalten würde, so geht die Idee von Open Science weiter, dann könnten Fehler leichter entdeckt und somit auch leichter korrigiert werden. Die Open Science Bewegung hat unterschiedliche Vorschläge gemacht, wie man Forschung transparenter gestalten kann.

In der Vergangenheit (und weitgehend auch noch heute) führten Wissenschaftlerinnen und Wissenschaftler ihre Studien durch, werteten ihre Daten aus und schrieben darüber einen Artikel. Die Daten selbst blieben auf den Rechnern der Wissenschaftlerinnen und Wissenschaftler gespeichert – niemand anders konnte sie ohne weiteres einsehen. Im Rahmen der **Open Data** Initiative wird nun gefordert, dass Wissenschaftlerinnen und Wissenschaftler ihre Originaldaten öffentlich zugänglich machen sollen. Wenn man immer selbst noch einmal in den Daten der Anderen nachschauen könnte, dann würden Fehler oder andere Probleme mit den Daten wahrscheinlich nicht unentdeckt bleiben.

Open Science beginnt aber schon vor der Auswertung der durchgeführten Studie, ja schon vor Beginn der Durchführung. Ein wichtiger Bestandteil von Open Science ist die **Präregistrierung** einer Studie (Utesch et al. 2017). Darunter versteht man, dass Forscherinnen und Forscher ihre Studien, vor allem die geplante Auswertung und Untersuchungserwartungen, auf eigens dazu geschaffenen Onlineportalen (z. B. auf https://osf.io) „anmelden".

Zunächst soll die Präregistrierung verhindern, dass Wissenschaftlerinnen und Wissenschaftler missliebige Ergebnisse einfach verschweigen. Stellen wir uns vor, bei unserer Studie ist nicht das herausgekommen, was wir erhofft hatten, die schlecht gelaunten Sportstudis sprinten schneller als die gut gelaunten. Jetzt könnten wir einfach verschweigen, dass die Studie je stattgefunden hat. Das würde uns vielleicht gelegen kommen, denn wenn wir nach wie vor fest an die Theorie glauben, dass positive Stimmung die Leistung verbessert, dann trüge unser Ergebnis ja zur Schwächung dieser Theorie bei. Schlechte Wissenschaftler haben kein Interesse daran, dass das an die Öffentlichkeit gerät. Das missliebige Ergebnis unter den Tisch fallen zu lassen, das geht nicht mehr so leicht, wenn eine Untersuchung vorher präregistriert wurde. Man reagiert mit der Idee der Präregistrierung auch gegen den so genannten **publication bias**, der besagt, dass die Datenlage zu Forschungsproblemen in der wissenschaftlichen Literatur verzerrt ist, weil in wissenschaftlichen Zeitschriften „gute", signifikante Ergebnisse bessere Publikationschancen haben.

Außerdem soll Präregistrierung verhindern, dass Forscherinnen und Forscher die Möglichkeit haben, im Nachhinein ihre Auswertungsstrategie zu ändern, damit doch noch die erhofften Ergebnisse herauskommen. Beispielsweise kommt es vor, dass das, was man sich eigentlich von einer Untersuchung erhoffte, in den Daten nachher nicht findet. Aber vielleicht findet man ja zufällig was Anderes und damit eben auch eine Möglichkeit, aus dem Datensatz „doch noch etwas herauszuholen" (siehe: ‚publication bias'). Das muss nicht immer und automatisch problematisch sein, man kann aber mehr oder weniger ordentlich damit umgehen (und dieses Vorgehen einfach verschweigen). Was aber eben gar nicht geht, ist das, was man dann (engl.) als p-hacking und (engl.) p-harking bezeichnen würde. **P-Hacker**, also die Personen, neigen dazu ziemlich skrupellos alle Möglichkeiten zu nutzen, damit ein Ergebnis irgendwie noch signifikant wird (also $p < 0{,}05$ wird; z. B. indem sie einzelne Fälle, die das Gesamtergebnis stören, mit fadenscheinigen Argumenten aus den statistischen Analysen herausnehmen). Eine andere schlimme Strategie ist, dass man in einer Studie erst mal jede Menge Variablen misst und dann schaut, was signifikant wird. Nur um dann so zu tun, als ob man genau dieses signifikante Ergebnis erwartet hätte. Das ist dann **p-harking** (d. h. „*h*ypothesizing *a*fter the *r*esults *a*re *k*nown"). Beides *geht gar nicht*, weil damit alle statistischen Schlussfolgerungen *ad absurdum* geführt werden!

Fairerweise muss man aber schon auch noch sagen, dass sowohl das Verschweigen von Studien als auch das Ändern von Auswertungsstrategien vermutlich nicht immer das Ergebnis dreister Täuschungsversuche durch vielleicht überehrgeizige Wissenschaftlerinnen und Wissenschaftler ist. Es ist nur einfach sehr leicht, sich selbst zu belügen und diese Verhaltensweisen vor sich selbst zu rechtfertigen. Diese Selbsttäuschung will man durch Open Science im Allgemeinen und durch Präregistrierung im Besonderen erschweren.

Ein weiterer Aspekt von Open Science (den wir hier kurz erwähnen wollen, es gibt nämlich noch einige, die wir hier nicht erwähnen), betrifft die Mittel und Methoden, mit denen man Forschung macht. Die Forderungen nach **Open Source** (Software-Pakete) und **Open Code** (Programm-Syntax) stehen dafür, dass interessierte Öffentlichkeit an der Optimierung von Software und Befehlszeilen mitarbeiten und Inhalte nachvollziehen kann. Das bringt vor allem den Vorteil, dass „Schwarm-Intelligenz" genutzt wird und Probleme oft sehr schnell gelöst werden. Besonders spektakulär, international, hat sich im Zuge dessen die *open source* Statistik-Software *R* entwickelt. Sie ist in vielen wissenschaftlichen Arbeitsgruppen mittlerweile Standard für statistische Auswertungen. Im Zuge der Benutzung von *R* haben es sich viele (und es werden immer mehr!) Wissenschaftlerinnen und Wissenschaftler schon angewöhnt, dass sie nicht mehr nur die Ergebnisse ihrer statistischen Analysen veröffentlichen, sondern die Programmzeilen (den *R*-Code), die zur Berechnung der berichteten Ergebnisse geführt haben, gleich mit. Alles schön transparent also.

Auch in der Sportpsychologie wird seit kurzer Zeit über Open Science diskutiert. Lesetipps, siehe unten. Eine zentrale Frage ist, ob der erhoffte Nutzen durch den (so befürchten Kritikerinnen und Kritiker) erhöhten Aufwand gerechtfertigt wird. Wir glauben: Methoden, die den transparenten Umgang mit Forschung und all ihren Stärken und Schwächen fördern, sind grundsätzlich eine gute Sache. Wie dieser Umgang genau gestaltet wird, darüber kann und muss man diskutieren. Aber sich dem Neuen einfach nur verweigern, das wird mit Sicherheit schwierig.

5.5   Zusammenfassung, zentrale Begriffe und Lesetipps

Kenntnisse in empirischen Forschungsmethoden und Statistik sind unbedingt notwendig um sportpsychologische Studien zu verstehen und kritisch zu hinterfragen. Das Design einer Studie beeinflusst ihre interne und externe Validität. Um zu entscheiden, ob eine Studie kausale Schlüsse zulässt muss ihre interne Validität beurteilt werden. Umgekehrt muss die externe Validität einer Studie beurteilt werden um zu entscheiden, in welchem Ausmaß ihre Ergebnisse von den spezifischen Untersuchungsbedingungen auf andere Menschen, Orte und Gegebenheiten verallgemeinert werden können. In der deskriptiven Statistik gibt es verschiedene Maße um die Stichprobe zu beschreiben. Diese Maße haben unterschiedliche Vor- und Nachteile. Vor allem bei kleinen Stichproben können Ausreißer die Studienergebnisse massiv beeinflussen. Das darf nicht passieren. Die Stichprobengröße spielt auch in der Inferenzstatistik eine entscheidende Rolle: Je größer die Stichprobe, desto belastbarer die Ergebnisse. Die Sorge um die Belastbarkeit der Ergebnisse von psychologischen Studien hat dazu geführt, dass im Rahmen der Open Science Bewegung zahlreiche Maßnahmen vorgeschlagen werden, um die Qualität (sport) psychologischer Forschung zu verbessern.

zu Kap. 5, *Einleitung*
Zentrale Begriffe: Empirische Methoden; Erkenntnis durch Verstehen.

- Hunger, I. (2010) Sportpsychologie. In G. Mey & K. Mruck (Hrsg.), *Handbuch Qualitative Forschung in der Psychologie* (S. 806–812). Wiesbaden: Springer.
- Sedlmeier, P., & Renkewitz, F. (2013). *Forschungsmethoden und Statistik für Psychologen und Sozialwissenschaftler*. München: Pearson.

zu Abschn. 5.1, *Datengrundlagen*
Zentrale Begriffe: Studienteilnehmer und Studienteilnehmerinnen; Stichprobe (Zufallsstichprobe, anfallende Stichprobe); Population; Stichprobengröße.

- Halsey, L. G., Curran-Everett, D., Vowler, S. L., & Drummond, G. B. (2015). The fickle P value generates irreproducible results. *Nature Methods, 12*, 179–185.

zu Abschn. 5.2, *Designs*
Zentrale Begriffe: Experiment; unabhängige und abhängige Variable; Störvariable; interne und externe Validität; Randomisierung; korrelative Studie; querschnittliches Untersuchungsdesign, längsschnittliches Untersuchungsdesign; Alternativerklärung.

- Renner, K. H., Heydasch, T., & Ströhlein, G. (2012). *Forschungsmethoden der Psychologie*. Wiesbaden: Springer.

zu Abschn. 5.3, *Statistik*

Zentrale Begriffe: Deskriptive Statistik; Häufigkeit; Mittelwert, Median; Ausreißer; Spannweite; Varianz; Standardabweichung; Korrelation; Regression; statistische Signifikanz; Effektstärke; Signifikanztests.

- Schäfer, S. (2010). *Statistik I. Deskriptive und Explorative Datenanalyse*. Wiesbaden: Springer.
- Schäfer, S. (2011). *Statistik II. Inferenzstatistik*. Wiesbaden: Springer.

zu Abschn. 5.4, *Open Science*

Zentrale Begriffe: Fehler 1. und 2. Art; Transparenz von Forschung; open science
(engl.); open data (engl.); Präregistrierung; open source (engl.); open code (engl.).

- Schönbrodt, F., Gollwitzer, M., & Abele-Brehm, A. (2016). *Der Umgang mit
  Forschungsdaten im Fach Psychologie: Konkretisierung der DFG-Leitlinien*.
  Abgerufen von: http://www.dgps.de/fileadmin/documents/Empfehlungen/Da-
  tenmanagement_deu_9.11.16.pdf.
- Schweizer, G., & Furley, P. (2016). Die Vertrauenskrise empirischer Forschung
  in der Psychologie: Ausgewählte Ursachen und exemplarische Lösungsvorschläge für die sportpsychologische Forschung. *Zeitschrift für Sportpsychologie, 23*, 77–83.
- Utesch, T., Dreiskämper, D., & Geukes, K. (2017). Open Science in der Sportwissenschaft? Ein Wegweiser zur Präregistrierung von Forschungsvorhaben
  und zu offenem Material, offenen Daten und offenem Code. *Zeitschrift für
  Sportpsychologie, 24*, 92–99.

> Zur Beschreibung und Erklärung menschlichen Erlebens und Verhaltens braucht es grundlegendes psychologisches Fachvokabular. Wer weiß, was mit Begriffen wie Aktuelles Geschehen, Innere Vorgänge, Situationsfaktoren, Persönliche Merkmale und Veränderung im Einzelnen gemeint ist, kann loslegen auch sportpsychologisch zu denken.

Psychologie lernen, das ist manchmal fast so, wie wenn man eine neue Sprache lernen will. Um sich psychologisch verständlich und präzise ausdrücken zu können (oder auch um genau zu verstehen, was Sportpsychologinnen und Sportpsychologen meinen, wenn sie von diesem und jenem schreiben) braucht es Fachbegriffe, deren Bedeutung man ganz einfach kennen muss und Definitionen, die man manchmal sogar im Wortlaut parat haben sollte. Warum ist das so?

Wahrscheinlich hat das damit zu tun, dass psychisches Geschehen nicht „greifbar" im Wortsinne ist. Mit Psychischem bezeichnet man ja gerade das Geistige, das was eben nicht aus Zellen, aus Körpermaterial besteht. Steile These: Das, mit was sich Psychologie im Kern beschäftigt (Psyche), ist so kompliziert, dass es dafür eine sehr präzise Sprache braucht.

Fachbegriffe sind also dazu da, Exaktheit in den sprachlichen Austausch zu bringen. Wenn man Fachbegriffe richtig gebraucht, kann man sich (vor allem auch in Prüfungen) Nachfragen und lange Erläuterungen sparen.

© Springer-Verlag GmbH Deutschland, ein Teil von Springer Nature 2019   77
R. Brand, G. Schweizer, *Sportpsychologie*, Basiswissen Psychologie,
https://doi.org/10.1007/978-3-662-59082-9_6

Im Folgenden führen wir in das psychologische Vokabular ein, das man zur näheren Beschreibung und Erläuterung des Grundmodells der psychologischen Verhaltenserklärung (siehe Abb. 3.1 in Abschn. 3.2) beherrschen sollte; das man also braucht, wenn man Sportpsychologisches verstanden haben und erklären will!

Wir erklären dieses Vokabular soweit wie möglich „theoriefrei", d. h. so allgemein, dass sich hoffentlich die allermeisten Kolleginnen und Kollegen unserer Sichtweise noch anschließen könnten. Was gar nicht einmal so leicht ist, weil wir wissen (sorry, Wissensvorsprung!), dass es eine Menge ganz unterschiedlicher theoretischer Auffassungen darüber gibt, wie man psychisches Geschehen und Einflussfaktoren am besten erklären kann und welche Worte man am besten, wie, dafür verwendet.

Zum Überblick und zur Einleitung in die folgenden Abschnitte: Wie schon erklärt beschäftigt sich Sportpsychologie mit dem in speziellem Bezug zu Sport und Bewegung stehenden Erleben und Verhalten von Menschen. Es geht darum zu beschreiben, zu verstehen oder zu erklären, vorherzusagen und manchmal auch darum zu beeinflussen. Dabei gehen wir davon aus (vgl. Nolting und Paulus 2016), dass **aktuelles Geschehen** (Verhalten und innere Vorgänge) stets durch **Situationsfaktoren** beeinflusst und an **personale Eigenschaften** gebunden ist. Die personalen Eigenschaften unterliegen zeitlich überdauernden, aufeinander aufbauenden **Veränderungen**.

6.1   Aktuelles Geschehen: Verhalten

Verhalten (engl. *behavior*) ist jegliche am Menschen von außen, direkt beobachtbare Aktivität, die in regelhafter Beziehung zu psychologisch relevanten Ereignissen geschieht. Diese Definition muss man ein klein wenig sezieren, um sie besser zu verstehen:

- „Von außen" heißt, dass *nicht* solche Aktivitäten gemeint sind, die man nur selber an sich bemerken kann (z. B. Denken).
- „Beobachtbar" meint, dass die Aktivität zumindest grundsätzlich von jemand Anderem feststellbar sein muss. Ob es dazu ein Messgerät braucht oder ob man die Aktivität durch bloßes Hinsehen erkennen kann ist egal.
- „Direkt beobachtbar" ist Aktivität, wenn man sie nicht aus anderer Aktivität erschließen muss. Zum Beispiel kann man eben Denken nicht direkt beobachten, sondern es sich von außen nur aus Verhaltensanzeichen erschließen, dass jemand denkt bzw. was jemand denkt.

- Mit der „regelhaften Beziehung zu Ereignissen" ist gemeint, dass z. B. die Herzrate von Sportlerinnen und Sportlern erst dann sinnvoll als Verhalten verstanden werden kann, wenn sie (die Herzrate) in Relation zu psychologisch relevanten Ereignissen betrachtet wird. Zum Beispiel wenn sie sich beim Betreten des Stadions oder beim Gedanken an den bevorstehenden Wettkampf verändert (oder sich nicht verändert). Tut sie das nicht, dann „verhält" sich das Herz nicht. Es schlägt ganz einfach weiter.

Außerdem braucht es vielleicht noch eine Bemerkung zum Verhalten als Teil des *aktuellen* Geschehens. Aktuelles Verhalten ist solches, das jetzt in diesem Moment geschieht. Erinnertes Verhalten ist *nicht mehr* aktuell, zukünftiges Verhalten ist *noch nicht* aktuell. Und schließlich, auch das sei noch einmal hervorgehoben, bezieht sich der sportpsychologische Fachbegriff Verhalten eben nicht nur auf deutlich sichtbare und komplexe Verhaltensweisen (z. B. Lächeln, über die Straße gehen, respektloses Auftreten), sondern genauso auch auf kleinteilige Aktivität zu deren Feststellung technische Hilfsmittel notwendig sind (z. B. Veränderung des elektrischen Hautleitwiderstandes, Veränderung der Reaktionsschnelligkeit im Millisekundenbereich, mittels bildgebender Verfahren dargestellte Veränderung von Aktivität im Gehirn).

‚Verhalten' wird in der Sportpsychologie oft als Oberbegriff gebraucht. Es kann ganz verschiedene Erscheinungsformen annehmen.

Reflexe sind angeborene, durch äußere Reize ausgelöste und dann stets gleichartig und nicht steuerbar ablaufende Aktivitäten. In engerer und für die Sportpsychologie entscheidender Begriffsfassung entspringen sie dem (kognitiv nicht weiter vermittelten) Zusammenspiel von Sinnesorgan, Nerv und Bewegungsapparat. Beispielhaft wäre der Lidschlussreflex zu nennen. Im Grunde handelt es sich bei diesem um eine Schutzreaktion des Auges, der durch mechanische Einwirkungen auf die Hornhaut und nähere Umgebung des Auges ausgelöst wird. Er kann aber auch als Folge eines Schreckreizes auftreten. Sportpsychologisch spannend ist der Lidschlussreflex beispielsweise dann, wenn es um das Fangen von Bällen geht. Je weniger man erschrickt, wenn ein Ball auf einen zufliegt, desto größer ist die Wahrscheinlichkeit, dass man ihn sicher fangen kann (und natürlich spielen außerdem auch noch ein paar andere Dinge eine Rolle).

Eine weitere Erscheinungsform von Verhalten ist **Handeln**. Damit meint man mit subjektiver Bedeutung versehenes *absichtliches Tun* oder *absichtliches Unterlassen*. Gerade in der deutschsprachigen Sportpsychologie hat die Bezugnahme zum Handeln lange Tradition (und sie ist gut begründet; z. B. Nitsch 2004): Denn man kann argumentieren, dass Bewegung und Sport wesentlich durch Handeln (und nicht etwa durch Reflexe) hervorgebracht wird (vgl. hier auch noch einmal die

Fußnote 3 in Abschn. 3.6). International wird Handeln manchmal mit (engl.) *action* und häufiger mit (engl.) *intentional behavior* übersetzt.

Verhalten kann man außerdem noch verschiedene Attribute zuschreiben. Zum Beispiel kann es **intuitiv** sein, das heißt ohne bewusste Schlussfolgerungen des Verstandes erfolgen (man handelt dann z. B. „aus dem Bauch heraus"). Verhalten kann auch **impulsiv** sein, womit gemeint ist, dass man Verhaltensweisen unbeachtet möglicher Konsequenzen zeigt. Daneben kann Verhalten mehr oder weniger **rational** sein (d. h. vernünftigen Überlegungen folgen) und es kann einem mehr oder weniger **bewusst** sein. Diese Liste ließe sich sicher noch ein bisschen fortsetzen, wir verzichten darauf, weil es da ganz sicher keine abschließende Aufzählung gibt.

Schließlich sollte man sich noch kurz die Definition von **Gewohnheit** (engl. *habit*) vor Augen führen. Eine Gewohnheit ist die erlernte Reaktionstendenz einer Person, in einer bestimmten Situation eine bestimmte Reaktion zu zeigen (Krämer 2018). In der sportpsychologischen Literatur erlebt der Begriff derzeit in Bezug zum Gesundheitsverhalten (vgl. Kap. 8) eine Renaissance, speziell wenn es um die Aufrechterhaltung von Verhalten geht. Dort stellt man sich vor, dass sich Menschen vor allem dann regelmäßig und ausreichend bewegen, wenn sie nicht jedes Mal neu überlegen müssen ob sie sich nun so oder so verhalten. Wir kennen Menschen, einer der beiden Autoren ist so einer, der merkt es tatsächlich immer wieder erst dann, wenn er schon auf dem Fahrrad unterwegs zur Arbeit ist, dass es jetzt eigentlich kein Wetter für Fahrradfahrten ist.

6.2   Aktuelles Geschehen: Innere Vorgänge (Erleben)

Mit inneren Vorgängen ist hier erst einmal alles gemeint, was sich – salopp gesagt – *jetzt* „im Kopf abspielt". Im Kontext von Psychologie und Sportpsychologie bilden die inneren Vorgänge den Kern menschlichen Erlebens.

Mit dem Begriff der inneren Vorgänge (also alles was Erleben ist oder zu Erleben führt), bezieht man sich in der Psychologie *sowohl* auf die „Denk-Welt" (Schlagwort: Kognition) *als auch* auf die „Gefühls-Welt" (Schlagwort: Emotion) von Menschen. Beide Aspekte liefern Grundlagen für menschliches Verhalten, sie werden aber auch durch Verhalten beeinflusst. Deshalb sind auch beide interessant, wenn man sich mit dem, was Menschen antreibt (Motivation) beschäftigen will.

Innere Vorgänge können dabei *bewusst* erlebt werden, sie können aber auch unbemerkt, d. h. *unbewusst* ablaufen. Innere Vorgänge können willentlich *kontrolliert*, aber auch *automatisch* sein (d. h. zu einem gewissen Grad unbeabsichtigt, unbemerkt, unkontrollierbar und effizient ablaufen; Bargh 1994).

Alle inneren Vorgänge sind streng ans Subjekt gebunden, d. h. ans mit Bewusstsein ausgestattete und erkennende Wesen. Deshalb hat auch noch kein (Sport-)Psychologe und keine (Sport-)Psychologin jemals einen inneren Prozess mit eigenen Augen gesehen. Jedoch ist die Wissenschaft mittlerweile ziemlich gut darin, aus Verhaltensanzeichen auf innere Prozesse und deren Rolle für Verhalten zu schließen.

6.2.1   Kognition: Die Umgestaltung von Information

Kognition ist einerseits ein Sammelbegriff für Prozesse, die sich auf die Aufnahme, Verarbeitung und Speicherung von Information beziehen. Es geht um Dinge wie Aufmerksamkeit und Wahrnehmung (Aufnahme von Information), Denken und Entscheiden (Verarbeitung von Information) und um Gedächtnis (Speicherung von Information). In der Sportpsychologie interessieren sich viele Kolleginnen und Kollegen ganz besonders dafür, wie kognitive Prozesse in beobachtbare Handlungen münden (oder: wie sich kognitive Prozesse im Körper ausdrücken und Körperzustände mit kognitiven Prozessen verschränkt sind; eingedeutscht aus dem Englischen heißt das dann *Embodiment*).

Kognitive Prozesse und Funktionen, sowie daraus resultierendes Handeln, hat man in der Sportpsychologie zum Beispiel bei Fußballtorhütern in Elfmetersituationen näher analysiert. Erfolgreich sind demnach Torhüterinnen und Torhüter, die gut *antizipieren* können (vgl. Abschn. 7.1.1), weil sie in Elfmetersituationen nicht auf den Ball schauen. Stattdessen sollte man sich bemühen den Anlauf des Schützen zu beobachten, um noch möglichst lange im eigenen Bewegungsablauf die eigene Bewegung verändern, das heißt sich umentscheiden zu können (van der Kamp et al. 2018; spätestens wenn der Schütze den Ball berührt muss man als Torhüter im Sprung sein, sonst hat man keine Chance mehr).

Außerdem gibt es noch den Ausdruck **Kognitionen** (Plural). Damit meint man die Produkte von Erkenntnis (lateinisch *cognitio* = Erkenntnis), also die Art und Inhalte von Gedanken. In der Sportpsychologie hat man sich zum Beispiel für die unterschiedlichen Gedankenmuster (Attributionsstile) und ihren Vorhersagewert für die Aufrechterhaltung regelmäßigen Sporttreibens interessiert. Offensichtlich tun sich optimistisch denkende Gesundheitssportler leichter als pessimistisch denkende, nach längeren Zeiten ohne Sport und Bewegung, wieder ins regelmäßige Sporttreiben hineinzufinden (Kahlert und Brand 2017). Andere Forschung versuchte zu ergründen, welche Art von Gedanken besonders häufig die Konzentration im Sport stören (kognitive Interferenz). Das scheinen vor allem Leistungssorgen, aufgabenirrelevante Gedanken und Fluchtgedanken zu sein (Röthlin et al. 2017).

6.2.2 Emotion: Fühlen und Gefühle

Fühlen und Gefühle. Emotion. Das ist schon im Alltag nicht ganz einfach. In der Psychologie und Sportpsychologie ist es leider nicht anders. Die Probleme beginnen schon damit, dass die Verwendung des Wortes Emotion in Überschriften (wie hier) Verwirrung stiften kann: Der Begriff ‚Emotion' hat sich irgendwie als Oberbegriff für Fühlen und Gefühle sowohl in der Alltagssprache als auch fachsprachlich eingebürgert. Nur aus diesem Grund taucht er auch bei uns in der Überschrift auf! Emotionen bilden aber, psychologisch korrekt definiert, nur einen Teilbereich der menschlichen Gefühlswelt (siehe unten). Ab jetzt gebrauchen wir das Wort Emotion deshalb nur noch so, wie es exakt und richtig ist, das heißt in der speziellen Bedeutung, wie sie unten erklärt ist. Versprochen!

Wir stellen die Begrifflichkeiten und Konzepte so vor, wie sie *international* gebräuchlich sind (vgl. Hanin und Ekkekakis 2014). So gut wie es geht auf Deutsch und ohne große Rücksicht auf (insbesondere: ältere) Fachbeiträge aus Deutschland, die begrifflich nicht mehr so recht zum aktuellen Bild passen.

Grundlegender Affekt (engl. *core affect*) ist der Kern allen Fühlens und aller Gefühle. Grundlegenden Affekt *spürt* man, er kann mit Vorgängen im vegetativen Nervensystem in Zusammenhang gebracht werden; und es gibt neurobiologische Befunde die deutlich machen, dass er von Denkprozessen unabhängig existiert (engl. „*it is mental but not cognitive or reflective*"; Russell und Feldman Barrett 1999, S. 148). Diese fachlich spezielle Begriffsverwendung unterscheidet sich vom alltagssprachlichen Gebrauch. Affekt kann im Deutschen ja auch etwas ganz anderes bedeuten. Der Duden schreibt: „*Affekt*: 1. heftige Erregung, Gemütsbewegung; Zustand außergewöhnlicher psychischer Angespanntheit; 2. (bildungssprachlich) Leidenschaften". Das meinen wir aber *nicht*, wenn wir im Folgenden von Affekt oder affektivem Geschehen schreiben.

Charakteristisch für grundlegenden Affekt ist, dass es keinen besonderen Anlass braucht, damit er entsteht. Er ist einfach immer da. Allerdings bemerkt man ihn nur dann, wenn man ihm Aufmerksamkeit schenkt. In allen anderen Situationen ist uns dieser Aspekt unseres Gefühlszustands (grundlegender Affekt) schlicht und ergreifend nicht gegenwärtig.

Aber wie fühlt sich grundlegender Affekt an bzw. wie fasst man das am besten in Worte? Zur Beschreibung kann man sich auf zwei Gefühlsdimensionen beziehen: Demnach fühlt man sich dann mehr oder weniger *gut* oder *schlecht* (**Valenz** oder auch Wertigkeit; engl. *valence*) und dabei gleichzeitig mehr oder weniger *aktiviert* (**Aktiviertheit**; engl. *degree of arousal*). Im **Circumplex-Modell** (Russell 1980; vgl. Abb. 6.1) dargestellt resultieren so vier hinreichend gut voneinander

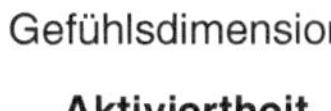

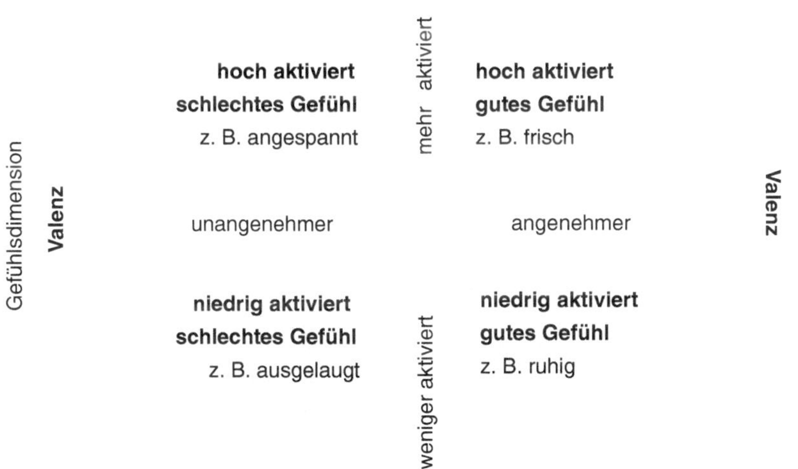

Abb. 6.1 Das Circumplex-Modell zum grundlegenden Affekt (Russell 1980)

unterscheidbare Gefühlszustände, nämlich *hoch aktiviert unangenehm* (dann sagen Menschen z. B., dass sie sich „angespannt" fühlen), *hoch aktiviert angenehm* (dann fühlt man sich z. B. „frisch"), *niedrig aktiviert unangenehm* (z. B. „ausgelaugt") und niedrig aktiviert angenehm (z. B. „ruhig").

Darüber hinaus gibt es Untersuchungen, in denen Aktiviertheit noch einmal nach den beiden Dimensionen *wach-müde* (engl. *energetic arousal*) und *ruhig-unruhig* (engl. *tense arousal*) unterschieden wird (vgl. Schimmack und Reisenzein 2002). Das ist dann aber nicht mehr im Circumplex-Modell darstellbar.

Vom grundlegenden Affekt zu unterscheiden sind Emotionen und Stimmungen. Da muss man besonders gut aufpassen damit man nichts durcheinander bringt: Emotionen und Stimmungen äußern sich auch durch grundlegenden Affekt, sie sind stets von ihm durchdrungen. Emotionen und Stimmungen sind aber immer „mehr" als nur grundlegender Affekt.

Emotionen werden durch Ereignisse ausgelöst. Entweder solche, die tatsächlich in der Welt außerhalb von uns passieren, oder auch solche, die sich nur in unseren Gedanken abspielen. Emotionale Zustände kommen, und sie verschwinden dann auch wieder. Sie sind unterschiedlich intensiv und können von unterschiedlicher Dauer sein. Menschen können lange Zeit tief traurig sein, oder eben auch nur kurz ein bisschen.

Darüber hinaus handelt es sich bei emotionalen Reaktionen um komplexe Geschehnisse, die im **Zusammenwirken verschiedener Komponenten** bestehen:

1. Emotionen lenken *Aufmerksamkeit* auf sich. Manchmal nimmt man während intensiver Emotionen kaum mehr etwas anderes wahr.
2. Im Zuge der Emotion verändert sich der *neurobiologische Zustand*. Im Gehirn lässt sich beispielsweise veränderte neuronale Aktivität im limbischen System beobachten, Puls und Atmung können sich beschleunigen. Damit verändert sich auch der grundlegende Affekt.
3. Oft stellen sich von außen leicht zu beobachtende *Verhaltensanzeichen* ein. Zum Beispiel kann sich der Gesichtsausdruck verändern oder man beginnt hektisch (oder auch apathisch) zu werden.
4. Außerdem *erlebt* man die Emotion dann auch noch, zum Beispiel als Freude, als Ärger oder als Angst.

Diese vier Kennzeichen von Emotionen sind weitgehend unumstritten, sie sind zumindest nicht inkompatibel mit den wichtigsten theoretischen Konzeptionen von Emotion. Gerade mit Hinblick auf die theoretischen Konzeptionen wird es darüber hinaus dann aber schon heikel.

Je nachdem, welcher Theorie über Emotionen man folgen möchte, wird zum Beispiel über folgendes gestritten:

- Position A: Charakteristisch für Emotionen ist, dass sich Kognitionen einmischen. Die Emotion beginnt damit, dass ein (der) momentan erlebte Zustand kognitiv auf ein auslösendes Ereignis bezogen wird, und Gedanken beschäftigen sich mit der Bedeutung des auslösenden Ereignisses und mit Dingen, die dieses Ereignis sonst noch mit sich bringen könnte.
- Demgegenüber meint Position B: Das besondere Kennzeichen von Emotionen besteht darin, dass sie von Gedanken (d. h. Kognition) unabhängig existieren.

In den vergangenen Jahrzehnten war vor allem Position A populär. Insbesondere wenn es um die psychologische Erklärung geht, wie Emotionen entstehen könnten. Zum Beispiel erklärt die *Zwei-Faktoren Theorie* von Stanley Schachter (1964), dass physiologische Veränderungen im Körper wahrgenommen werden, die dann durch kognitive Zuschreibungen zur Emotion werden. Das entspräche so in etwa der Situation, dass ein Sprinter beim Einsteigen in den Startblock merkt, dass er zittrig ist, was ihn auf den Gedanken bringt, dass er heute vielleicht doch ganz schön aufgeregt ist (dass er Angst hat, etwas psychologischer gesprochen). Etwas anders die *transaktionale Emotionstheorie* von Richard S. Lazarus (1991), derzufolge subjektiv bedeutsame Ereignisse wahrgenommen und kognitiv bewertet werden, bevor daraus das subjektive Erleben von Emotion (inklusive emotionsspezifischen Handlungstendenzen und physiologischen Veränderungen im Körper) resultiert. So könnte am anderen Ende des Stadions die Stabhochspringerin, die sich gerade für ihren Versuch vorbereitet merken, wie still es plötzlich im Stadion wird und das in der Weise fehldeuten, dass sie glaubt alle Augen im Stadion seien jetzt gerade auf sie gerichtet. Es gibt noch ein paar andere Theorien.

Auch zur Frage **welche und wie viele Emotionen** es gibt, also wie viele unterschiedliche emotionale Zustände man voneinander abgrenzen sollte, gibt es zahlreiche unterschiedliche Vorschläge. Die Theorie von Paul Ekman (1992) verweist auf sechs im Menschen fest verankerte Basisemotionen, die durch je spezifische Gesichtsausdrücke kulturübergreifend identifizierbar sind: Fröhlichkeit, Wut/Ärger, Ekel, Traurigkeit, Furcht/Angst und Überraschung. Demgegenüber die *Theorie der konstruierten Emotion* von Lisa Feldman Barrett (2017): Emotionen mögen sich zwar dem äußeren Anschein nach ähneln, aber jeder emotionale Zustand wird von unserem Gehirn, Situation für Situation immer wieder neu, auf Basis der bis dahin gelebten Erfahrungen und damit auch von Mensch zu Mensch unterschiedlich, zusammengesetzt. Dementsprechend können wir weder wissen, wie sich Traurigkeit das nächste Mal anfühlen wird, noch wird sich unsere Trauer jemals mit der anderer Personen vergleichen lassen (vor allem auch nicht was die Beteiligung neuronaler Strukturen im Gehirn anbelangt).

Stimmungen (engl. *moods*) sind Gefühlslagen, die einige Gemeinsamkeiten mit Emotionen teilen. Charakteristisch ist, dass Stimmungen immer auch von kognitiven Bewertungsprozessen durchdrungen sind, dass sie sich zwar ähnlich wie Emotionen anfühlen, dabei jedoch von geringerer Intensität sind und länger anhalten. Ein weiteres Unterscheidungsmerkmal zu Emotionen ist, dass Stimmungen nicht unbedingt ein Objekt brauchen, dass es also keines prägnanten auslösenden Ereignisses bedarf, in Folge dessen einem die eigene Stimmung erklärbar wird. Manchmal hat man zwar eine vage Vorstellung davon, warum es einem so geht, wie es einem gerade geht, manchmal weiß man das aber auch nicht. Bekannt ist, dass Menschen, solange sie in einer bestimmten Stimmung sind, eher auch mal die jeweilige Emotion entwickeln. Beispielsweise könnte ein Fußballschiedsrichter, eh noch niedergeschlagen durch das verheerende Presse-Echo aufgrund von Fehlentscheidungen in den vergangenen Wochen, in Folge eines eigentlich belanglosen neuen Ereignisses sehr traurig werden. Mit der Theorie von Ekman könnte man davon ausgehen, dass es (zumindest, zum Beispiel) gehobene, gereizte, traurige und ängstliche Stimmungslagen gibt.

6.2.3 Motivation: Alles was antreibt

Motivation ist der innere Vorgang, den wir annehmen (also ein weiteres Konstrukt im Sinne eines nicht direkt beobachtbaren Merkmals) um uns erklären zu können, weshalb Menschen ihr Verhalten so (wie beobachtbar) und nicht anders ausrichten. Motivation ist gewissermaßen der psychologische Grund für Verhalten.

Motivation kann man sich als **zirkulären Prozess** vorstellen. Folgendes Beispiel: Manche Menschen graust es schon, wenn sie nur an Sporttreiben denken (innere Vorgänge). Nehmen wir an, sie schaffen es trotzdem einmal, raffen sich auf und gehen ins Fitnessstudio (Verhalten). Wenn sie dort dann erleben, dass ihnen trainieren ganz einfach überhaupt keinen Spaß macht (Konsequenzen), dann hat das natürlich Einfluss auf zukünftige Gedanken und Gefühle (innere Vorgänge). Beim nächsten Mal, wenn sie an Sporttreiben denken, werden diese wieder nachfolgendes Verhalten beeinflussen, und so weiter. So schließt sich der Kreis.

Die Frage, welche inneren Vorgänge und vielleicht auch noch wie diese inneren Vorgänge Motivation erzeugen, lässt sich nicht ohne Theorie beantworten. Wenn man psychologisch interessiert ist, muss man sich also wieder mal entscheiden wie man beginnen will zu denken, d. h. welchen Erklärungsansatz man wählen will.

In der sportpsychologischen Forschung sind zur Erklärung von Motivation bis heute vor allem **kognitive Erklärungsansätze** sehr populär. Mit kognitiven Theorien geht man ja davon aus, dass Menschen informationsverarbeitende Wesen sind und nimmt an, dass diese, salopp gesagt, nachdenken können. Viele kognitive Theorien von Motivation ähneln sich dann hinsichtlich der beiden Grundannahmen, dass Menschen ihr Verhalten (a) auf **Zielzustände** ausrichten, und dass (b) **Erwartungen** dafür maßgeblich sind, welche Ziele sie sich auswählen. Wenn, wie in unserem Beispiel, Sportmuffel schlechte Erfahrungen mit den wenigen unternommenen Sportversuchen machen, dann erwarten sie für die Zukunft wahrscheinlich nichts Besseres und setzen sich andere, positiv besetzte, Verhaltensweisen zum Ziel (Faulenzen, ins Kino gehen, o. ä.).

Außerdem finden seit einiger Zeit aber auch wieder Ansätze Beachtung, die über das kognitiv durchdrungene Geschehen hinausgehen und **affektive Komponenten** im motivationalen Geschehen betonen. Manchen Untersuchungen werden sogar explizit hedonistische Theorien zugrunde gelegt. Mit diesen wird davon ausgegangen, dass sich motivationale Prozesse *wesentlich* am Ziel ausrichten angenehme Erfahrung zu schaffen und unangenehme Erfahrung zu vermeiden (Murphy und Eaves 2016).

Wenn wir motiviertes Verhalten beobachten, dann gibt uns das auch Auskunft über das, was Personen wichtig ist. Studien mit Sporttreibenden haben beispielsweise ergeben, dass Manche vor allem deswegen trainieren oder sich bewegen, weil sie ihr sportliches Können verbessern wollen, Anderen geht es eher um Figur und Fitness, Anderen um Bewegungsfreude, den Kontakt mit Anderen oder um Erholung und Naturerleben (vgl. Gabler 2002).

Immer wenn es um die absichtsvolle Veränderung von Verhalten geht (also Handeln; vgl. Abschn. 6.1), dann gewinnt das Konstrukt **Intention** an Bedeutung: Der motivationale Prozess des Abwägens möglicher Zielzustände *endet* dann mit der Intentionsbildung, das heißt dem Entschluss für ein bestimmtes Handlungsziel (Zielintention). Intentionen machen beobachtbares Handeln zwar wahrscheinlicher, lösen beobachtbares Tun (oder Unterlassen) aber eben nicht unbedingt direkt aus. Es kann zu einer **Intentions-Verhaltens-Lücke** kommen (Sheeran 2002), womit Prozesse der Selbstkontrolle und Volition ins psychologische Blickfeld rücken.

Selbstkontrolle ist eine Form willentlicher Steuerung, die als die Fähigkeit zur Abschirmung einer gefassten Absicht gegen konkurrierende Impulse, Bedürfnisse und Wünsche in Erscheinung tritt (inhibitorische Kontrolle) und außerdem auch den kognitiven Prozess zur Regulation des Verhaltens in Richtung der bestehenden Absicht meint (exekutive Funktion). Spezifischer betonen verwandte Modelle die Bedeutung der Handlungsplanung (z. B. Implementierungsintentionen) und verweisen damit auf das **volitionale Geschehen** (Volition), das auf die motivationale Phase folgt (Gollwitzer 1996; siehe auch Abschn. 9.1.2).

Schließlich gilt es im Auge zu behalten, dass es sich bei den inneren Vorgängen, die Motivation erzeugen, nicht nur um *bewusst* und *kontrolliert* ablaufende kognitive und affektive Prozesse handeln muss. Gerade in der jüngeren Vergangenheit sind auch in der Sportpsychologie Theorien und empirische Studien entstanden, die die Bedeutung *unbewusst* und *automatisch* ablaufenden Geschehens betonen (z. B. Brand und Ekkekakis 2018).

6.3   Einflussfaktoren: Umwelt, Person und Veränderung

Zur Wiederholung und Überleitung in die nachfolgenden Abschnitte, vor allem aber noch einmal weil es so wichtig ist: Aktuelles Erleben und Verhalten ergibt sich immer aus sich wechselseitig beeinflussenden *Situationsfaktoren* (Umwelt) und *Persönlichkeitsmerkmalen* (Person). Die meisten Persönlichkeitsmerkmale unterliegen Prozessen der *Veränderung* (Entwicklung, Reifung und Lernen). Sie können sich als Resultat dessen, was die Person aktuell erlebt und wie sie sich verhält, verändern. So das Grundmodell der psychologischen Verhaltenserklärung.

6.3.1 Situationsfaktoren

Aktuelles Erleben und Verhalten entfaltet sich stets in Umwelten. Salopp gesagt bezeichnet **Umwelt** das, was sich „außerhalb der Köpfe" von Menschen abspielt (Außenwelt). Aus dieser Umwelt ist zur psychologischen Verhaltenserklärung aber nur ein bestimmter **Umweltausschnitt** relevant, nämlich der, der (bewusst oder unbewusst) wahrgenommen und (tief oder oberflächlich) kognitiv verarbeitet, und affektiv gefärbt das aktuelle Erleben und Verhalten *beeinflusst*. Das, was beeinflusst, nennen wir hier **Situationsfaktoren**, und wir meinen damit die zu einem bestimmten Zeitpunkt aktualisierte (d. h. psychologisch wirksame) mentale Repräsentation von Eindrücken der Außenwelt.

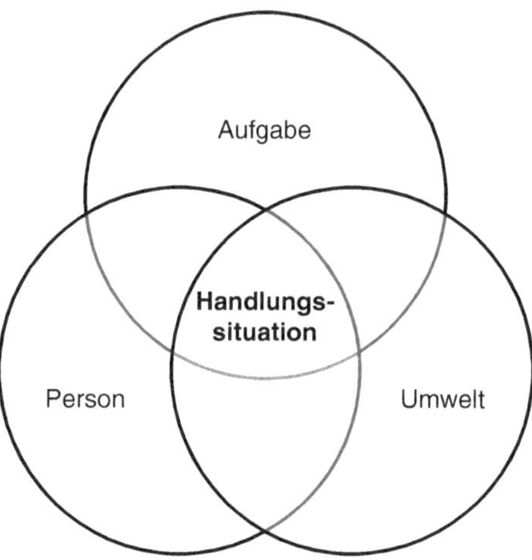

‚Situation' im Lichte der sportpsychologischen Handlungstheorie
Für die Sportpsychologie in Deutschland war über lange Jahre hinweg eine Handlungstheorie prägend, mit der man sich, immer auch die Praxis von Sport und Bewegung im Blick, der Modellierung von intentionalem Verhalten zuwandte (Handeln im Sport; vgl. Nitsch 2004). Im Lichte dieser Theorie entsteht ‚Situation' im Zusammentreffen von *Handlungsbedingungen (Umwelt), Handlungsvoraussetzungen (Person)* und *Handlungserfordernissen (Aufgabe)*.

Diese spezielle Begriffsfassung von Situation ist durchaus kompatibel zu anderen, nicht handlungstheoretisch fundierten. Allerdings verbirgt sich hinter dem Konzept ‚Situation' handlungstheoretisch gefasst dann eben mehr (hier im Kasten erklärt) als hinter ‚Situationsfaktor' (außerhalb dieses Kastens, in diesem Abschnitt erklärt).

Situationsfaktoren können sowohl aus materiellen Umweltgegebenheiten als auch aus sozialen Umweltgegebenheiten rühren. Ein Beispiel für **materielle Umweltgegebenheiten** ist, dass sportliche Leistung manchmal bei starkem Wind und manchmal unter windstillen Bedingungen erbracht werden muss. Golfspielerinnen und Golfspieler wissen, wie unterschiedlich sich einem die Situation beim Abschlag je nachdem darstellt. Ein Beispiel für **soziale Umweltgegebenheiten** wäre, dass manche Menschen vor allem deshalb an Gesundheitssportangeboten teilnehmen, weil sie die Gesellschaft anderer Menschen genießen und mit anderen gemeinsam Sport treiben wollen.

Einen interessanten Situationsfaktor bilden **Zuschauer und Zuschauerinnen** (Publikum) im Sport (Lau und Plessner 2016; Schlicht und Strauß 2009). In sportpsychologischen Untersuchungen hat man sich den Einfluss von Zuschauenden vor allem unter dem Aspekt *Leistung* angeschaut. Üblicherweise beschränkt man den Begriff (Zuschauende, Publikum) dabei auf *Menschen*, die bei der Erbringung der sportlichen Leistung *ausschließlich* zuschauen und die am eigentlichen Leistungsgeschehen nicht *direkt* beteiligt sind. Beispielsweise schauen Schiedsrichter und Schiedsrichterassistenten dem Spiel ja auch zu, aber man rechnet sie nicht zu den Zuschauern.

Manchmal erbringen wir bessere Leistung wenn wir Zuschauende haben, als wenn wir keine haben, und manchmal erbringen wir schlechtere Leistungen, wenn wir Zuschauende haben als wenn wir keine haben. Zum Beispiel klappt bei Schülern die Kippe am Reck (ein Element im Gerätturnen) dann besonders gut, wenn die Sportlehrerin oder der Sportlehrer zuschaut. Bei anderen geht sie genau dann, vor allem dann, schief. Solche Leistungsschwankungen treten natürlich nicht nur zufällig auf. Ob unsere Leistung sich in Anwesenheit des Situationsfaktors Zuschauende verbessert oder verschlechtert hängt von Bedingungen ab. Zu diesen gehört zum Beispiel das Fertigkeitsniveau der Person, die vor Zuschauenden aktiv ist. Auf diese und andere Bedingungen werden wir weiter hinten (in Abschn. 7.1.3) noch einmal zu sprechen kommen.

Wohlgemerkt ist der Situationsfaktor Zuschauende nicht nur dann einflussreich, wenn es um das Erbringen von Leistung geht. Die Alltagserfahrung zeigt, dass es manchen Menschen manchmal gar nicht so leicht fällt die Augen zu schließen, in sich hineinzuhorchen und sich zu entspannen, wenn sie wissen, dass Andere sie dabei beobachten. Zuschauende beeinflussen aktuelles Erleben und Verhalten also natürlich auch in nicht-leistungsbezogenen Zusammenhängen.

Einen anderen, in der Sportpsychologie häufig thematisierten Situationsfaktor, bildet die **Gruppe**. Damit eine Gruppe entsteht, braucht es zunächst einmal nur *zwei oder mehr* Menschen. Damit sie Situationsfaktor wird und das aktuelle Erleben und Verhalten von Individuen beeinflusst, reicht es aber nicht aus, dass Personen nur gemeinsam zu sehen sind, zum Beispiel weil sie nebeneinander stehen. Kennzeichen von Gruppen sind, dass sich Menschen einander als Zugehörige derselben Gruppe bewusst sind. Manchmal befinden sich Gruppenmitglieder sogar in direktem Kontakt zueinander, sie kennen sich und kommunizieren miteinander. Oft verfügen Personen, die Teil der gleichen Gruppe sind, über gemeinsame Eigenschaften, Ziele oder Normen. Wenn die genannten Merkmale nicht zutreffen, dann könnte man es immer noch mit einer **Minimalgruppe** zu tun haben. Einziges gemeinsames Merkmal von Minimalgruppen ist, dass sie *irgendein* gemeinsames Merkmal erkennen lassen. Dadurch können Minimalgruppen sehr schnell entstehen und sich ebenso schnell wieder auflösen. Demgegenüber braucht die „echte" **Gruppe** eine gewisse Zeit zur Formierung, sie ist dafür dann aber auch ziemlich widerstandsfähig gegen Auflösung.

Zweiergruppen werden manchmal auch als **Dyaden** bezeichnet. Diese besondere Bezeichnung gewinnt vor allem dann an Bedeutung, wenn man die Auffassung teilen möchte, dass sich die Interaktion in Dyaden zumindest in Teilen anders als die in Gruppen von mindestens drei Personen darstellt.

Gruppenzusammenhalt im Sport als Situationsfaktor
Alltagspsychologisch ist es ziemlich plausibel, dass sich der Zusammenhalt innerhalb von Gruppen (Gruppenkohäsion) irgendwie positiv auf das Erleben und Verhalten der individuellen Gruppenangehörigen auswirkt. In sportpsychologischen Untersuchungen hat es sich bewährt, nach zwei Aspekten von Gruppenkohäsion zu unterscheiden: Der eine ist die emotionale Bindung der Gruppenmitglieder untereinander (*Sozialkohäsion*), der andere ist das gemeinsam verfolgte Gruppenziel (*Aufgabenkohäsion*).

Untersuchungen aus dem Bereich des Gesundheitssports zeigen, dass sich die Aufgabenkohäsion in Gesundheitssportgruppen zwar zu Anfang positiv auf Gruppenbildungsprozesse auswirkt, dann aber vor allem die Sozialkohäsion über das mit der Gruppenteilnahme verbundene subjektive Wohlbefinden, die Zufriedenheit mit der Gruppe oder das dauerhafte Dabeibleiben des Einzelnen in dieser Gruppe entscheidet (z. B. Wagner 2000). Aus Meta-Analysen über den Zusammenhang von Gruppenkohäsion und Leistung geht hervor, dass sich beide Aspekte positiv auswirken (Carron et al. 2002). Allerdings wäre es möglich, dass hohe Sozialkohäsion allein zu schlechteren Mannschaftsleistungen führt und dass Aufgabentypen eine Rolle spielen (Wilhelm 2001).

6.3.2 Persönliche Merkmale

Menschen unterscheiden sich. Einige dieser Unterschiede sind zeitlich und situativ *relativ stabil*. Sie gründen auf persönlichen Merkmalen, die relativ beständig gegenüber Veränderung sind und die unser Erleben und Verhalten in unterschiedlichen Situationen, immer wieder ähnlich beeinflussen. Wie vielleicht schon gemerkt, favorisieren wir hier die Bezeichnung ‚persönliche Merkmale' und wir vermeiden die Bezeichnung ‚Persönlichkeitsmerkmale'. Eine Erklärung dazu findet sich im Kasten.

Beispiele für persönliche Merkmale sind *physische Merkmale* (z. B. Größe und Gewicht), *Fähigkeiten* (z. B. Intelligenz, Kreativität und soziale wie emotionale Kompetenzen), *Persönlichkeitsfaktoren* (z. B. Extraversion, Gewissenhaftigkeit) und *Handlungseigenschaften* (z. B. Motive und Interessen). Sie beeinflussen unser Erleben und Verhalten, oftmals in Wechselwirkung mit der jeweiligen Situation.

Persönlichkeit im weiteren und im engeren Sinne
Persönlichkeitspsychologie stellt die individuellen Besonderheiten menschlichen Erlebens und Verhaltens in den Mittelpunkt. Man untersucht, warum sich Menschen in ihrem typischen Erleben und Verhalten unterscheiden und wie sehr sie sich unterscheiden. Der Begriff Persönlichkeit kann in einem weiteren und einem engeren Sinne gebraucht werden.

Persönlichkeit im weiteren Sinne meint die Summe aller persönlichen Merkmale. Man verwendet den Begriff Persönlichkeit dann als zusammenfassenden Oberbegriff für das Aussehen von Menschen, für ihre Motive, Interessen und Einstellungen gepackt, um nur einige zu nennen (vgl. Asendorpf und Neyer 2012). *Persönlichkeit im engeren Sinne* meint manchmal aber auch nur das, was wir im Text hier als Persönlichkeitsfaktoren bezeichnen. Entsprechende Ansätze der Persönlichkeitsforschung versuchen dann möglichst viele Unterschiede im menschlichen Verhalten durch eine möglichst minimale Anzahl von Persönlichkeitsfaktoren zu beschreiben (z. B. Extraversion, Neurotizismus, Offenheit für Erfahrung und Verträglichkeit im Fünf-Faktoren-Modell der Persönlichkeit).

Vermutlich sind sich die meisten Psychologinnen und Psychologen sofort einig, dass Persönlichkeitsfaktoren vor allem Sache der Persönlichkeitspsychologie sind. Einige der genannten persönlichen Eigenschaften werden aber maßgeblich auch aus anderen Perspektiven heraus bearbeitet, zum Beispiel Einstellungen aus der Perspektive der Sozialpsychologie oder Motive aus kognitiv-motivationspsychologischen Theorien heraus.

Die Teilbereiche der Psychologie untersuchen eben keine voneinander unabhängigen Phänomene. Alle Teilbereiche von Psychologie lassen sich inhaltlich miteinander vernetzen und sie sind in mancherlei Hinsicht „voneinander abhängig".

Zu den **physischen Merkmalen** gehören zum Beispiel Größe, Gewicht und Attraktivität. Menschen, die unterschiedlich groß und unterschiedlich schwer sind unterscheiden sich zunächst *primär* auf den genannten Dimensionen (d. h. sie sind zum Beispiel unterschiedlich groß). Darüber hinaus machen sie möglicherweise im Laufe ihres Lebens unterschiedliche Erfahrungen aufgrund ihrer unterschiedlichen physischen Merkmale (z. B. könnte es sein, dass eher große Menschen anders behandelt werden als eher kleine Menschen). Diese unterschiedlichen Erfahrungen können dazu führen, dass im Erleben und Verhalten *sekundäre Unterschiede* zwischen den Menschen entstehen, die nur noch indirekt auf die unterschiedlichen physischen Merkmale zurückgeführt werden können.

Zum Beispiel stehen einige physische Merkmale in direktem Zusammenhang mit Leistung im Sport: Im Basketball ist es vorteilhaft groß zu sein, Kletterer sollten vergleichsweise leicht sein und Sumo-Ringer eher schwer. Sportpsychologisch interessant wird es, wenn sich physische Merkmale zum Beispiel darauf auswirken, wie Athletinnen und Athleten von anderen Menschen wahrgenommen werden. So zeigen Studien, dass größere Spieler für Kontakte im Fußball von Schiedsrichterinnen und Schiedsrichter eher mal mit einem Foul bestraft werden als kleinere Spieler (wahrscheinlich weil die automatische Assoziation zwischen Körpergröße und Aggressivität so schwer zu unterdrücken ist; Van Quaquebeke und Giessner 2010). Andere Studien legen nahe, dass Trainerinnen und Trainer in manchen Sportarten größere Spieler als talentierter wahrnehmen als kleinere (Furley und Memmert 2016), und selbstverständlich kann auch die Hautfarbe beziehungsweise der ethnische Hintergrund von Athletinnen und Athleten beeinflussen, wie sie wahrgenommen werden (mit positiven und negativen Konsequenzen; Stone et al. 1997).

Fähigkeiten sind persönliche Merkmale, die Leistungen ermöglichen (wobei unter Leistungen hier die Ergebnisse von Handlungen, die nach einem Gütemaßstab bewertbar sind, verstanden werden; Asendorpf und Neyer 2012, S. 144). Häufig genannte psychologische Fähigkeiten sind Intelligenz und Kreativität, sowie soziale und emotionale Kompetenz. Alle diese Fähigkeiten lassen sich sportpsychologisch in einen Zusammenhang mit sportlichem Erleben und sportlicher Leistung bringen und sind daher auch Gegenstand sportpsychologischer Forschung. Beispielhaft gehen wir im Folgenden kurz auf die Rolle von Kreativität und emotionaler Kompetenz im Sport ein.

In der auf Sportspiele bezogenen sportpsychologischen Literatur hat man unter dem Aspekt *Kreativität* zum Beispiel die Fähigkeit von Sportlerinnen und Sportlern untersucht, in Spielsituationen unerwartete und somit für die Gegenspieler überraschende Lösungen zu finden (Memmert 2013). Da Sieg oder Niederlage zum Beispiel im fußball von einer einzigen kreativen Aktion abhängen können, interessieren sich Sportpsychologinnen und Sportpsychologen dafür, wie Kreativität einerseits sportartspezifisch gemessen und andererseits gezielt gefördert werden kann. Studien legen nahe, dass freiem Spielen in der Kindheit und Jugend eine besondere Bedeutung zukommt, bevor dann in späteren Jahren zunehmend spezifische taktische Handlungen trainiert werden können (Santos et al. 2016).

Emotionale Kompetenz (manchmal auch Emotionale Intelligenz genannt) wurde im Sport zum Beispiel mit Blick auf interindividuelle Unterschiede in der Identifikation, dem Verständnis, dem Ausdruck, der Regulation sowie der Nutzung sowohl der eigenen Emotionen als auch der Emotionen anderer untersucht (Brasseur et al. 2013). Sportpsychologische Studien legen nahe, dass Athletinnen und Athleten mit höherer emotionaler Kompetenz weniger Stress empfinden, wenn sie unter Druck geraten (Laborde et al. 2011). Ob höhere emotionale Kompetenz auch mit besserer Leistung einhergeht, ist demgegenüber unklar (Laborde et al. 2016). Während man sich in den eher anwendungsorientierten Feldern der Psychologie und in der Sportpsychologie sehr für die emotionale Kompetenz interessiert, ist das Konstrukt in der psychologischen Grundlagenforschung durchaus umstritten (für einen Überblick siehe Asendorpf und Neyer 2012). Hauptsächlich geht es dann um die Frage, ob es tatsächlich eigenständige emotionale Kompetenzen gibt, oder ob diese durch andere Eigenschaften erklärt werden können.

Mit dem Ansatz zur Ermittlung von **Persönlichkeitsfaktoren** lässt sich versuchen, das Erleben und Verhalten von Menschen unter einer definierten Anzahl von Eigenschaften zusammenzufassen. Dabei sucht man nach Modellen, die möglichst wenige Hauptfaktoren enthalten. In der Psychologie weltweit populär ist das so genannte *Big Five*-Modell, mit dem fünf Hauptfaktoren (plus jeweils einige Unterfaktoren) unterschieden werden.

Menschen mit hohen Werten auf dem Hauptfaktor *Neurotizismus* (engl. neuroticism) erleben oft starke, schwankende und tendenziell unangenehme Emotionen. Im Sport könnten dies Athletinnen und Athleten sein, die vor Wettkämpfen sehr nervös und ängstlich sind und nicht gut schlafen können. Menschen mit hohen Werten auf dem Hauptfaktor *Extraversion* (engl. extraversion) gehen gerne unter Leute und bevorzugen gesellige Aktivitäten gegenüber alleine durchgeführten. Extravertierte Sportlerinnen und Sportler könnte man also eher in den Mannschaftssportarten als in den Individualsportarten erwarten. Menschen mit hohen Werten auf dem Hauptfaktor *Offenheit für neue Erfahrungen* (engl. openness to new experience) sind neugierig und probieren gerne neue Dinge aus. Sportlerinnen und Sportler, die offen für neue Erfahrungen sind, könnten also lieber als andere gerne mal eine neue und vielleicht seltene Sportart ausprobieren. Menschen mit hohen Werten auf dem Hauptfaktor *Verträglichkeit* (engl. agreeableness) sind eher freundlich, kooperativ und hilfsbereit. Es wäre also möglich, dass verträgliche Athletinnen und Athleten selten Streit suchen, Sportfreunden helfen, manchmal aber eben vielleicht ein bisschen zu wenig egoistisch sind, wenn es um die eigenen Interessen geht. Menschen mit hohen Werten auf dem Hauptfaktor *Gewissenhaftigkeit* (engl. conscientiousness) sind ordentlich und zuverlässig, sie wollen die Dinge richtig machen. Gewissenhaften Athletinnen und Athleten fällt es deswegen vielleicht leichter als Anderen, ihre Trainings- und Ernährungspläne einzuhalten, vielleicht kommen sie rechtzeitiger als Andere zum Spiel und verpassen selten ein Training.

Die Big Five sind ein weithin bekanntes, aber nicht das einzige Hauptfaktorenmodell der Persönlichkeit. Beispielsweise gibt es auch die Big Six oder die Big Seven (vgl. Asendorpf und Neyer 2012). Zu fast allen diesen Hauptfaktorenmodellen liegen Persönlichkeitsfragebögen vor, mit denen man die im Modell enthaltenen Persönlichkeitsfaktoren erfassen kann.

Nur fünf Faktoren? Fehlt da nicht was??
Wenn man sich die Big Five anschaut, dann scheinen viele Merkmale, die wir aus dem Alltag kennen, zu fehlen. Was ist mit Schüchternheit? Was mit Ängstlichkeit, oder Ehrlichkeit? Gibt es diese Eigenschaften etwa gar nicht?

Oder haben die Persönlichkeitspsychologinnen und -psychologen sie einfach noch nicht erkannt? So ist es natürlich nicht. Weder bilden wir uns diese Eigenschaften ein, noch hat die Forschung sie übersehen. Persönlichkeitsmerkmale, die nicht direkt in den Hauptfaktoren enthalten sind, entsprechen oftmals Kombinationen der Hauptfaktoren beziehungsweise ihrer Unterfaktoren. Beispielsweise haben schüchterne Menschen hohe Neurotizismus- und niedrige Extraversionswerte (Asendorpf und Neyer 2012). Die Big Five (oder ähnliche Modelle) darf man also nicht so missverstehen, dass sie bestimmte Merkmale unterschlagen oder unwichtig finden. Stattdessen müssen sie so verstanden werden, dass das Hinzufügen eines neuen Persönlichkeitsmerkmals das Verständnis menschlichen Verhaltens nicht wesentlich verbessern würde, eben weil es sich als Kombination der postulierten Hauptfaktoren darstellen lässt.

Handlungseigenschaften zeichnen sich dadurch aus, dass sie in direktem Zusammenhang mit zielgerichtetem Handeln stehen. Die Betonung liegt hier auf *zielgerichtet*. Es geht also weniger darum, *wie* wir etwas tun (die Form des Verhaltens), sondern *was* wir tun (die Richtung des Verhaltens). Typische Handlungseigenschaften, die auch in der Sportpsychologie eine Rolle spielen, sind Motive und Interessen.

Unter einem *Motiv* versteht man in der Psychologie eine Tendenz (Disposition) zur Bewertung von Handlungsfolgen. Menschen mit unterschiedlichen Motiven unterscheiden sich also dahingehend, wie sie das Ergebnis von Handlungen bewerten, beziehungsweise wie wichtig ihnen unterschiedliche mögliche Ergebnisse von Handlungen sind. In der Sportpsychologie recht präsente Beispiele sind das Leistungsmotiv und das Anschlussmotiv. Wenn leistungsmotivierte Menschen Sport treiben (Handlung), dann ist ihnen vor allem wichtig, ob sie Erfolg haben oder nicht (Handlungsfolge). Wenn anschlussmotivierte Menschen Sport treiben (Handlung), dann ist ihnen vor allem wichtig, ob sie Beziehungen zu den anderen Sportlerinnen und Sportlern aufbauen können (Handlungsfolge). *Motiviertes Handeln* entsteht dabei immer aus dem Zusammenspiel von Motiven und Situation: Nur wenn eine Situation Anreize bietet, die zu den Motiven der Menschen in dieser Situation passen, entsteht motiviertes Handeln. Will man beispielsweise leistungsmotivierte Studierende dazu motivieren, am Hochschulsport teilzunehmen, dann sollte man ihnen sagen, dass sie dort ihre Leistung steigern können. Will man hingegen anschlussmotivierte Menschen dazu motivieren, in den Hochschulsport zu gehen, dann sollte man ihnen sagen, dass sie dort neue Freunde und Freundinnen kennen lernen können.

Sportpsychologische Studien belegen die Bedeutung der Passung von Motiv und Situation für motiviertes Handeln: So legen Studien nahe, dass Menschen mit einem stark ausgeprägten Anschlussmotiv sich in einer Gruppenaufgabe besonders anstrengen, während weniger anschlussmotivierte Menschen sich in Gruppenaufgaben nicht so sehr anstrengen (Sorrentino und Sheppard 1978). Ebenso entscheidet die Passung von Motiv und Aufgabe darüber, wie motiviert Schülerinnen und Schüler im Sportunterricht sind (Sieber et al. 2016).

Schließlich bezeichnen **Interessen** die Bewertungen von Handlungen. Es geht darum, ob man eine bestimmte Handlung als angenehm oder unangenehm empfindet. Genau genommen geht es sowohl darum, ob eine Handlung die Neugierde weckt (z. B.: Ich würde gerne mal Bungee springen) als auch darum ob man sie gerne ausführt (z. B.: Bungee springen macht Spaß). Obwohl es offensichtlich scheint, dass Interesse eine große Rolle für die Aufnahme und Aufrechterhaltung sportlicher Aktivität spielt, gab es lange kaum sportpsychologische Forschung dazu. In den letzten Jahren hat sich das verändert und es wurde zum Beispiel ein Fragebogen zur Erfassung des Interesses an Sport konstruiert (Heim und Sohnsmeyer 2016; Sohnsmeyer und Heim 2017).

Interessen und Motive im Zusammenspiel
Stellen wir uns vor, eine Person ist anschlussmotiviert. Dieser Person ist es wichtig, eine Handlung auszuwählen, von der sie sich als Ergebnis erhofft neue Freunde zu finden. Sie könnte also beschließen einem Sportverein beizutreten um dieses Ziel zu erreichen. Nun kann sie zwischen einem Handballverein und einem Basketballverein wählen. Welchen der beiden Vereine sie wählt, könnte von ihren Interessen abhängen: Welche Sportart macht ihr mehr Spaß, oder auf welche Sportart ist sie neugieriger? Der springende Punkt ist: Mit der Kombination von Motiven und Interessen sollte man Verhalten besser erklären können als mit nur einem der beiden Konstrukte.

6.3.3 Entwicklung, Lernen und Reifung

Menschen verändern sich im Lauf ihres Lebens. Manche Veränderungen sind sehr individuell, und können im Prinzip in jedem Alter auftreten. Zum Beispiel lernen manche Menschen Golf spielen, aber nicht alle, und man kann als Kind, als junger Erwachsener und als Rentner das Golfspiel erlernen. Andere Veränderungen finden bei nahezu allen Menschen im ungefähr gleichen Lebensabschnitt statt. Zum Beispiel erwerben beinahe alle Kinder die Fähigkeiten zu krabbeln und zu laufen, und sie erwerben diese Fähigkeiten ungefähr zur gleichen Zeit, nämlich bevor sie zwei Jahre alt werden. In der Psychologie unterscheidet man zwischen *Entwicklung*, *Lernen* und *Reifung* als unterschiedliche Arten der **Veränderung über die Zeit** (es gibt noch mehr, aber wir beschränken uns hier auf diese drei; vgl. Montada 2002). Veränderungen durch Entwicklung, Lernen oder Reifung beruhen auf unterschiedlichen Prozessen beziehungsweise haben unterschiedliche Ursachen. Außerdem implizieren die drei Konzepte teilweise unterschiedliche Perspektiven auf ähnliche Phänomene.

Entwicklung ist ein Oberbegriff, unter den im Prinzip alle möglichen Veränderungen im Laufe des menschlichen Lebens fallen. Diese Veränderungen können körperlicher und psychologischer Natur sein. In der Psychologie verwendet man den Begriff Entwicklung vor allem für Veränderungen, die *zeitlich überdauernd* sind und mit dem *Alter* zusammenhängen. Entwicklung vollzieht sich dabei über die komplette *Lebensspanne* (d. h. beschränkt sich nicht nur auf Kindheit und Jugend), und Entwicklung wird meist als ein Resultat des Zusammenspiels von genetischen und Umwelteinflüssen gesehen.

Beispielsweise beschreibt die Forschung zur moralischen Entwicklung, in welchem Alter Kinder typischerweise welche Art von Moralvorstellung haben, und sie interessiert sich dafür, wann, wie und warum sich diese Vorstellungen im Laufe der Zeit verändern. Die Forschung zur motorischen Entwicklung beschreibt in welchem Alter Kinder und Jugendliche welche Bewegungen ausführen können, zum Beispiel auch wovon diese Veränderungen abhängen und wie man sie fördern kann. Gleichzeitig interessiert sich die Forschung zur motorischen Entwicklung dafür, in welchem Alter wieder Abbauprozesse bei Bewegungen einsetzen, wovon diese abhängen und wie man sie zum Beispiel für Seniorinnen und Senioren verlangsamen kann.

Lernen ist definiert als eine relativ überdauernde erfahrungsbasierte Veränderung des Verhaltenspotenzials. Das wichtige Wort in dieser Definition ist *erfahrungsbasiert*. Lernen basiert immer auf Erfahrungen, und das grenzt Lernen von den anderen Arten der Veränderung ab.

Lernerfahrungen können sehr unterschiedlicher Natur sein: Ich kann lernen, dass mir das Wasser im Mund zusammen läuft, wenn ich den Bratwurststand im Fußballstadion nur sehe (klassische Konditionierung). Ich kann lernen, dass es weh tut, wenn ich beim Eintauchen ins Wasser nach dem Sprung vom 3-Meter Brett meinen Körper nicht anspanne (Lernen durch Bestrafung). Manchmal lernen Jugendliche aber auch, dass ihnen Zigarettenrauchen sogar bei den Fußballkumpels Anerkennung einbringt (Lernen durch Belohnung); besser wäre es, wenn sie lernen würden ihre Fußballschuhe zu putzen, weil sie für so viel Folgsamkeit dann auch mal extra ins Kino dürfen (auch Lernen durch Belohnung). Studierende könnten lernen nicht in die Uni zu gehen und sich damit eine Menge Stress ersparen (Lernen durch Vermeidung). Und natürlich können Menschen auch lernen, neue Bewegungen auszuführen, die sie vorher nicht konnten (motorisches Lernen). Diese Beispiele sollen verdeutlichen, dass Lernen absichtlich geschehen *kann*, aber nicht *muss* (zur Uni gehen versus 3-Meter Brett); dass man nicht nur *positive*, sondern auch *negative* Verhaltensweisen erlernen kann (Fußballschuhe putzen versus Rauchen); und dass wir sowohl *willentlich steuerbare* als auch *unwillkürliche* Verhaltensweisen erlernen können (Bewegungen versus Wasser im Mund).

Weiterhin wichtig ist, deshalb ist in der Definition von Lernen von **Verhaltenspotenzial** und nicht von Verhalten die Rede, dass Gelerntes nicht unbedingt zum Tragen kommen muss (d. h. wenn etwas gelernt worden ist, dann bedeutet das nicht zwangsläufig, dass das auch Auswirkungen auf Verhalten hat). In der Uni könnte es zum Beispiel sein, dass ein Student echt viel weiß, sich aber in der Vorlesung nicht traut, sich zu melden und die richtige Antwort zu geben.

Lernen spielt eine große Rolle in der Sportpsychologie, zum Beispiel und ganz besonders wenn wir uns dafür interessieren, wie wir das Erlernen von Bewegungen unterstützen können. In diesem Zusammenhang gibt es unter anderem Forschung zur Rolle von Instruktionen und Rückmeldungen für den motorischen Lernprozess (vgl. Abschn. 10.2). Das Forschungsfeld *motorisches Lernen* wird in der Sportmotorik (eine Teildisziplin von Sportwissenschaft; vgl. Abschn. 3.4) unter allgemein bewegungswissenschaftlichen Gesichtspunkten intensiv interdisziplinär untersucht (u. a. geht es dann um die Integration von biologischen und psychologischen Grundlagen).

Reifung bezieht sich auf Veränderungen, die *nicht* auf Lernen zurückzuführen sind, das heißt sie sind nicht erfahrungsabhängig. Reifung kann sich sowohl auf Verhaltensweisen als auch auf biologische Strukturen beziehen. Veränderungen durch Reifung treten sehr universell auf, das heißt bei beinahe allen Menschen in ähnlicher Weise, und wenn sie auftreten, dann treten sie bei allen betroffenen Menschen ungefähr im gleichen Altersabschnitt auf. Typisch für Veränderungen durch Reifung ist, dass sie in einer bestimmten Reihenfolge auftreten, bei der die vorherigen Schritte notwendige Voraussetzungen für die späteren sind. Beispielsweise laufen alle Kinder zuerst mit Festhalten, bevor sie ohne Festhalten laufen.

Zum besseren Verständnis hier noch ein paar vergleichende Gegenüberstellungen und Abgrenzungen: Wenn wir Veränderungen aus der Perspektive von *Lernpsychologie* betrachten, dann interessieren wir uns meistens für den Zusammenhang zwischen einer Lernerfahrung und der resultierenden Veränderung. Zum Beispiel, welches Feedback ist optimal, um den Tennisaufschlag zu lernen? Demgegenüber fokussieren wir, wenn wir Veränderungen aus der Perspektive der *Entwicklungsfor-*

schung betrachten, weniger individuelle Erfahrungen, die zum kurzfristigen Erwerb eines bestimmten Verhaltens führen, sondern Rahmenbedingungen, die langfristige Verhaltensänderungen bei ganzen Altersgruppen beeinflussen. Zum Beispiel, warum schneiden heutige Grundschülerinnen und Grundschüler schlechter in motorischen Tests ab als Grundschülerinnen und Grundschüler vor zwanzig Jahren (falls das überhaupt stimmt)? Untersuchungen, die *Reifung* mitbetrachten beziehen dann beispielsweise Überlegungen zu körperlichen Veränderungen mit ein. Etwa wenn man sich die Auswirkungen früh einsetzender Pubertät bei Mädchen anschaut und feststellt, dass sich das (frühes Einsetzen) ungünstig auf die Freude am Sport und spätere Sportteilnahme auszuwirken scheint (Davison et al. 2007).

Laufen lernen. Entwicklung, Lernen oder Reifung?
Oben haben wir *Laufen lernen* als ein Beispiel für eine Veränderung über die Zeit eingeführt, aber noch nicht geklärt, ob es sich um Entwicklung, Lernen oder Reifung handelt. Ganz klar und einfach zu verstehen ist, dass *Laufen lernen* ein Thema der Forschung zur motorischen Entwicklung ist, denn es handelt sich ja um eine zeitlich überdauernde altersgebundene Veränderung. Gleichzeitig wird Laufen lernen aber auch oft als Beispiel für Reifung verwendet. Das passt erstmal nicht so richtig gut zum Laufen *lernen*. Oder doch?

Hier die Auflösung: Dass Kinder überhaupt beginnen zu laufen ist weitestgehend unabhängig von Erfahrungen und situativen Umständen, man muss es ihnen nicht extra beibringen. Alle Kinder, die körperlich dazu in der Lage sind, beginnen zu laufen, und sie tun dies ungefähr im gleichen Alter, in einer für fast alle Kinder gleichen Abfolge von einzelnen Veränderungen, vom Rollen über das Krabbeln bis zum Laufen. Das berührt den Aspekt Reifung. Wenn ein Kind dann aber erstmal angefangen hat zu laufen, dann beginnen Lernerfahrungen tatsächlich eine Rolle zu spielen. Kinder, deren Laufbemühungen gezielt gefördert werden, lernen es (vielleicht) schneller als andere. Passt also doch, das mit dem Laufen *lernen*.

6.4 Zusammenfassung, zentrale Begriffe und Lesetipps

In diesem Kapitel haben wir Konzepte und Fachbegriffe rund um das Grundmodell der psychologischen Verhaltenserklärung eingeführt und erklärt. Das Grundmodell besagt: Aktuelles Geschehen wird durch Situationsfaktoren beeinflusst und ist an persönliche Merkmale gebunden, die Veränderungsprozessen unterliegen. Zum aktuellen Geschehen zählen Verhalten und innere Vorgänge. Verhalten kann direkt beobachtet werden, tritt in verschiedenen Erscheinungsformen zutage (z. B. als Handeln) und es steht in regelhafter Beziehung zu psychologisch relevanten Ereignissen. Zu den inneren Vorgängen gehören Kognition, Fühlen und Gefühle (grundlegender Affekt, Emotion und Stimmung) und Motivation. Situationsfaktoren sind die für unser Verhalten und Erleben relevanten Umweltausschnitte, die aus materiellen und sozialen Umweltgegebenheiten rühren. Persönliche Merkmale sind relativ beständig gegenüber Veränderung und beeinflussen unser Erleben und Verhalten in unterschiedlichen Situationen. Zu den persönlichen Merkmalen gehören physische Merkmale, Fähigkeiten, Persönlichkeitsfaktoren und Handlungseigenschaften. Veränderungen lassen sich als Entwicklung, Reifung und Lernen charakterisieren. Während Entwicklung eher eine Art Oberbegriff für verschiedene Arten relativ überdauernder Veränderungen über die ganze Lebensspanne ist, sind Reifung und Lernen klar voneinander abgegrenzt. Lernen beruht immer auf Erfahrungen, während Reifung Veränderungen bezeichnet, die nicht auf Erfahrungen beruhen.

zu Abschn. 6.1, *Aktuelles Geschehen: Verhalten*
Zentrale Begriffe: Verhalten als Oberbegriff; Reflexe; Handeln; Gewohnheiten; Attribute von Verhalten (z. B. intuitiv, impulsiv, rational, bewusst).

- Nitsch, J. R. (2004). Die handlungstheoretische Perspektive: ein Rahmenkonzept für die sportpsychologische Forschung und Intervention. *Zeitschrift für Sportpsychologie, 11*, 10–23.

zu Abschn. 6.2.1, *Aktuelles Geschehen: Innere Vorgänge, Kognition*
Zentrale Begriffe: Erleben; bewusste und unbewusste, automatische und kontrollierte Prozesse; Kognition als Sammelbegriff; Kognitionen (Gedankenmuster).

- Hänsel, F., Baumgärtner, S. D., Kornmann, J. M., & Ennigkeit, F. (2016b). Kapitel 2: Kognition. In *Sportpsychologie* (S. 23–52). Heidelberg: Springer.

zu Abschn. 6.2.2, *Aktuelles Geschehen: Innere Vorgänge, Fühlen und Gefühle*
Zentrale Begriffe: Grundlegender Affekt; Circumplex-Modell; Emotionen; Stimmungen.

- Hanin, J., & Ekkekakis, P. (2014). Emotions in sport and exercise settings. In A. Papaioannou & D. Hackfort (Hrsg.), *Routledge companion to sport and exercise psychology: Global perspectives and fundamental concepts* (S. 83–104). New York: Routledge.

zu Abschn. 6.2.3, *Aktuelles Geschehen: Innere Vorgänge, Motivation*
Zentrale Begriffe: Motivation als zirkulärer Prozess; kognitive Erklärungsansätze (Zielzustände und Erwartungen); Intention; Selbstkontrolle; volitionales Geschehen.

- Beckmann, J. Fröhlich, S. M., & Elbe, A. M. (2009). Motivation und Volition. In W. Schlicht & B. Strauss (Hrsg.), *Enzyklopädie der Psychologie, Themenbereich D: Sportpsychologie, Bd. 1: Grundlagen* (S. 511–562). Göttingen: Hogrefe.

zu Abschn. 6.3.1, *Einflussfaktoren, Situationsfaktoren*
Zentrale Begriffe: Materielle und soziale Umweltgegebenheiten; Situation (handlungstheoretisch); Zuschauende; Gruppe (Minimalgruppe, „echte Gruppe"; Dyade); Kohäsion.

- Alfermann, D. & Würth, S. (2009). Gruppenprozesse und Intergruppenbeziehungen. In W. Schlicht & B. Strauß (Hrsg.), *Grundlagen der Sportpsychologie. Enzyklopädie der Psychologie, Themenbereich D, Serie V, Band 1* (S. 719–777). Göttingen: Hogrefe.
- Lau, A. & Plessner, H. (2016). *Sozialpsychologie und Sport – Ein Lehrbuch in 12 Lektionen. Aachen: Meyer & Meyer.*
- Schlicht, W., & Strauß, B. (2009). *Sozialpsychologie des Sports*. Göttingen: Hogrefe.

zu Abschn. 6.3.2, *Einflussfaktoren, Persönliche Merkmale*
Zentrale Begriffe: Persönlichkeit; physische Merkmale; Persönlichkeitsfaktoren; Big-Five-Modell; Handlungseigenschaften (Motive, Interessen); Fähigkeiten; Kreativität; Emotionale Kompetenz.

- Asendorpf, J. B., & Neyer, F. J. (2012). *Psychologie der Persönlichkeit* (5., vollst. überarb. Aufl.). Heidelberg: Springer.
- Conzelmann, A. (2009). Differentielle Sportpsychologie. Sport und Persönlichkeit. In W. Schlicht & B. Strauss (Hrsg.), *Grundlagen der Sportpsychologie. Enzyklopädie der Psychologie, Themenbereich D, Serie V: Band 1* (S. 376–439). Göttingen: Hogrefe.

zu Abschn. 6.3.3, *Einflussfaktoren, Entwicklung, Reifung und Lernen*
Zentrale Begriffe: Entwicklung; Lernen; Reifung; Erfahrung; Verhaltenspotenzial.

- Montada, L. (2002). Grundlagen der Entwicklungspsychologie. Fragen, Konzepte, Perspektiven. In: R. Oerter & L. Montada (Hrsg.), *Entwicklungspsychologie*. Beltz PVU, Weinheim.
- Weigelt, M., Krause, D., & Güldenpenning, I. (im Druck). Lernen und Gedächtnis. In J. Schüler, M. Wegner, & H. Plessner (Hrsg.), *Lehrbuch Sportpsychologie – Theoretische Grundlagen und Anwendung*. Heidelberg: Springer.
- Willimczik, K. (2009). Sportmotorische Entwicklung. In W. Schlicht & B. Strauss (Hrsg.), *Grundlagen der Sportpsychologie. Enzyklopädie der Psychologie, Themenbereich D, Serie V: Band 1* (S. 297–373). Göttingen: Hogrefe.

> In diesem Kapitel werden sportpsychologische Faktoren vorgestellt, die entweder in einem Zusammenhang mit der sportlichen Leistung stehen oder diese beeinflussen. Wir geben zunächst einen Überblick, der sich am Grundmodell der psychologischen Verhaltenserklärung orientiert. Danach illustrieren wir diese Perspektive von Sportpsychologie, indem wir näher auf Forschung zur Leistung in Gruppen eingehen.

Ein großer Teil der Sportpsychologie befasst sich mit der Frage, welche psychologischen Faktoren sich (wie) auf die sportliche Leistung auswirken. Man kann sich zum Beispiel dafür interessieren, wie bestimmte sportliche Fertigkeiten möglichst optimal erlernt werden oder wie man sportliche Fertigkeiten dann, wenn's drauf ankommt, optimal abrufen kann. Etwa: Wie lernt man es, so schnell und so gut wie möglich, Fußballelfmeter sicher zu verwandeln? Oder auch: Wie schafft man es, den spielentscheidenden Elfmeter auch dann noch sicher zu verwandeln, wenn im Endspiel der Fußball-Weltmeisterschaft sprichwörtlich die halbe Welt zuschaut? Ein kurzer Überblick zu sportwissenschaftlichen Begriffsfassung von Leistung gibt's vorab im Kasten.

Sportliche Leistung trainingswissenschaftlich auf den Punkt gebracht
Sportliche Leistung *als Voraussetzung* beinhaltet die dem Sportler oder der Sportlerin zu einem bestimmten Zeitpunkt innewohnende Leistungsfähigkeit oder auch den Ausprägungsgrad der Leistungsvoraussetzungen

(z. B. Ausdauer, Kraft, Psyche). Sportliche Leistung *als Prozess* meint das Leisten als die Bewältigung von Anforderungen, Belastungen oder Schwierigkeiten (z. B. schwimmen, laufen). Sportliche Leistung *als Ergebnis* ist das konkrete Leistungsresultat (z. B. ein getroffener Elfmeter), das unter vorher festgelegten Normen (z. B. Tests, Regeln, Wettkämpfe) vollbracht wird.
Zitiert nach Seidel (2017, S. 62).

Wenn man sich für psychische Einflüsse auf die sportliche Leistung interessiert, dann gibt es unterschiedliche Herangehensweisen. Sie unterscheiden sich danach, wie man Theorie involviert.

Eine Form der Herangehensweise beginnt damit, dass Forscherinnen oder Forschern irgendein interessantes Phänomen im Sport auffällt, zum Beispiel dass Elfmeter in wichtigen Spielen mit geringerer Wahrscheinlichkeit verwandelt werden als Elfmeter in unwichtigen Spielen. Dann kann man sich fragen, welche sportpsychologische Theorie oder welche sportpsychologischen Theorien dieses Sport-Phänomen möglicherweise erklären könnten, und man führt sportpsychologische Studien durch mit dem Ziel, möglichst kritisch zu testen, ob die gewählte Theorie bzw. welche Theorie das beobachtete Phänomen tatsächlich erklären kann. In dieser Variante macht man also zuerst eine Beobachtung und dann versucht man diese im Rückgriff auf Theorien zu erklären. Die zweite Herangehensweise funktioniert ganz ähnlich, beginnt aber mit der Theorie. So könnten wir auf eine Theorie stoßen, die grundsätzlich Aussagen über Leistung zulässt, und wenden sie auf die Erklärung sportlicher Leistung an. Gegebenenfalls resultiert daraus, dass wir die Theorie modifizieren oder weiterentwickeln. Der Unterschied zur oben dargestellten Herangehensweise besteht auf jeden Fall darin, dass man zuerst die Theorie hat und sie dann auf die sportliche Leistung anwendet.

Bei beiden Herangehensweisen, die sicher nicht immer trennscharf auseinanderzuhalten sind, besteht das übergeordnete Ziel darin, besser zu verstehen und zu erklären, wie sportliche Leistung zustande kommt. Bei beiden handelt es sich deshalb um **grundlagenwissenschaftliche Forschung** (vgl. Abschn. 3.5).

Viele Sportpsychologinnen und Sportpsychologen legen ihre Forschung aber auch von vorneherein so an, und das ist die dritte Herangehensweise, dass die Ergebnisse vor allem zur Verbesserung von Leistung im Training und im Wettkampf nützlich sein sollen. Natürlich sind Theorien auch hier nützlich und notwendig (vgl. Abschn. 4.2), jedoch geht es hier viel weniger um die Bewährung dieser Theorien, als um die **Entwicklung von Handlungsregeln** oder um die **Entwicklung von operativem Hintergrundwissen.** Wissen über das Zustandekommen sportlicher Leistung wird hier vor allem als Chance zur systematischen Leistungsoptimierung in der Praxis betrachtet. Es geht also um *anwendungsorientierte sportpsychologische Forschung* zur Verbesserung von Leistungshandeln im Sport (vgl. Abschn. 3.5).

7.1 Themenüberblick an Beispielen: Das Grundmodell der Verhaltenserklärung als Ordnungsschema

Es gibt wahnsinnig viele sportpsychologische Studien, die mit Leistung und Leistungsverbesserung zu tun haben. Darüber könnte und muss man ein eigenes Buch schreiben. Natürlich haben Andere das auch schon getan, wir verweisen in den Lesehinweisen hinten auf entsprechende Literatur.

Mit dem, was hier folgt, geht es uns deshalb „nur" um zwei Dinge:

1. Die unzähligen Einzelergebnisse aus sportpsychologischen Untersuchungen, die man im Themenzusammenhang Leistung und Leistungsverbesserung nachlesen und wissen kann, lassen sich mit Hilfe des in Kap. 6 erläuterten Modells zur psychologischen Verhaltenserklärung in eine Ordnung bringen und damit (jeweils, wie auch im Gesamtzusammenhang) besser verstehen: Manche Untersuchungen thematisieren vor allem *innere Vorgänge* und *Persönlichkeitsmerkmale*, manche befassen sich mit leistungsbeeinflussenden *Situationsfaktoren* und einige mit *Veränderung*. Mit Blick auf das Themenfeld Sport, Bewegung und Gesundheit würde das genauso funktionieren (wie auch bei allen anderen).
2. Wir erklären die Anwendung dieses Ordnungsschemas nicht nur abstrakt, sondern illustrieren es mit Beispielen aus aktueller sportpsychologischer Forschung. Die berichteten Untersuchungsergebnisse haben wir so ausgewählt, dass sich (hoffentlich) ein ganz guter *Eindruck über die Themenbandbreite* einstellt.

Schlechte Leistungen und kein Erfolg ohne Sportpsychologie?
Das stimmt ganz sicher nicht. Aber wie groß ist der Einfluss psychologischer Faktoren auf die sportliche Leistung und sportlichen Erfolg? Wie wichtig ist es für Sportlerinnen und Sportler also auch die Psyche zu trainieren?

Sagen wir es mal so: Keiner der beiden Autoren dieses Buches wird jemals ein Tennismatch gegen Roger Federer gewinnen, egal wie gut wir psychologisch drauf sind! Wenn wir beide aber gegeneinander spielen, oder wenn Federer gegen einen ungefähr gleich starken Gegner spielt, dann kann die Psyche den entscheidenden Unterschied machen. Etwas allgemeiner dargestellt ist es also so, dass je geringer (insgesamt in einer Sportart) die nicht auf psychische Faktoren zurückzuführenden Leistungsunterschiede werden, desto größer wird relativ die Rolle psychologischer Faktoren, und umso mehr sollte man sich mit dem Training dieser Faktoren beschäftigen.

7.1.1　Innere Vorgänge: Aufmerksamkeit und Antizipation

Beim Erbringen sportlicher Leistungen spielen **kognitive Prozesse** eine große Rolle. Verarbeitet werden muss sowohl externe Information (Reize aus der Umwelt) als auch interne Information (Information aus dem Gedächtnis oder Körperwahrnehmungen). Zum Beispiel im Handball: Welcher Nebenspieler ist gerade in aussichtsreicher Position und anspielbar? Wo ist mein direkter Gegenspieler? Wie ist unser Kreisläufer heute drauf? Welchen Laufweg wird mein Außenspieler jetzt gleich nehmen?

Um Informationen bewusst wahrzunehmen und zu verarbeiten benötigen Menschen ihr Arbeitsgedächtnis. Dieses hat eine begrenzte Kapazität. Das bedeutet, es kann nicht beliebig große Informationsmengen gleichzeitig verarbeiten. Dadurch wird auch unsere Fähigkeit zur bewussten Wahrnehmung und Verarbeitung begrenzt: Wir können nicht alle Reize aus unserer Umwelt gleichzeitig wahrnehmen, und erst recht können wir sie nicht alle gleichzeitig weiterverarbeiten. Daher muss unser informationsverarbeitendes System im Gehirn irgendwie auswählen, welche Reize vertieft wahrgenommen und eventuell weiterverarbeitet werden. Kognitive Prozesse, die unter dem Begriff Aufmerksamkeit zusammengefasst werden, steuern diese Auswahl. Dafür zahlen wir dann aber den Preis, dass die nicht ausgewählten Reize schlechter oder gar nicht mehr wahrgenommen und so auch nicht tiefer verarbeitet werden können.

Vor allem in den Spiel- und Mannschaftssportarten (z. B. Fußball, Basketball, Ultimate Frisbee, Quidditch) sind die Anforderungen an die Aufmerksamkeit der Sportlerinnen und Sportler sehr groß. Spielsportlerinnen und Spielsportler müssen die Spielerinnen und Spieler der eigenen und der gegnerischen Mannschaft und außerdem noch den Ball im Blick behalten, und sie müssen erkennen, wenn sich die Gelegenheit für eine erfolgreiche Aktion ergibt (z. B. den plötzlich frei stehenden Kreisspieler sehen). Es ist daher nicht überraschend, dass sich zahlreiche sportpsychologische Studien mit den Zusammenhängen zwischen **Aufmerksamkeit und Leistung** befassen. Die sportpsychologische Forschung zur Aufmerksamkeit beruht dabei auf etablierten kognitionspsychologischen Theorien, die für ihren Einsatz im Sport weiterentwickelt werden (Memmert et al. 2020; für eine ausführliche Zusammenfassung). Diese Theorien sind daraufhin optimiert, dass man aus ihnen gezielt Hypothesen über die Rolle der Aufmerksamkeit für sportliche Leistung ableiten und testen kann.

Wenn man sich für den Einfluss der Aufmerksamkeit auf die sportliche Leistung interessiert, dann ist es notwendig, unterschiedliche Typen von Aufmerksamkeit zu unterscheiden. Mittels *selektiver Aufmerksamkeit* gelingt es, aus mehreren zu einem Zeitpunkt vorhandenen Reizen diejenigen auszuwählen, die weiter verarbeitet werden sollen. Beispielsweise könnte ein Torhüter ganz bewusst denjenigen Angreifer im Auge behalten, der aktuell den Ball hat – im Gegenzug die anderen aber vernachlässigen.

Prozesse der *Aufmerksamkeitsorientierung* leisten ganz ähnliches: Hier geht es nicht um die Auswahl eines Reizes aus mehreren, sondern darum, dass die bewusste Verarbeitung auf einen Aspekt eines relevanten Stimulus gelenkt wird. Beispielsweise könnte eine Handball-Torhüterin beim Siebenmeter-Strafwurf vor allem den Hüftbereich der Schützin (während der Wurfbewegung) beobachten, weil Stellung und Bewegungen der Hüfte viel Informationsgehalt haben um vorhersagen zu können, wohin der Wurf wohl platziert wird (siehe auch Antizipation, weiter unten in diesem Buchabschnitt).

Aufmerksamkeitsfokus und Bewegungsausführung

Einen Spezialfall der Aufmerksamkeitsorientierung stellt die Unterscheidung zwischen einem internalen und einem externalen Aufmerksamkeitsfokus während der Bewegungsausführung dar. Bei einem *internalen Aufmerksamkeitsfokus* wird die Aufmerksamkeit auf die Bewegungsausführung und die daran beteiligten Körperteile gelenkt. Zum Beispiel im Tennis: Wie führe ich beim Aufschlag den Arm über Schulterhöhe nach oben? Bei einem *externalen Aufmerksamkeitsfokus* wird die Aufmerksamkeit auf das Ziel der Bewegung bzw. auf die Auswirkungen der Bewegung auf die Umwelt gelenkt: Wohin möchte ich den Ball platzieren? Wo soll er landen?

Theoretischen Hintergrund zur Forschung über die Rolle des Aufmerksamkeitsfokus für die Bewegungsausführung liefert zum Beispiel die *Constrained-Action-Hypothesis* (Wulf et al. 2001). Sie besagt, dass ein internaler Aufmerksamkeitsfokus dazu führt, dass wir Bewegungen mit einem hohen Aufwand an kognitiven Ressourcen *bewusst* zu steuern versuchen. Ein externaler Aufmerksamkeitsfokus führt demgegenüber dazu, dass Bewegungen stärker *automatisiert* kontrolliert werden. Empirische Untersuchungen zeigen, dass ein externaler Fokus sowohl kurzfristig als auch langfristig zu einer besseren Bewegungsausführung und besserem Erlernen von Bewegungen führt (Wulf und Prinz 2001).

Schließlich beschreibt man mit der Fähigkeit zur *geteilten Aufmerksamkeit* noch die Situation, wenn mehrere Reize gleichzeitig berücksichtigt werden müssen (z. B. wenn man mehrere Mitspieler im Auge behalten muss, weil vielleicht einer von ihnen gleich in eine gute Abschlussposition kommen könnte). Hier spricht man dann auch von *Aufmerksamkeitsbreite*: Je breiter die Aufmerksamkeit, desto mehr Reize können gleichzeitig für die Weiterverarbeitung ausgewählt werden.

Inattentional blindness in taktischen Situationen im Sport
Im Fußball oder Handball kommt es oft vor, dass die ballführenden Spieler vor dem Tor scheinbar egoistisch agieren: Obwohl ein anderer Spieler frei stehend in einer besseren Schuss- oder Wurfposition ist, zieht der Ballführende selbst aufs Tor, scheitert, und wird dann für seinen Eigensinn kritisiert. Die Bewertung dieses Verhaltens als egoistisch und die daraus resultierende Kritik rührt daher, dass es den Zuschauenden unmöglich erscheint, dass der ballführende Spieler den frei stehenden nicht gesehen hat. Wahrscheinlich ist es aber sehr viel häufiger als gedacht genau so.

Dieses Phänomen wird in der Sportpsychologie als *Inattentional Blindness (IAB)* bezeichnet und untersucht. Studienergebnisse zeigen, dass IAB umso wahrscheinlicher wird, je strikter die taktischen Vorgaben sind. Wenn Spielerinnen oder Spieler ihre Aufmerksamkeit stark auf das Befolgen taktischer Instruktionen lenken, dann wird es wahrscheinlicher, dass selbst „offensichtlich" frei stehende Mannschaftsmitglieder einfach übersehen werden (Memmert und Furley 2007). Das Dilemma hier ist: Einerseits sollen Sportler und Sportlerinnen die vom Trainer oder der Trainerin vorgegebene Taktik befolgen, wozu sie ihre Aufmerksamkeit auf entsprechende Vorgaben lenken müssen. Andererseits hängt der sportliche Erfolg aber oft davon ab, wie gut es Spielern gelingt unvorhergesehene Ereignisse spontan richtig zu nutzen. Das ist umso schwerer, je stärker sich die Aufmerksamkeitsbreite der Spielerinnen und Spieler durch den Fokus auf taktische Vorgaben eingeschränkt zeigt.

Selektive Aufmerksamkeit, Aufmerksamkeitsorientierung und geteilte Aufmerksamkeit hängen eng mit der sportlichen Leistung zusammen, und sie alle können ins sportartspezifische Training eingebaut werden. Ein Fülle an Ideen, was das praktisch für Sport und Sporttreibende bedeutet, findet sich beispielsweise im Buchkapitel von Memmert et al. (2020).

Sportlerinnen und Sportler müssen aber nicht nur das aktuelle Spielgeschehen wahrnehmen und verarbeiten. Vielleicht noch wichtiger ist ihre Fähigkeit, vorherzusagen, was als nächstes passieren wird. Diese Fähigkeit nennt man **Antizipation**.

Im Sport spielt Antizipation vor allem dann eine Rolle, wenn Dinge sehr schnell passieren. Nehmen wir als ein Beispiel den Elfmeter im Fußball. Bei einem kraftvoll getretenen Elfmeter fliegt der Ball so schnell, dass er die Strecke zwischen Elfmeterpunkt und Tor schon überwunden hat, bevor der Torhüter seine Bewegung zu Ende führen kann. Das bedeutet: Bewegt sich der Torhüter erst, wenn er sehen kann wohin der Ball fliegt, dann wird er den Ball nicht mehr fangen können. Er muss sich also bereits für eine Aktion entscheiden (z. B. den Sprung in die linke untere Ecke), *bevor* der Ball in Bewegung gebracht ist. Er muss antizipieren, wohin der Schütze schießen wird.

Ähnliche Anforderungen gibt es im Tennis, Tischtennis, Badminton, eigentlich überall dort, wo schnelle Reaktionen gefordert sind. Antizipieren ist aber etwas ganz anderes als Raten. Antizipation im Sport bedeutet, dass man aus vorbereitenden Handlungen des Gegners (z. B. Aushol- oder Anlaufbewegungen) erschließt, was gleich geschehen wird. Je besser Sportlerinnen und Sportler antizipieren können, desto besser können sie reagieren, ganz einfach weil ihnen mehr Zeit für die Durchführung der eigenen Bewegung bleibt. Antizipation steht somit in einem direkten Zusammenhang zur sportlichen Leistung, und dementsprechend viele sportpsychologische Untersuchungen werden zur Antizipationsfähigkeit von Sportlerinnen und Sportlern durchgeführt. Manchmal mit großer Bedeutung für die grundlagenwissenschaftliche Forschung (wie funktioniert Antizipation?), manchmal stärker anwendungsorientiert (wie kann man Antizipation trainieren?).

Studien zur Antizipation nutzen oft das *Experten-Novizen-Paradigma* (siehe Kasten) und verbinden dieses mit der sogenannten **Verschlusstechnik** als Forschungsmethode. In der Sportpsychologie unterscheidet man die zeitliche und die räumliche Verschlusstechnik. Stellen wir uns vor, wir untersuchen, wie Torhüterinnen im Fußball die Schussrichtung antizipieren können. Dazu zeigen wir ihnen Videos von einer Spielerin beim Elfmeter und halten die Videos an, bevor der Ball den Fuß der Schützin verlässt. Bei der zeitlichen Verschlusstechnik wird die gezeigte Bewegung zu verschiedenen Zeitpunkten (die mit unterschiedlichen Bewegungsphasen einhergehen) vor Vollendung der Bewegungsaktion angehalten. Bei der räumlichen Verschlusstechnik werden bestimmte Teile des Körpers verborgen (z. B. der Unterschenkel), so dass diese nicht zur Vorhersage genutzt werden können. Die Ergebnisse aus solchen Studien legen nahe, dass Experten besser antizipieren können als Novizen. Das bedeutet zunächst, dass sie die Ausgänge von Handlungen schneller (d. h. zu einem früheren Zeitpunkt der Handlungsausführung) vorhersagen können. Dadurch können sie früher reagieren, was vor allem in schnellen Sportarten entscheidend ist. Darüber hinaus legen Studien nahe, dass Experten nicht nur andere und mehr Informationen nutzen als Novizen, sie verarbeiten diese auch anders.

Die Verschlusstechnik kann genutzt werden, um die Antizipationsleistung zu untersuchen. Sie kann aber auch genutzt werden, um die Antizipationsleistung zu trainieren. Für das **Training der Antizipation** im Sport stehen verschiedene Möglichkeiten zur Verfügung (z. B. Cañal-Bruland 2007; Hagemann und Memmert 2006). Allen Methoden gemeinsam ist das Ziel den Erwerb überlegener Antizipationsleistung zu beschleunigen, so dass Sportlerinnen und Sportler schon früh auf ihrem Weg zur Expertin oder zum Experten gut antizipieren können. Wie groß der Anteil der Antizipation am sportlichen Erfolg letztendlich ist (und damit wie lohnenswert die Trainingsprogramme sind) hängt dabei von der Sportart ab. Je wichtiger schnelle Reaktionen auf Aktionen des Gegners sind, wie zum Beispiel beim Tischtennis oder Tennis, desto wichtiger ist die Antizipation und desto lohnender kann es sein, Zeit in das Training derselben zu investieren.

Was unterscheidet Könner von Anfängern?

Das *Experten-Novizen-Paradigma* ist eine Untersuchungsmethode, die allgemein in der sportpsychologischen Forschung und vor allem in der Antizipationsforschung häufig verwendet wird. Beim Experten-Novizen-Paradigma vergleichen Forscherinnen und Forscher die Leistungen von Menschen, die Erfahrung mit einer Aufgabe haben (Experten) mit der Leistung von Menschen, die keine Erfahrung mit einer Aufgabe haben (Novizen) in eben dieser Aufgabe. Man kann das Experten-Novizen-Paradigma also zum Beispiel nutzen, um zu untersuchen, wie sich Sportlerinnen und Sportler von Nicht-Sportlerinnen und Nicht-Sportlern unterscheiden.

Entsprechende Unterschiede können einerseits durch *Selektionseffekte* entstanden sein (nur Menschen mit einer breiten Aufmerksamkeitsspanne setzen sich in der betreffenden Sportart durch), andererseits können aber auch *Lerneffekte* dahinterstecken (die betreffende Sportart fördert die Aufmerksamkeitsspanne). Die beiden Einflussfaktoren sind manchmal schwer auseinanderzudividieren.

Kritik am Experten-Novizen-Paradigma zielt unter anderem darauf ab, dass sich Sportarten-Experten und -Novizen häufig in mehrerlei Hinsicht unterscheiden und nicht nur darin, dass sie unterschiedliche Erfahrung in der untersuchten Sportart mitbringen (vgl. Furley et al. 2016). Zum Beispiel sind Sportlerinnen und Sportler vermutlich körperlich fitter als Nicht-Sportlerinnen und Nicht-Sportler, was für kognitive Tests problematisch sein kann, in denen die Leistung mit der Ausdauer zusammenhängt (Chaddock et al. 2011). Das erschwert es, Unterschiede im Experten-Novizen-Paradigma ausschließlich durch unterschiedliche Erfahrung in der untersuchten Sportart zu erklären.

7.1.2   Persönliche Merkmale: Relative Age Effect und Händigkeit

Es gibt zahlreiche personale Eigenschaften, die sich auf die sportliche Leistung auswirken. Viele davon sind jedoch nicht primär psychisch und damit eben auch nicht von unmittelbar sportpsychologischem Interesse. Leistungsbestimmend sind zum Beispiel anthropometrische Faktoren wie die Körpergröße und das Körpergewicht: Größere Athletinnen und Athleten sind im Basketball erfolgreicher, Menschen im Straßen-Radrennsport profitieren von weniger Körpergewicht. Den Zusammenhang solcher Faktoren mit der sportlichen Leistung zu untersuchen ist faszinierend, aber nur in weiterem Zusammenhang sportpsychologisch relevant. Bei den beiden im Nachfolgenden betrachteten personalen Eigenschaften ist das anders. Es handelt sich um das Geburtsdatum und die Händigkeit.

Wenn man sich ansieht, wann die Mitglieder von Jugend-Nationalmannschaften Geburtstag haben, dann fällt schnell auf, dass in vielen Sportarten Menschen, die früher im Jahr Geburtstag haben, häufiger in Jugend-Nationalmannschaften vertreten sind als Menschen, die später im Jahr Geburtstag haben (Lames et al. 2008; Musch und Grondin 2001). Dieses Muster nennt man **Relative-Age-Effekt** (RAE). Man findet ihn zum Beispiel im Fußball. Aber haben Kinder, die im Januar, Februar oder März Geburtstag haben, wirklich mehr Fußballtalent als Kinder, die im Oktober, November oder Dezember geboren sind? Statistisch lässt sich der Zusammenhang zwischen dem persönlichen Merkmal Geburtstag und der sportlichen Leistung jedenfalls eindeutig nachweisen.

Also wie kommt es zum RAE? Der Schlüssel zum Verständnis liegt darin, dass der RAE vor allem in *Auswahlmannschaften* auftritt. Das bedeutet in Mannschaften, in denen nicht Jede oder Jeder mitmachen kann, sondern für die man (meistens ziemlich früh im Kindes- oder Jugendalter) nominiert wird, in die man aufgrund *aktueller* Leistungsergebnisse berufen wird.

Für Auswahlmannschaften kommen in der Regel alle Kinder infrage, die innerhalb eines bestimmten Kalenderjahres geboren sind. Gesucht wird nach den Besten eines Jahrganges. Allerdings sind Kinder oder Jugendliche, die früh im Kalenderjahr geboren sind, zum Zeitpunkt der Auswahl im Durchschnitt größer, stärker und vielleicht auch psychisch weiter entwickelt (vgl. Abschn. 6.3.2, Entwicklung, Lernen und Reifung) als Kinder und Jugendliche, die später in diesem Jahr geboren sind. Wahrscheinlich haben die früher im Jahr geborenen Kinder zum Zeitpunkt der Auswahl einen Vorteil, und sie werden deshalb von Sichtungstrainern (und natürlich auch Sichtungstrainerinnen) mit größerer Wahrscheinlichkeit für die Auswahlmannschaft ausgewählt als die später Geborenen. Dann sind sie „im System" und erfahren besondere Förderung, die sie noch besser werden lässt. Dieser Effekt wirkt sich bis ins Erwachsenenalter aus, wenn es keine Unterschiede hinsichtlich Reifung und Entwicklung mehr gibt und die „Spätentwickler" längst wieder zu den „Frühentwicklern" (auch Akzelerierte genannt) aufgeholt haben.

Der RAE ist für den Leistungssport aus verschiedenen Gründen problematisch. Man kann den RAE per se als schlichtweg diskriminierend betrachten. Später im Jahr geborene Kinder haben durch den RAE eine geringere Chance in eine Auswahlmannschaft zu kommen, und das sollte nicht so sein. Aus der Sicht des Leistungssports in Deutschland ist der RAE dramatisch: Er hat nämlich zur Folge, dass den Auswahlmannschaften talentierte Spielerinnen und Spieler entgehen! Es ist sehr wahrscheinlich, dass es so manches Super-Talent, nur weil es Ende Dezember und nicht Anfang Januar geboren wurde, aufgrund des Reifungsnachteils nie in eine Jugend-Auswahlmannschaft geschafft hat und niemals die Chance hatte sich zum Profi weiterzuentwickeln. Außerdem ist es wahrscheinlich, dass der RAE psychologische Auswirkungen sowohl auf die ausgewählten als auch auf die nicht ausgewählten Kinder hat. Beispielsweise kann der RAE zur Demotivierung von später im Jahr geborenen Kindern führen, und er beeinflusst sicherlich auch das Selbstkonzept der früh im Jahr ausgewählten Kinder.

Obwohl der RAE seiner Natur nach kein sportpsychologisches Phänomen ist, spielen psychologische Faktoren eine große Rolle, und er hat psychologische Konsequenzen. Eine psychologische Variable, die in Zusammenhang mit dem RAE interessant wird, ist die Kompetenzwahrnehmung (Musch und Grondin 2001). Früher im Jahr geborene Kinder nehmen sich in ihrer Sportart unter Umständen als kompetenter wahr und lernen entsprechend selbstbewusster aufzutreten. Oder ist es vielleicht sogar dieses Selbstbewusstsein, und eben nicht nur ihre körperliche Reife, das zum RAE führt? Außerdem wirkt sich der RAE dann ja auch umgekehrt auf die Kompetenzwahrnehmung und das Selbstbewusstsein der nicht-ausgewählten Kinder aus. Während die ausgewählten Kinder also immer noch selbstbewusster werden, zweifeln die nicht-ausgewählten vielleicht an ihrer Kompetenz, verlieren die Lust am Sport und verabschieden sich.

Der Vollständigkeit halber wollen wir es aber nicht versäumen auch anzumerken: Natürlich gibt es Artikel, die kritisch hinterfragen, ob es den RAE tatsächlich gibt, und ob die oben dargestellte Erklärung für den RAE zutreffend ist beziehungsweise wäre (Delorme et al. 2010).

Nun zum Thema der **Händigkeit im Leistungssport**: Händigkeit bedeutet, dass jemand seine rechte oder seine linke Hand bevorzugt. Anders gesagt, es geht darum ob man Rechts- oder Linkshänder ist. Wenn man sich ansieht, welcher Anteil der Menschen insgesamt linkshändig ist, und wenn man diesen Anteil dann mit dem Anteil der Linkshändigen unter den besten Athletinnen und Athleten in bestimmten Sportarten vergleicht, dann fällt auf, dass in manchen Sportarten Linkshändige unter den Top-Athletinnen und Top-Athleten deutlich überrepräsentiert sind (Loffing 2017). Zu diesen Sportarten gehört zum Beispiel Tischtennis. Dort gibt es unter den ersten 100 der Weltrangliste signifikant mehr Linkshändige als unter 100 zufällig ausgewählten Menschen.

Für diese Beobachtung sind unterschiedliche Erklärungen denkbar: Zunächst wäre es möglich, dass Linkshänder besser Tischtennis spielen können, dass sie ausdauernder sind oder aus irgendwelchen Gründen besseres taktisches Verständnis haben. Zahlreiche Studien deuten jedoch auf eine andere – sportpsychologische – Erklärung hin: Linkshändige können die Bewegungen von Rechtshändigen gut antizipieren, Rechtshändigen schaffen es aber weniger gut, die Bewegungen von Linkshändigen zu antizipieren. Warum? Nun, die Antwort ist einfach: Es gibt mehr Rechtshändige als Linkshändige im Tischtennis. Alle Tischtennisspieler spielen also viel häufiger gegen Rechtshändige als gegen Linkshändige, und somit *lernen* sie besser, die Bewegungen von Rechtshändigen zu antizipieren. Dadurch sind Linkshänder im Sport für viele ihrer Gegnerinnen und Gegner schlechter antizipierbar, während sie gleichzeitig ihre rechtshändigen Gegnerinnen und Gegner besser antizipieren können. Einen Vorteil für Linkshändigkeit findet man vor allem in sehr schnellen Sportarten, eben weil dort die Antizipation eine besonders große Rolle spielt.

Wie aber sieht es aus mit einem Zusammenhang zwischen Handlungseigenschaften oder Persönlichkeitsfaktoren mit sportlicher Leistung? Wenn wir wüssten, ob und wenn ja welche von diesen persönlichen (psychischen) Merkmalen förderlich für die sportliche Leistung sind, dann könnten wir gezielt Athletinnen und Athleten mit diesen Merkmalen auswählen, und gleichzeitig auch gezielt die unterstützen, bei denen diese Merkmale vielleicht noch nicht ganz so förderlich ausgeprägt sind. Dementsprechend gibt es immer wieder Versuche, auch psychologische Screenings bei der Identifikation von Talenten hinzuzuziehen. Insgesamt lässt sich dazu festhalten, dass es bisher nicht sonderlich viele Studien gibt, mit denen es gelungen ist nachzuweisen, dass solche Persönlichkeitsmerkmale späteren Erfolg im Sport vorhersagen können.

Aber es deutet sich Fortschritt in dieser Richtung an. Beispielsweise wurden in längsschnittlichen Studien Zusammenhänge zwischen sportlichem Erfolg beziehungsweise sportlicher Leistung und Motivationsstilen sowie Selbstkonzept gefunden (z. B. Höner und Feichtinger 2016; zum Selbstkonzept siehe auch Abschn. 10.1.3). Die Autoren untersuchten 2677 Nachwuchsfußballer (U12) aus Talententwicklungsprogrammen des DFB. In diesem Alter gab es zum Beispiel keine bedeutsamen Zusammenhänge zwischen Hoffnung auf Erfolg (siehe auch Abschn. 10.1.1), physischem Selbstkonzept und Besorgnis und den Ergebnissen in (fußballspezifischen) motorischen Leistungstests. Allerdings waren Jugendliche die in der U12 erfolgszuversichtlich, sicher und positiv im Selbstkonzept waren und eine nur geringe Neigung zu übermäßiger Besorgnis hatten, vier Jahre später mit größerer Wahrscheinlichkeit immer noch im DFB-Talententwicklungsprogramm, das heißt sie waren immer noch für eine U16 Verbands-Auswahlmannschaft nominiert.

Sind Spitzenschiedsrichter anders? Die Big Five-Persönlichkeitseigenschaften.

Als Hauptdimensionen von Persönlichkeit unterscheidet das Fünf-Faktoren-Modell (engl. *big five*) die Eigenschaften *Extraversion* (gesprächig, durchsetzungsfähig, energiegeladen vs. ruhig, zurückhaltend, schüchtern), *Verträglichkeit* (mitfühlend, herzlich, freundlich vs. kalt, unbarmherzig, streitsüchtig), *Gewissenhaftigkeit* (organisiert, vorsichtig, verantwortungsbewusst vs. sorglos, leichtsinnig, verantwortungslos), *Neurotizismus* (stabil, zufrieden, ruhig vs. ängstlich, launisch, instabil) und *Offenheit für Erfahrungen* (kreativ, offen, intellektuell vs. oberflächlich, einfach, unintellektuell).

Zu einem Test, mit dem man diese fünf Hauptfaktoren messen kann (der Fragebogen NEO-PI-R; Ostendorf und Angleitner 2004) gibt es Normwerte mit dem sich beurteilen lässt, ob Testergebnisse außergewöhnlich in dem Sinne sind, dass sie in der Bevölkerung selten oder eher häufig vorkommen. Diesen Test füllten im Jahr 2010 alle aktiven Schiedsrichter der 1. Basketballbundesliga in Deutschland aus (vgl. Musick und Brand 2012). Die Ergebnisse zeigen für diese Gruppe von Schiedsrichtern ungewöhnlich hohe Werte in Extraversion (76,1 % aller Menschen, die den Fragebogen vorgelegt bekommen, würden wahrscheinlich geringere Werte haben) und Gewissenhaftigkeit (Prozentrang = 78,6) sowie ungewöhnlich niedrige Werte in Neurotizismus (Prozentrang 23,9). Die Autoren vermuten, dass sich leistungs- und erfolgsförderliche Persönlichkeitseigenschaften im Sport unter Umständen erst auf Spitzenebene (d. h. in der Leistung nach extrem ausselektierten Gruppen) identifizieren und bestätigen lassen.

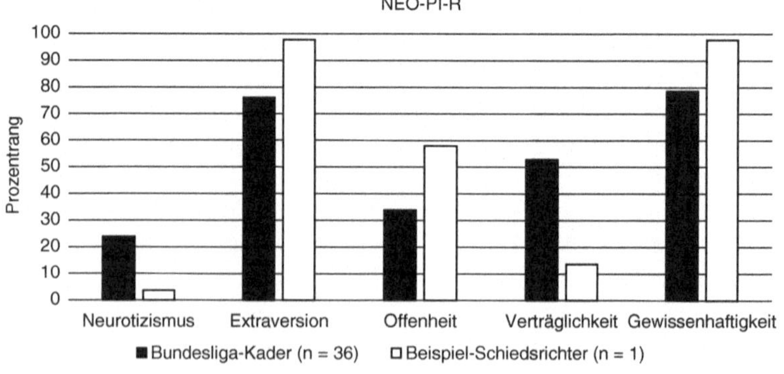

Dass es vergleichsweise wenige Studien gibt, die zeigen können, dass psychologische persönliche Merkmale Vorhersagekraft für späteren (leistungsbedingten) Erfolg im Sport haben, bedeutet jedoch nicht, dass solche Eigenschaften für die Leistung keine Rolle spielen. Tatsächlich scheint es so zu sein, dass die Persönlichkeit in Wechselwirkung mit den situativen Bedingungen sehr wohl einen Einfluss auf die sportliche Leistung hat. Darauf gehen wir weiter hinten näher ein, nachdem wir Situationsfaktoren vorgestellt haben.

7.1.3 Situationsfaktoren: Druck

Es gibt zahlreiche Situationsfaktoren, die sich auf sportliche Leistung auswirken. Manche sind eher physikalischer Natur. Zum Beispiel leiden viele Leistungen darunter, wenn es zu kalt oder zu warm ist (deshalb wurde die FIFA-Fußball Weltmeisterschaft 2022 in Katar auf den ungewöhnlichen Termin November/Dezember verschoben). Andere situative Faktoren sind sozialer Natur: Beispielsweise kann sich die An- oder Abwesenheit von Zuschauenden sowohl positiv als auch negativ auf die Leistung auswirken (siehe Kasten).

> **Individuelle Leistung vor Zuschauenden**
> Manchmal reicht die bloße Anwesenheit anderer Personen aus, dass sich Leistung verbessert oder verschlechtert. Wenn Zuschauenden die jeweilige Anstrengung und den jeweils persönlichen Beitrag jeder Person, die als Teil einer Gruppe gerade etwas leistet oder leisten soll, genau erkennen und beurteilen können (z. B. in Bowling-Mannschaften), dann kommt es bei einfachen (im Sinne von gut beherrschten) Aufgaben eher zu Leistungssteigerung, bei komplexen (weniger gut beherrschten) Aufgaben eher zu Leistungsminderung. In der sozialpsychologischen Literatur (vgl. Zajonc 1965) heißt dieser Effekt *soziale Erleichterung* (engl. *social facilitation*). Wenn die individuellen Leistungsbeiträge in Gruppen nicht voneinander isoliert beurteilt werden können (z. B. im Ruderachter), dann wird bei einfachen Aufgaben Leistungsminderung wahrscheinlich. Diesem Phänomen, *soziales Faulenzen* (engl. *social loafing*), gehen wir weiter hinten, in Abschn. 7.2, noch einmal genauer nach.

Ein in der Sportpsychologie besonders intensiv untersuchtes situatives Merkmal ist Druck. Eine häufig zitierte Definition definiert **Druck** als die Anwesenheit situativer Anreize für optimale oder überlegene Leistung (Baumeister und Showers 1986, S. 362), vor allem in Situationen, in denen es nur eine Chance zur Erbringung dieser Leistung gibt. Ein interessanter und oft übersehener Aspekt dieser Definition ist, dass Druck hier als situatives Merkmal definiert wird, zunächst unabhängig davon, wie er erlebt wird. Druck ist hier also ein nahezu objektives Merkmal einer Situation, nicht subjektives Druckerleben. Dennoch gilt, dass unterschiedliche Menschen Druck unterschiedlich wahrnehmen können, und somit auch unterschiedlich auf die gleiche Drucksituation reagieren können.

Zahlreiche Studien legen nahe, dass Druck sich insgesamt eher negativ auf die sportliche Leistung auswirkt (Beilock und Gray 2007). Dazu gibt es fußballbezogene Forschung: Wenn ein Fehlschuss beim Elfmeter unmittelbar zur Niederlage führt (Jordet und Hartman 2008), wenn ein Schütze spät im Elfmeterschießen antreten muss (Jordet et al. 2007), wenn der Schütze einen besonders hohen Status hat (Jordet 2009a), und wenn eine Mannschaft besonders erfolgreich ist (Jordet 2009b): In all diesen Situationen wächst der Druck und die Elfmeter werden schlechter.

Und kann man auch erklären, warum es zur Verschlechterung von Leistung unter Druck kommt? Dazu wurden schon eine ganze Menge sportpsychologische Experimente geführt. Die legen zum Beispiel nahe, dass Druck zu einer Erhöhung der Zustandsangst führt (jedoch nicht bei allen Menschen gleichermaßen, siehe Abschn. 7.1.4). Erhöhte Zustandsangst wiederum verschlechtert Prozesse der Aufmerksamkeitslenkung und der visuomotorischen Kontrolle. Diese Prozesse sind entscheidend für die erfolgreiche Ausführung von Elfmetern im Fußball oder Freiwürfen im Basketball. Menschen unter erhöhtem Druck empfinden also momentan mehr Angst, zeigen in der Folge andere Blickbewegungen und lenken ihre Aufmerksamkeit weg vom Ziel der Bewegung. Dies wiederum führt zu einer schlechteren Bewegungsausführung (vgl. die Ausführungen zur Constrained-Action Hypothesis in Abschn. 7.1.1). Aus den genannten Befunden lassen sich dann auch konkrete Interventionen zur Verbesserung der Leistung unter Druck ableiten (z. B. sogenannte Quiet-Eye-Trainingsprogramme, mit denen Athletinnen und Athleten trainieren können, unter Druck ihre Blickbewegungen zu kontrollieren; Vine et al. 2012).

7.1.4　Person-Situation Interaktion: Wettkampfangst

Sportliche Leistung hängt natürlich nicht *nur* von personalen Eigenschaften oder *nur* von situativen Faktoren ab, sondern wird auch als Ergebnis der Wechselwirkung (Interaktion) zwischen den beiden besser oder schlechter. In diesem Fall findet man nicht in allen Situationen einen Zusammenhang zwischen der personalen Eigenschaft und der sportlichen Leistung, sondern nur in bestimmten Situationen.

So sagt zum Beispiel das persönliche Merkmale Ängstlichkeit das menschliche Verhalten nicht in Situationen vorher, in denen es keinen Grund gibt Angst zu haben. Passiert aber etwas potenziell Bedrohliches, dann beginnen ängstlichere und weniger ängstliche Menschen sich zu unterscheiden. Tatsächlich beruhen viele persönlichkeitspsychologische Theorien auf der Grundannahme einer **Person-**

Situation Interaktion: Psychologische Personenmerkmale kommen vor allem dann zum Tragen und werden für Verhaltensvorhersagen relevant, wenn Persönlichkeitsmerkmale durch situative Hinweisreize „angesprochen" werden.

Auswirkungen von solchen Wechselwirkungen auf Leistung werden für verschiedene persönliche Merkmale berichtet, darunter Selbstkontrollkraft (Englert und Bertrams 2012), Narzissmus (Geukes et al. 2012), Extraversion (Graydon und Murphy 1995) und Ängstlichkeit (Froese 2011). In den vergangenen Jahren hat insbesondere die Forschung zu Wettkampfangst und Wettkampfängstlichkeit stark zugenommen. Sie basiert im Wesentlichen auf der Unterscheidung zwischen Angst als Eigenschaft und Angst als Zustand.

Persönlichkeitseigenschaften und Zustände

Unter dem englischen Psychologie-Fachausdruck *State* versteht man den aktuellen Zustand einer Person in einer konkreten Situation. Demgegenüber bezeichnet man generelle, stabile Temperaments- und Persönlichkeitseigenschaften, von denen angenommen wird, dass sie das Verhalten über unterschiedliche Situationen hinweg beeinflussen, als *Traits* (engl.; der Begriff wird genau so auch in der deutschen Fachsprache genutzt). Traits sind dimensionale Konstrukte, d. h. man nimmt an, dass alle Menschen hinsichtlich verschiedener Traits beschrieben werden können, und sie sich nur in der Ausprägung der jeweiligen Traits unterscheiden.

Als **Wettkampfangst** bezeichnet man die akute emotionale Reaktion auf eine bedrohliche oder als bedrohlich empfundene Wettkampfsituation. Das persönliche Merkmal **Wettkampfängstlichkeit** ist dann die individuelle und bereichsspezifische Neigung, sportliche Wettkampfsituationen als bedrohlich einzuschätzen und in solchen Situationen mit erhöhter Zustandsangst zu reagieren.

Für die sportpsychologische Forschung und Praxis hast sich die zum Beispiel in dieser Beziehung zwischen Wettkampfängstlichkeit (Trait) und Wettkampfangst (State) zum Ausdruck kommende **Trait-State Hypothese** (Spielberger 1972) als nützlich erwiesen: Dementsprechend lässt sich nämlich aus der Wettkampfängstlichkeit (die kann man „immer", z. B. auch mal während des Trainings messen) auf die wahrscheinliche Ausprägung von Wettkampfangst kurz vor oder während Wettkämpfen (wenn Messungen eben nicht mehr unproblematisch durchgeführt werden können) schließen.

Die **multidimensionale Theorie von Wettkampfangst** (Martens et al. 1990) postuliert, dass sowohl Wettkampfangst als auch Wettkampfängstlichkeit in eine somatische Komponente (bezeichnet das Erleben von körperlichen Angstanzeichen, z. B. Herzklopfen) und in eine kognitive Komponente (äußert sich in sorgenvollen Gedanken) unterschieden werden sollten. Das *Wettkampf-Angst-Inventar* (Brand et al. 2009) enthält deutschsprachige sportpsychologische Fragebögen zur Messung dieser Konstrukte.

Mit Blick auf den Zusammenhang zwischen **Wettkampfangst und Leistung** (Angst-Leistungs-Zusammenhang) geht die genannte multidimensionale Theorie davon aus, dass sich die somatische Wettkampfangstkomponente umgekehrt U-förmig zur Leistung verhält (zu wenig und zu viel somatische Wettkampfangst wirken sich ungünstig auf die Leistung aus, mittlere somatische Wettkampfangst ist optimal), während die Besorgniskomponente in umgekehrt linearem Zusammenhang mit der Leistung steht (je weniger Besorgnis desto besser die Leistung).

7.1.5 Veränderung: Sportkarrieren

Leistungssportlerinnen und Leistungssportler entwickeln sich, Karrieren entwickeln sich. Wer macht denn überhaupt Karriere im Sport, ist also in diesem Teil seines Lebens besonders erfolgreich? Was macht es mit Sportlerinnen und Sportlern, wenn sie die gewohnte Leistung (vielleicht altersbedingt) irgendwann nicht mehr bringen und sich die **Sportkarriere** dem Ende zuneigt? Natürlich gibt es sportpsychologische Forschung, die sich auch mit solchen Veränderungsprozessen (und zahlreichen anderen außerdem) beschäftigt hat. Man tat und tut dies vor allem im Rückgriff auf entwicklungspsychologische Modelle. Ein besonderes Kennzeichen der auf Leistungssport bezogenen Untersuchungen ist dabei allerdings, dass sich die hier diskutierten Modelle nicht so sehr an altersverbundenen Entwicklungsstadien, sondern zum Beispiel an Erklärungsvorschlägen zu typischen Karriereübergängen (Transitionen) orientieren (vgl. Alfermann und Würth 2009).

In **Transitionsmodellen** werden entwicklungspsychologische Konzepte wie Statuspassagen (z. B. Übergang in den Lebensabschnitt Elternschaft), kritische Lebensereignisse (z. B. schwere Verletzungen) oder Entwicklungsaufgaben (z. B. Ablösung vom Elternhaus) genutzt, um die Bedingungen, Begleitumstände und Konsequenzen von glückenden und problematischen Karriereübergängen näher zu analysieren. Transitionen können als Anpassungsproblematiken und damit potenzielle sportpsychologische Beratungsanlässe begriffen werden. Beratungsprogramme wurden vor allem für die Phase des Karriereendes entwickelt (z. B. Anderson und Morris 2000).

Das **Erleben des eigenen Karriereendes** und möglicherweise damit verbundene Schwierigkeiten, scheinen im Wesentlichen von drei Faktoren abzuhängen: Erstens der Ursache des Karriereendes (normativ, im Sinne von geplant oder vorhersagbar vs. non-normativ, im Sinne von ungeplant und plötzlich). Zweitens den in der Phase des Karriereendes zur Verfügung stehenden personalen und sozialen Bewältigungsressourcen der Sportlerin oder des Sportlers, und drittens, den individuellen Voraussetzungen des Athleten oder der Athletin, wie zum Beispiel die Berufsbildungsalternativen in der Nachkarriere.

Empirische Untersuchungen zeigen, dass bei circa 20 % aller Leistungssportlerinnen und -sportler zum Karriereende hin starke psychische Anpassungsprobleme auftreten (Lavallee et al. 2000). Etwa der Hälfte scheint die Anpassung an die veränderten Lebensumstände in der Nachkarriere vergleichsweise problemlos zu gelingen (Alfermann et al. 2004). Bei den übrigen Athletinnen und Athleten variiert die zur Neuanpassung notwendige Zeitdauer, unter Umständen kulturell bedingt, sehr stark (zwischen 8 und 19 Monaten; z. B. Stambulova et al. 2007).

Eine interessante Fortführung dieser doch eher auf leistungssportliche Karrieren bezogene Arbeiten hin zu einem Modell, das Sportpartizipation auch abseits dieses besonderen Bereiches von Sport beschreibt, ist das in Abb. 7.1 zusammengefasste Phasenmodell nach Jean Côté (1999). Wesentlich für dieses Modell ist die

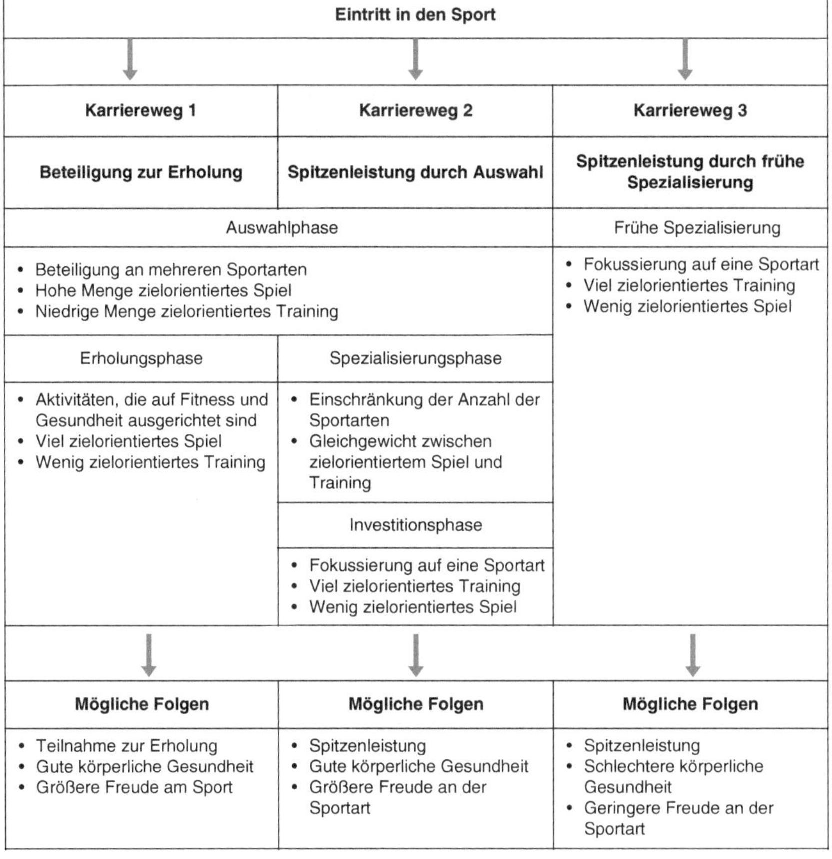

Abb. 7.1 Modell der Karriereentwicklung im Sport (vgl. Stoll et al. 2010)

Vorstellung, dass nach Eintritt in den Sport (also in eine Sportkarriere im weiteren Sinne) drei Karrierewege unterschieden werden können (*Beteiligung zur Erholung, Spitzenleistung durch Auswahl, Spitzenleistung durch frühe Spezialisierung*), die sich wie in der Abbildung gezeigt, nach unterschiedlichen Karrierephasen mit je unterschiedlichen möglichen (wahrscheinlichen) Folgen unterteilen lassen.

Direkt an das Modell angelehnte Untersuchungen zeigen, dass sich das Modell sehr gut zur Entwicklung sportpsychologischer Untersuchungsfragestellung nutzen lässt (z. B. Baker 2003). Bemerkenswert ist, dass es immer mehr empirische Untersuchungen gibt, die nahelegen, dass eine frühe Sportartenspezialisierung tatsächlich mehr Nachteile als Vorteile für späteres erfolgreiches und dabei gesundes Sporttreiben bereithalten könnte (Jayanthi et al. 2013).

7.2   Vertiefung: Leistung in der Gruppe

Sportliche Leistung wird oft in Gruppen erbracht, etwa in Mannschaften, Staffeln, Kampfgerichten, um noch einmal einige zu nennen. Weiter oben im Text haben wir schon einmal angedeutet, dass Menschen unter bestimmten Voraussetzungen in Gruppen weniger leisten, als man erwarten könnte, wenn man die individuelle Leistungsfähigkeit dieser Menschen kennt; unter anderen Voraussetzungen ist es möglich, dass Menschen in Gruppen mehr leisten, als man auf Basis ihrer Einzelleistungen erwarten würde. Kann man das erklären und dazu Vorhersagen machen?

Ja, kann man. Aber dazu müssen wir uns vorweg noch ein paar andere Dinge anschauen. Zum Beispiel, was genau vergleichen wir, wenn wir Einzelleistungen mit **Gruppenleistungen** vergleichen, oder wenn wir die Leistung in Gruppen unterschiedlicher Größe vergleichen? Wenn man in der Sportpsychologie davon spricht, dass die Leistung in der Gruppe zunimmt oder abnimmt, dann vergleicht man in der Regel nicht die absoluten, sondern die relativen Gruppenleistungen. Stellen wir uns vor, fünf Studentinnen nehmen an einer Tauziehaufgabe teil. Jede Studentin zieht einmal alleine am Tau, und wir messen die Kraft (Einzelleistung). Dann ziehen alle Studentinnen gemeinsam am Tau, und wieder messen wir die Kraft (Gruppenleistung). Jetzt vergleichen wir die Summe der Einzelleistungen mit der Gruppenleistung. Ist die Gruppenleistung größer als die Summe der Einzelleistungen, dann nehmen wir leistungsförderliche Gruppeneffekte an. Ist die Gruppenleistung geringer als die Summe der Einzelleistungen, dann wären das leistungshemmende Gruppeneffekte. Vergleichen wir unterschiedliche Gruppengrößen miteinander, dann wird die gesamte Gruppenleistung an der Anzahl der Gruppenmitglieder relativiert, das heißt es wird die durchschnittliche Leistung pro Gruppenmitglied berechnet.

Beispielsweise wird in Studien zum sozialen Faulenzen (siehe unten) berichtet, in Zweiergruppen habe die Leistung 82 % und in Fünfergruppen nur noch 74 % betragen (Latané et al. 1979). Das bedeutet, im Schnitt haben die Teilnehmenden in der Zweiergruppe mit 82 % ihrer Einzelleistung gezogen und in der Fünfergruppe nur noch mit 74 %. Trotzdem zieht die Fünfergruppe natürlich insgesamt stärker als die Zweiergruppe und würde ein Tauziehen locker gewinnen. Weil es im Sport ja nun aber so ist, dass bei Wettbewerben fast immer gleich große Gruppen gegeneinander antreten, haben die Trainerinnen oder Trainer einen Vorteil, die es schaffen, mehr Prozent Leistung aus dem einzelnen Gruppenmitglied herauszukitzeln. Wie man das schaffen könnte, das wäre vielleicht eine der vielen möglichen anwendungsbezogenen Fragen, die sich anhand sportpsychologischer Forschungsergebnisse besser beantworten lässt.

7.2.1 Koordination oder Motivation: Woran liegen Leistungsunterschiede?

Unterschiede zwischen Einzelleistung und Gruppenleistung beziehungsweise Leistungsunterschiede zwischen Gruppen unterschiedlicher Größen können sowohl koordinative als auch motivationale Ursachen haben. Wie kann man koordinative und motivationale Ursachen für Leistungsunterschiede auseinander halten?

Der **Ringelmann-Effekt** beschreibt die Beobachtung, dass die Gruppenleistung (nicht die Gesamtleistung, sondern die Einzelleistung in der Gruppe) abnimmt, je größer die Gruppe wird (Ringelmann 1913). Je mehr Ochsen an einem Pflug ziehen und je mehr Menschen an einem Tau ziehen, desto weniger stark zieht der einzelne Ochse oder Mensch (Ringelmann war Agrarwissenschaftler, daher die Ochsen). Ringelmann führte den beobachteten Leistungsabfall darauf zurück, dass mit zunehmender Gruppengröße die *Koordination* der ansetzenden Kräfte nicht mehr passt (und für Menschen schwieriger wird; den Ochsen ist das wahrscheinlich ziemlich egal). Wenn nicht alle perfekt in die gleiche Richtung ziehen, dann muss die Zugkraft geringer werden als die Summe der einzelnen Kräfte. Dieser Effekt wird noch verstärkt, wenn Menschen beim Tauziehen über die Füße der Gruppenmitglieder stolpern. Allgemein formuliert sollte also die Gruppenleistung sinken, je schwieriger es wird, die Leistung in der Gruppe zu koordinieren.

Aber könnte der genannte Leistungsabfall auch *motivationale* Ursachen haben? Strengen sich Menschen umso weniger an, je mehr Menschen gemeinsam am Tau ziehen? Einige Jahrzehnte lang war diese Frage schwer zu klären, weil niemandem eine gute Idee einfiel, wie man koordinative und motivationale Ursachen für den beobachteten Leistungsabfall voneinander trennen kann. Um diese Frage zu lösen benötigte man eine Aufgabe, in der mehrere Menschen gemeinsam eine Leistung erbringen können, koordinative Verluste aber ausgeschlossen sind.

Dieses Problem konnte erst gelöst werden, als Ingham und Kollegen die Pseudogruppe erfanden: Pseudogruppe bedeutet, dass die Teilnehmer und Teilnehmerinnen an der Studie glauben, sie würden in einer Gruppe arbeiten (in diesem Fall an einem Tau ziehen), während sie in Wirklichkeit alleine sind (Ingham et al. 1974). Zum Beispiel baten Latané und Kollegen die Teilnehmerinnen und Teilnehmer an ihrer Studie, so laut wie möglich zu schreien, so als würden sie jemanden anfeuern (Latané et al. 1979). In einer Bedingung waren die Teilnehmerinnen und Teilnehmer alleine, in der anderen glaubten sie, dass sie in einer Gruppe schrien. Weil sie Augenbinden und Kopfhörer trugen, konnten sie nicht sehen, wie viele Leute wirklich mit ihnen zusammen waren. Der Witz an der Sache war, dass sie in beiden Bedingungen ganz alleine schrien – die beiden Bedingungen waren also identisch. Wenn jetzt Unterschiede zwischen den beiden Bedingungen auftraten, dann konnten sie keine koordinativen Ursachen haben, sie mussten auf psychologische Ursachen zurückzuführen sein. Genau dieser Fall trat ein: Die Lautstärke der Studienteilnehmerinnen und Studienteilnehmer in der Pseudogruppe war geringer als in der Einzelbedingung, selbst dann wenn sie glaubten zu zweit zu sein. Je größer die vorgestellte Gruppe, umso geringer die Lautstärke der einzelnen Schreienden. Ähnliche Befunde berichteten Ingham und Kollegen für das Tauziehen in Pseudogruppen (1974). Die Studien von Ingham und Kollegen beziehungsweise Latané und Kollegen sind ein gutes Beispiel dafür, wie in der psychologischen Forschung die Beantwortung einer bestimmten Fragestellung manchmal an die Erfindung einer bestimmten Studienanordnung geknüpft ist. Die Pseudogruppe ist so einfach wie aussagekräftig; und deshalb ist sie so genial.

In Abgrenzung zum Ringelmann-Effekt wurde der Leistungsabfall in den Pseudogruppen **soziales Faulenzen** (engl. *social loafing*) genannt. Allgemein bezeichnet soziales Faulenzen einen Leistungsabfall in der Gruppe, der nicht auf Koordinationsverluste zurückzuführen ist. Im Besonderen spricht man von Sozialem Faulenzen, wenn der Effekt *nicht* das Resultat bewusster Abwägungen ist und in Situationen auftritt, in denen die Einzelleistung schwer zu identifizieren ist.

Beim Tauziehen zum Beispiel ist es schwer zu sagen, wie sehr sich einzelne anstrengen, beim Tanzen in der Gruppe hingegen schon deutlich leichter. Soziales Faulenzen wird abgegrenzt vom Trittbrettfahren und vom Gimpel-Effekt (vgl. Lau und Plessner 2016).

Trittbrettfahren (engl. *free riding*) kennen wir alle aus der Schule und dem Studium: Kaum geht's an die Arbeit, halten sich einige Gruppenmitglieder bewusst zurück und lassen die anderen die Arbeit machen. Man könnte die Gedanken von Menschen beim Trittbrettfahren etwa so charakterisieren: „Tauziehen ist anstrengend, ich bin nicht der stärkste, und die anderen merken sowieso nicht wie stark ich ziehe – da halte ich mich lieber zurück!" Der **Gimpel-Effekt** (engl. *sucker effect*) beschreibt eine Situation, in der einzelne Gruppenmitglieder sich *bewusst* zurückhalten, weil sie davon ausgehen, dass die anderen Gruppenmitglieder auch nicht alles geben. Etwa so: „Warum sollte ich mich beim Tauziehen anstrengen, wenn die anderen es auch nicht machen?" Demgegenüber steht der **Köhler-Effekt**, auf den man sich auch mit dem Ausdruck Soziale Kompensation beziehen kann. Mit ihm ist gemeint, dass einzelne Gruppenmitglieder sich besonders anstrengen, um die (vermeintlich) schlechtere Leistung anderer Gruppenmitglieder auszugleichen. Dadurch steigt die Gruppenleistung im Vergleich zur Summe der Einzelleistungen. Zum Beispiel: „Wenn ich mit denen in der Mannschaft bin, muss ich's wohl alleine machen!" Ebenso wie das soziale Faulenzen werden Trittbrettfahren, Gimpel- und Köhler-Effekt auf motivationale Ursachen zurückgeführt.

Manchmal ist die Gruppenleistung also höher als die Einzelleistung, manchmal niedriger. Diese Unterschiede sollen motivationale Ursachen haben. Aber wie kann man die Schwankungen und Unterschiede erklären? Wie immer wenn wir etwas erklären wollen, brauchen wir eine Theorie!

7.2.2 Das Collective Effort Model: Leistungsunterschiede in der Gruppe erklären

Das Collective Effort Model (CEM) ist ein theoretischer Ansatz zum Verständnis von Motivation bei Gruppenaufgaben (Karau und Williams 1993). Das CEM nimmt an, dass die Motivation jeder einzelnen Person in einer Gruppe von den drei Faktoren Erwartung, Instrumentalität und Valenz abhängt. Unter *Erwartung* versteht man die Annahme, dass hohe Anstrengung zu guter Leistung führt. Unter *Instrumentalität* versteht man allgemein die Wahrnehmung, dass gute Leistung zu guten Ergebnissen führt. Im Besonderen gehört dazu, wie wichtig eine einzelne Person ihren Beitrag zur Gruppenleistung einschätzt. Unter *Valenz* versteht man, wie wertvoll eine einzelne Person das Erreichen des Gruppenziels einschätzt, bzw. wie wichtig ihr das Erreichen des Gruppenziels ist. Je positiver diese drei Faktoren ausgeprägt sind, desto höher wird die Motivation, sich in der Gruppe anzustrengen.

Das CEM erlaubt es, systematisch die Erwartung, die Instrumentalität und die Valenz in Bezug auf unterschiedliche Leistungssituationen zu vergleichen: Zum Beispiel Einzelleistung versus Gruppenleistung, unterschiedliche Gruppengrößen, unterschiedliche Gruppenzusammensetzungen oder unterschiedliche Wettkämpfe.

Das CEM sagt vorher, dass der Faktor *Instrumentalität* umso geringer ausgeprägt sein sollte, je mehr Menschen gemeinsam eine sportliche Leistung erbringen. Wenn ich alleine am Tau ziehe, dann ist meine Instrumentalität maximal. Meine Leistung alleine ist ausschlaggebend dafür, ob ich gewinne oder ob ich verliere. Je mehr Leute mit mir gemeinsam am Tau ziehen, desto geringer ist mein Beitrag zur Gesamtleistung und desto weniger motiviert sollte ich sein. Das CEM erklärt damit schon einmal den Befund, der früher schon in den Studien zum sozialen Faulenzen beobachtet wurde: Je mehr Leute, desto geringer die individuelle Anstrengung.

Das CEM erklärt und erlaubt zusätzlich (u. a.) aber auch noch Vorhersagen zur Gruppenleistung in Abhängigkeit von Homogenität oder Heterogenität in der Gruppenzusammensetzung. Wenn eine Gruppe vollständig homogen ist (zum Beispiel wenn alle Mitglieder der Tauzichmannschaft exakt gleich stark sind), dann sollten alle Mitglieder die gleiche Instrumentalität empfinden: Alle sind gleich wichtig für den Erfolg. Je heterogener die Gruppe wird, desto unterschiedlicher sollten die Mitglieder die Instrumentalität auf Ebene der Gruppenmitglieder empfinden: Die starken Gruppenmitglieder sind stärker motiviert (weil ihr Beitrag wichtiger scheint), während die schwächeren weniger stark motiviert sind (weil ihr Beitrag weniger wichtig scheint). Dieser Mechanismus liegt vermutlich dem oben dargestellten Köhler-Effekt (soziale Kompensation) zugrunde.

Homogene Gruppen: Geht es immer nur um Maximierung der Leistung?
Dem *Collective Effort Modell (CEM)* zufolge sollten in leistungsheterogenen Gruppen (also in Gruppen mit leistungsstarken und leistungsschwachen Mitgliedern) die schlechteren Mitglieder weniger motiviert sein. Dieser Befund scheint intuitiv sinnvoll: Wenn ich überhaupt nicht Fußball spielen kann und in eine Mannschaft mit hervorragenden Fußballern gesteckt werde, dann versuche ich vermutlich den anderen nicht im Weg zu stehen und bringe mich darüber hinaus nicht wesentlich ins Spiel ein. Wenn ich also *jeden* individuellen Beitrag zur Gruppenleistung maximieren will, dann spricht vieles dafür, möglichst leistungshomogene Gruppen zu erstellen.

Gleichzeitig sollte man aber berücksichtigen, dass Gruppen im Sport oftmals nicht ausschließlich die Maximierung jeder individuellen Leistung zum Ziel haben. Beispielsweise könnte ich im Sportunterricht explizit das Ziel verfolgen, dass leistungsschwächere von leistungsstärkeren Schülerinnen und Schülern lernen; oder umgekehrt, dass leistungsstärkere Schülerinnen und Schüler lernen, den schwächeren etwas beizubringen. Vor allem im

Sportunterricht gibt es außerdem Möglichkeiten, explizit die Instrumentalität der leistungsschwächeren Schülerinnen und Schüler zu erhöhen. Beispielsweise gibt es Spiele, bei denen vor einem Tor zuerst einmal alle im eigenen Team am Ball gewesen sein müssen, oder in denen die Anzahl der Tore mit der Anzahl unterschiedlicher Schützen multipliziert wird. Die drei im CEM beschriebenen Faktoren können also gezielt beeinflusst werden, um die Motivation in der Gruppe zu erhöhen. Dies gilt für Mannschaften im Wettkampfsport und im Sportunterricht ebenso wie für Arbeitsgruppen im Beruf oder im Studium.

Es ist wichtig im Kopf zu behalten, dass das CEM nicht direkt die Leistung, sondern die Motivation bei Gruppenaufgaben erklärt. In Situationen oder Aufgaben, bei denen die individuelle Leistung primär von der Motivation abhängt, kann das CEM also indirekt über die Motivation auch die Leistung erklären. In Situationen aber, in denen die individuelle Leistung nicht primär von der Motivation abhängt, kann das CEM die Leistung nicht mehr erklären oder vorhersagen. Anders gesagt: In dem Ausmaß, in dem der Unterschied zwischen Einzel- und Gruppenleistung (oder der Unterschied zwischen der Leistung in verschiedenen Gruppengrößen) von der Motivation abhängt, kann man diese Unterschiede mittels des CEM erklären.

Es ist sicherlich kein Zufall, dass die meisten Studien zur Gruppenleistung Aufgaben wie Klatschen, Tauziehen, oder Schwimmstaffeln verwenden. Bei diesen Aufgaben ist die Gruppenleistung einfach die Summe der in der Gruppe erbrachten Einzelleistungen, und Unterschiede zwischen Einzel und Gruppe sollten somit hauptsächlich von der Motivation abhängen. Es gibt jedoch auch Gruppenaufgaben oder Sportarten, in denen die einzelnen Mitglieder stärker interagieren (z. B. Fußball, Tennisdoppel) oder in denen sie unterschiedliche Teilaufgaben haben (z. B. Baseball, American Football). Tab. 7.1 hilft hier Überblick zu behalten.

Je stärker die Interaktion, desto bedeutsamer werden wieder die koordinativen Ansprüche an die Gruppenleistung; und je stärker die Spezialisierung in Teilaufgaben, desto schlechter kann man die Einzelleistungen in der Gruppe aufaddieren. Für solche Sportarten eignet sich die einfache Herangehensweise wie oben beschrieben (aufaddieren der einzelnen in der Gruppe erbrachten Leistungen zur Gruppenleistung und erklären von Leistungsunterschieden über die Motivation) nicht mehr gut.

Tab. 7.1 Typologie von Gruppenaufgaben im Sport im Hinblick auf Leistung

Aufgabentyp	Verhältnis Einzelleistung zur Gruppenleistung	Form der Zusammenarbeit	Beispiel
Additiv	Die Gruppenleistung wird aus individuell abgerechneten Einzelleistungen zusammenaddiert	Unabhängig	Mannschaftswettkampf im Bowling
Kompensatorisch	Die Gruppenleistung ist Durchschnitt der Einzelleistungen	Unabhängig	Leistungsbewertung durch eine Kampfrichtergruppe (z. B. im Gerätturnen)
Konjunktiv nicht teilbar	Die Gruppenleistung ist gleich dem schlechtesten Einzelabschneiden	Koagierend	Tennisdoppel
Konjunktiv teilbar	Die Gruppenleistung kann besser als der schlechteste Einzelbeitrag ausfallen	Interagierend	Fußball
Disjunktiv	Letztlich zählt nur die beste Einzelleistung	Proagierend	Gewinn der Einzelwertung im Straßenradrennen (z. B. Etappensieg bei der Tour de France)

Wenn man gute sportpsychologische Forschung machen will (um entweder die Vorhersagen des CEM testen oder Phänomene aus dem Sport zu erklären) dann ist es also enorm wichtig sich die zu analysierende Situation im Sport ganz genau anzuschauen: Wie kommt die Gruppenleistung im konkreten Fall zustande? Hat die Motivation einen bedeutsamen Einfluss auf Leistungsunterschiede? Welche Rolle spielen Kondition, Koordination und Interaktion? In manchen Studien sind Autoren an diesem Punkt sorgfältig, in anderen weniger. Wir stellen selbstverständlich eine der sehr gut gelungenen Studien vor.

Hüffmeier und Hertel (2011) untersuchten, ob sich die Leistungen (Zeiten) von Schwimmerinnen und Schwimmern bei Olympischen Spielen unterscheiden je nachdem ob sie in Einzelrennen oder in Staffeln erbracht werden und ob sie sich mit dem CEM sportpsychologisch erklären lassen. Die Autoren nahmen an, dass der Sieg in der Staffel eine größere Wertigkeit besitzt als der Sieg im Einzel (offensichtlich kannten sich die Autoren gut im Sport aus, genau so wird das unter Schwimmerinnen und Schwimmern nämlich „gelebt"). Die Valenz sollte also in der Staffel größer sein als im Einzel, und deshalb sollten Schwimmerinnen und Schwimmer in der Staffel motivierter sein und sich mehr anstrengen. Außerdem gingen sie davon aus, und das ist die noch einmal spannendere Vorhersage, dass die Motivation jedes einzelnen Schwimmers oder Schwimmerin von der Startposition in der Staffel abhängen sollte. Konkret nahmen die Autoren an, dass die Motivation von der ersten bis zur vierten Startposition zunehmen sollte. Diese Hypothese begründen sie mit dem Faktor Instrumentalität. Etwa „Wenn ich der erste Schwimmer bin und nicht meine optimale Leistung abrufe, dann gibt es immer noch drei andere, die diese Schwäche wieder gut machen können. Je später ich in der Staffel schwimme, desto weniger andere Schwimmer können eventuelle Patzer wieder ausgleichen." Die letzte Person in der Staffel sollte dementsprechend die mit Abstand größte Instrumentalität wahrnehmen. Bei ihm oder ihr sollte die Leistung im Einzelrennen am wenigsten gegenüber der im Staffelrennen abweichen. Er oder sie kann und muss alle eventuellen Schwächen der zuvor gestarteten ausgleichen, darf sich aber keine eigenen erlauben.

In Einklang mit ihrer ersten Hypothese fanden Hüffmeier und Hertel tatsächlich, dass bei den Olympischen Spielen 2008 in Peking die Schwimmzeiten in der Staffel im Durchschnitt signifikant schneller waren als im Einzel. Auch die zweite Hypothese ließ sich erhärten. Im Vergleich zu ihrer Einzelzeit waren vor allem die Schwimmerinnen und Schwimmer am Ende der Staffel (Position 4 der Startreihenfolge) schneller. Gleichzeitig konnten sie mittels einer zusätzlichen Fragebogenstudie zeigen, dass Schwimmerinnen und Schwimmer tatsächlich mehr Instrumentalität wahrnehmen, je später sie in der Staffel schwammen.

Die Studie von Hüffmeier und Hertel (2011) ist erwähnenswert, weil sie eben nicht „nur" Tauziehen oder Anfeuern im Labor untersucht, sondern auf Leistungen von Spitzensportlern bei Olympischen Spielen, d. h. in „echten" Wettkämpfen beruht! Das steigert die externe Validität der Untersuchungsergebnisse (vgl. Abschn. 5.2). Viele mögliche Kritikpunkte an sportpsychologischen Studien greifen also nicht, zum Beispiel dass die Teilnehmerinnen und Teilnehmer Studierende waren und keine „echten" Athletinnen und Athleten, dass die Teilnehmerinnen und Teilnehmer nicht besonders motiviert waren oder dass keine „echte" sportliche Leistung erfasst wurde. Dafür gibt es bei dieser Studie – wie bei allen Feldstudien, die keine randomisierten und kontrollierten Experimente sind – aber natürlich Einschränkungen bei der internen Validität (vgl. Abschn. 5.2). Deshalb kann man den grundsätzlichen Kritikpunkt, dass die beobachteten Leistungsunterschiede auch auf andere, im Rahmen der Studie nicht erhobene Ursachen zurückgeführt werden könnten (also nichts mit dem CEM und Psychologie zu tun haben) nichts weiter sagen. Ebenso ist offen, ob und wie sich die Ergebnisse auf andere Schwimmwettkämpfe oder gar andere Sportarten übertragen lassen.

In der Gruppe stark oder einzeln schwach: Was ist der Vergleichsstandard?

Interessanterweise wird in sportpsychologischen Studien zur Leistung in der Gruppe immer die Einzelleistung als Vergleichsstandard genommen. In Studien, in denen die Gruppenleistung geringer ist als die Summe der Einzelleistungen wird folgerichtig ein Leistungsabfall in der Gruppe diagnostiziert, und es wird überlegt, woran dieser liegt und wie man ihn verhindern kann. In Studien, in denen die Gruppenleistung größer ist als die Summe der Einzelleistungen wird der gleichen Logik folgend eine *Leistungssteigerung in der Gruppe* diagnostiziert. Die Diskussion dreht sich dann darum, die Steigerung zu verstehen.

Tatsächlich könnte man ja aber auch von einem *Leistungsabfall in der Einzelbedingung* sprechen! In der gezeigten Studie von Hüffmeier und Hertel (2011), in der Schwimmer im olympischen Staffelwettbewerb offensichtlich schneller als im Einzelwettbewerb waren, könnte man ja auch problematisieren, dass diese Schwimmer ihr Leistungspotenzial im Einzel nicht abgerufen haben. Man könnte hier also auch versuchen, das unausgeschöpfte Potenzial nicht nur in der Staffel, sondern im Einzel zu nutzen. In seinem Referat zum Sportpsychologie Seminar kommentierte das einer unserer Studenten mal mit den Worten: „Wenn ich deren Trainer wäre, dann würde ich die nicht loben weil sie in der Staffel schneller schwimmen. Ich würde denen die Ohren langziehen weil sie sich im Einzel gehen lassen!"

Noch eine Bemerkung zum Schluss: Es sind übrigens auch Aufgaben oder Situationen denkbar, bei denen größere Motivation zu einer schlechteren Leistung führen könnte (Stichwort „Übermotivation"). Es ist eine spannende Herausforderung für die sportpsychologische Forschung, Situationen zu identifizieren, in denen eine Erhöhung der Motivation zu einer besseren Leistung führt und solche, in denen das Gegenteil der Fall ist. Dann könnte man gezielt die Vorhersagen des CEM für diese unterschiedlichen Situationen und vielleicht sogar noch unterschiedlich zustande kommende Gruppenleistungen (siehe Tab. 7.1) testen. Schauen wir mal, was die Zukunft so bringt.

7.3 Zusammenfassung, zentrale Begriffe und Lesetipps

Viele sportpsychologische Studien beziehen sich auf das Themenfeld Leistung und Leistungsverbesserung. Dieses Themenfeld haben wir in diesem Kapitel zu illustrieren versucht. Für zahlreiche psychologische Faktoren konnte ein Zusammenhang mit der sportlichen Leistung empirisch nachgewiesen werden. Manche beeinflussen die sportliche Leistung direkt (zum Beispiel die Antizipationsfähigkeit), andere eher mittelbar (zum Beispiel die Händigkeit). Für manche Faktoren ist die spannende Frage weniger, *ob* sie die sportliche Leistung beeinflussen, sondern eher *warum* beziehungsweise auf welchem Weg (zum Beispiel beim Druck). Wie immer in der Sportpsychologie ist es hilfreich, nicht nur die Untersuchungsbefunde zu kennen, sondern eine Theorie zu haben (weil man dann richtig verallgemeinern kann). So ermöglicht zum Beispiel das Collective Effort Model, Vorhersagen darüber wann die Leistung in der Gruppe ansteigen und wann sie sinken sollte. Wenn man weiß, welche psychologischen Faktoren sich auf die sportliche Leistung auswirken, dann kann man diese gezielt trainieren um die sportliche Leistung zu verbessern.

Zentrale Begriffe: Aufmerksamkeit; Antizipation; Experten-Novizen-Paradigma; Relative-Age-Effekt; Händigkeit; Druck; Wettkampfangst und Wettkampfängstlichkeit; Sportkarrieren; Wechselwirkung personale und situative Faktoren; Pseudogruppe; soziales Faulenzen; Collective Effort Model; Instrumentalität.

- Cañal-Bruland, R. (2007). Das Hinweisreizparadigma – Sportpsychologische Anwendungen im Überblick. *Zeitschrift für Sportpsychologie, 14*, 53–66.
- Furley, P., Schul, K., & Memmert, D. (2016). Das Experten-Novizen-Paradigma und die Vertrauenskrise in der Psychologie. *Zeitschrift für Sportpsychologie, 23*, 131–140.
- Hüffmeier, J., & Hertel, G. (2011). When the whole is more than the sum of its parts: Group motivation gains in the wild. *Journal of Experimental Social Psychology, 47*, 455–459.
- Lau, A., & Plessner, H. (2016). *Sozialpsychologie und Sport. Ein Lehrbuch in 12 Lektionen*. Aachen: Meyer & Meyer Verlag.
- Memmert, D., Hüttermann, S., & Kreitz, C. (2020). Wahrnehmung und Aufmerksamkeit. In J. Schüler, M. Wegner & H. Plessner (Hrsg.), *Lehrbuch Sportpsychologie – Theoretische Grundlagen und Anwendung* (S. xxx–xxx). Heidelberg: Springer.

> Sportpsychologie wird von vielen Menschen, vor allem solchen, die sich weniger gut auskennen, zuerst einmal mit Themen wie Wettkampf, Leistung und Leistungssport assoziiert. In den vergangenen Jahrzehnten hat sich neben diesem Themenkomplex jedoch noch ein zweiter entwickelt, zu dem inzwischen fast genauso viel geforscht und publiziert wird. Sportpsychologinnen und Sportpsychologen widmen sich intensiv auch gesundheitsbezogenen Themen.

Bewegung und Sport tun der Gesundheit gut. Das weiß jeder, und das lässt sich auch mit einer unglaublich großen Zahl wissenschaftlicher Studien belegen (WHO 2018). So undifferenziert, so gut. Wie hat sich Sportpsychologie (bisher) in dieses Forschungsfeld eingebracht? Was hat Sportpsychologie mit Gesundheit zu tun?

8.1 Themenüberblick: Drängende Fragen im Feld als Antrieb

Eine der vielen möglichen Argumentationsketten, aus denen heraus sich verstehen lässt, weshalb sich seit vielen Jahren ausgesprochen viele Sportpsychologinnen und Sportpsychologen weltweit mit gesundheitsbezogenen Themen auseinandersetzen, ist diese: Gesundheit ist nicht nur körperliche Gesundheit sondern auch

© Springer-Verlag GmbH Deutschland, ein Teil von Springer Nature 2019   131
R. Brand, G. Schweizer, *Sportpsychologie*, Basiswissen Psychologie,
https://doi.org/10.1007/978-3-662-59082-9_8

Wohlbefinden. Die Verbesserung und der Schutz von Gesundheit sind hohe gesellschaftliche und politische Ziele. Dafür sollen auch wissenschaftliche Erkenntnisse genutzt werden. Wohlbefinden ist eine Kategorie des Erlebens, so dass auch psychologische Wissenschaft an Bord ist. (Manche) Menschen bewegen sich und treiben Sport. Sportpsychologie widmete sich in den vergangenen Jahrzehnten deshalb vor allem den beiden übergeordneten Fragen,

A. in welcherlei Hinsicht und wie Bewegung und Sport zur Verbesserung und zum Schutz von Gesundheit beitragen, und
B. wie man motivationale Unterschiede erklären kann, die Menschen zu Bewegung und Sport bringen oder sie davon fernhalten.

8.1.1 In welcherlei Hinsicht und wie tragen Bewegung und Sport zur Verbesserung und zum Schutz von Gesundheit bei?

Sportpsychologische Forschung zu dieser Frage steht oft irgendwie in Zusammenhang mit der Art, wie die Weltgesundheitsorganisation (WHO) **Gesundheit** definiert hat und wie man in der Psychologie das Konstrukt **Subjektives Wohlbefinden** versteht. Zu beiden Konzepten finden sich im Kasten ein paar Erläuterungen.

Wohlgemerkt wird dieser Zusammenhang (zur WHO Definition von Gesundheit und zum Konstrukt Subjektives Wohlbefinden) von Autorinnen und Autoren, die zur hier behandelten Frage arbeiten (In welcherlei Hinsicht und wie tragen Bewegung und Sport zur Verbesserung und zum Schutz von Gesundheit bei?), nicht immer ausgesprochen oder aufgeschrieben. Wir glauben aber, dass er (der Gedanke über diesen Zusammenhang) gut taugt, um Ordnung in die unzähligen Studien zu bekommen, ohne dass uns die Autorinnen und Autoren allzu heftig widersprechen würden, wenn sie sich mit ihren Arbeiten nun darunter zusammengefasst wiederfinden.

Subjektives Wohlbefinden und Gesundheit

Subjektives Wohlbefinden ist die Zufriedenheit mit dem Leben, im Sinne eines „Soll-Ist-Wert"-Vergleichs zwischen dem Leben, das man sich wünscht und jenem das man tatsächlich erlebt. Wenn Personen häufiger positiven als negativen grundlegenden Affekt erleben, kann daraus subjektives Wohlbefinden resultieren (Diener et al. 1999). Negativer Affekt und Unzufriedenheit mit dem eigenen Leben können eine Menge Ursachen haben und einige davon stehen in Verbindung zu Bewegung und Sport.

Nach Begriffsfassung der WHO (1986, 2014) ist *Gesundheit* ein Zustand vollkommenen körperlichen, psychischen und sozialen Wohlbefindens und nicht nur das Fehlen von Krankheit und Gebrechen. Insbesondere die Betonung der subjektiven Dimension von Gesundheit (Wohlbefinden) öffnet auch sportpsychologische Ansatzpunkte. Menschen können sich bewegen, um sich wohler zu fühlen. Außerdem ist es wichtig für die richtige Einordnung des Begriffs „vollkommen" in der WHO Definition zu wissen, dass die WHO vor allem eine politischen Agenda (deren Ziele in der so genannten Ottawa Charta dargestellt sind) verfolgt: Es geht um die Förderung von Gesundheit und den Umgang mit Krankheit und Gebrechen. Und zwar die Zustände und Umstände weltweit. Aus diesem Grund hat man die Ziele mit der gezeigten Definition bewusst hoch gehängt. Nämlich so hoch, dass entsprechende Bemühungen auf politischer und gesellschaftlicher Ebene im Laufe der Jahre nicht abnehmen können.

Sportpsychologische Untersuchungen widmen sich beispielsweise dem günstigen Einfluss von Bewegung und Sport auf **kognitive Funktionen.** Vor allem für ältere Menschen wird erwartet, dass eine verbesserte kognitive Funktionsfähigkeit zur Verbesserung der Lebensqualität beiträgt. Meta-Analysen dazu belegen, dass von einem durchgängig signifikant positiven, aber nicht linearen Effekt des Fitnesszustandes auf die kognitiven Leistungen ausgegangen werden kann, der für unterschiedliche Altersgruppen unterschiedlich groß ausfällt (z. B. Etnier et al. 2006). Wenn man etwa im Zuge des Älterwerdens merkt, dass man gedanklich nicht mehr so schnell ist, dann kann dies die Lebensqualität beeinträchtigen, also sich negativ auf die Gesundheit auswirken. Im schlimmsten Fall erleidet man schlimme Krankheiten (z. B. Alzheimer), die sich vielleicht (!) durch mehr Bewegung und Sport hätten verhindern lassen oder deren Voranschreiten zumindest hätte verlangsamt werden können.

**Bewegung und Sport verlangsamen den kognitiven Abbau im Alter.
Ein Feldexperiment.**
In der Zeit von 2004 bis ins Jahr 2006 wurden in der australischen Stadt Perth Menschen mit Teilnahmeinteresse an der *Fitness for the Aging Brain Study* gesucht, die mindestens 50 Jahre alt sein sollten und unter leichten

Gedächtnisstörungen leiden. 170 Personen erfüllten diese (und andere) Einschlusskriterien und wurden zufällig einer von zwei Gruppen zugeteilt. Die Teilnehmenden in der einen Gruppe (Interventionsgruppe) wurden im Rahmen eines sechsmonatigen Programms instruiert und beraten wie sie es schaffen könnten, regelmäßig mindestens dreimal pro Woche für je 50 Minuten selbstorganisiert Sport zu treiben. Die andere Gruppe (Kontrollgruppe) erhielt keine Unterstützung. Beide Gruppen wurden vor und nach den sechs Monaten, sowie nach insgesamt 12 und 18 Monaten auf ihren kognitiven Funktionszustand hin untersucht.

Für 138 Teilnehmerinnen und Teilnehmer resultierten vollständige Datensätze zur Auswertung, die Fälle mit fehlenden Werten wurden so behandelt, als ob sich hier kein Interventionseffekt eingestellt hätte (intention-to-treat analysis). Die Personen in der Interventionsgruppe bewegten sich unmittelbar nach der Intervention und auch noch nach 1 Jahr signifikant mehr (durchschnittlich 9000 Schritte mehr pro Woche) als Personen in der Kontrollgruppe. Nach 18 Monaten hatte sich dieser Vorsprung auf durchschnittlich 6000 zusätzliche Schritte pro Woche reduziert. Mit Blick auf die Veränderung des kognitiven Funktionsstatus ließ sich vor Beginn der Untersuchung erwarten, dass sich die Test-Scores der Teilnehmerinnen und Teilnehmer altersbedingt um 6 Punkte pro Jahr (bei einer Standardabweichung von 4 Punkten) verschlechtern würden. Am Ende des sechsmonatigen Interventionszeitraumes hatten sich die Personen in der Kontrollgruppe nur um durchschnittlich 1 Punkt verschlechtert, während in der Interventionsgruppe jegliche Verschlechterung ausblieb. Dieser Vorsprung der Interventionsgruppe blieb auch noch nach 12 und nach 18 Monaten erhalten.

Die Studienergebnisse lassen sich insgesamt so bewerten, dass die erhofften Effekte nachgewiesen werden konnten, sie aber kleiner ausfielen als erwartet. Bemerkenswert sind sie trotzdem, vor allem weil sie den Nachweis liefern, dass sich eine Verlangsamung des altersbedingten Verfalls der kognitiven Leistungsfähigkeit bei älter werdenden Menschen durch mehr Bewegung und Sport auch unter Alltagsbedingungen erreichen lässt.

Lautenschlager, N. T., Cox, K. L., Flicker, L., Foster, J. K., van Bockxmeer, F. M., Xiao, J. et al. (2008). Effect of physical activity on cognitive function in older adults at risk for Alzheimer disease. A randomized trial. *Journal of the American Medical Association, 300*(9), 1027–1037.

Sportpsychologische Untersuchungen haben erheblich dazu beigetragen, dass die möglichen Auswirkungen von Bewegung und Sport zur **Behandlung von psychischen Erkrankungen** (psychische Störungen) erkannt und richtig eingeordnet werden konnten. Die Analysen zur Wirkung auf Depression sind mit Sicherheit am weitesten fortgeschritten. Die Ausgangslage vor wenigen Jahren war noch, dass mit den vor allem für die Medizin maßgeblichen systematischen, immer wieder upgedateten Cochrane Reviews deutlich zu werden schien, dass der Nutzen von Bewegung und Sport für die Therapie von Depressionen durch frühe Untersuchungen deutlich überschätzt worden sein könnte (vgl. Cooney et al. 2014). Sportpsychologische Untersuchungen korrigieren dieses Bild. Eine sogar mit exakt denselben Zahlen, die die Autoren des Cochrane Reviews noch zur genannten, ganz anderen Schlussfolgerung geführt hatten: Ekkekakis (2015) belegt, dass bei Berücksichtigung der Unterschiede z. B. zwischen verschiedenen Arten und Angebotsformen von Bewegung und Sport (hierin steckt die spezifisch sportpsychologische Expertise) und nachfolgenden konsequenten methodischen Entscheidungen über die Hinzunahme oder den Ausschluss von Studien, nach wie vor von einem statistisch großen Effekt ausgegangen werden darf und sollte.

Sportpsychologische Studien haben sich auch mit der unschönen Nebenwirkung von Sport beschäftigt, dass **Sportunfälle und Sportverletzungen** vorkommen. Zahlreiche empirische Untersuchungen weisen darauf hin, dass zum Beispiel der Faktor Stress das Verletzungsrisiko anhebt. Es ist bekannt, dass Sportunfälle und Sportverletzungen emotionale und stimmungsverändernde Folgen haben (im Leistungssport fühlen sich Athletinnen und Athleten dann traurig, hilflos, demotiviert, können nicht mehr schlafen usw.). Man weiß, dass sportpsychologische Interventionen zur Stressregulation die Wahrscheinlichkeit von Sportunfällen reduzieren, dass man sportpsychologische Techniken (z. B. zur Stimmungsregulation) während verletzungsbedingten Pausen hilfreich einsetzen und sogar die Qualität und Zeitdauer von Therapiemaßnahmen beschleunigen kann (z. B. mit Hilfe von Motivationstechniken, die die Bereitschaft zur aktiven Mitarbeit während der Therapie steigern). Am Thema Sportunfälle und Sportverletzungen wird noch einmal sehr schön deutlich, dass die von uns separat behandelten Themenbereiche (hier: Leistung und Leistungssteigerung; Bewegung, Sport und Gesundheit) inhaltlich immer mal wieder ineinandergreifen (vgl. Herring et al. 2006).

Schließlich beschäftigen sich zahlreiche Kolleginnen und Kollegen mit Fragen rund um das Phänomen, dass Sport manche Menschen glücklich zu machen scheint. Zu früher Popularität hat es da zum Beispiel die Endorphinhypothese gebracht. Sie besagt, dass unter körperlicher Belastung körpereigene Schmerzhemmer (Endorphine) ausgeschüttet werden, die die Stimmung verbessern. Leider ist sie weitgehend widerlegt, denn offensichtlich gibt es eine ganze Menge Menschen, die berichten, sich unter körperlicher Belastung (und damit verbundener Endorphinausschüttung) definitiv *nicht* besser zu fühlen. Psychische Vorgänge erklären die interindividuellen Unterschiede hier sehr viel besser. Dazu dann aber mehr im Forschungsbeispiel in Abschn. 8.2.

Intensiv beforscht wird auch die Frage, ob bzw. in welcherlei Hinsicht sich körperlich sehr wenig intensive Alltagsbewegung auf das **Wohlbefinden** auswirkt. Dazu hat sich zuletzt vor allem die Methode des ambulanten Assessments bewährt. Hier misst man alle natürlich im Alltag einer Person vorkommenden Bewegungen mit Beschleunigungs- und Positionssensoren oder einem Schrittzähler und fragt über den ganzen Tag hinweg zu bestimmten Zeitpunkten (z. B. alle 60 Minuten) oder zu bestimmten Gegebenheiten (z. B. in Zeiträumen mit viel und wenig Bewegung). Neben dem Vorteil, dass so auch kleinste Alltagsbewegungen wie etwa wiederkehrendes Aufstehen während der Büroarbeit in ihren Auswirkungen auf das Befinden analysiert werden können, erlaubt diese Methode vor allem auch die Untersuchung von Kontexteffekten. Überblicksarbeiten resümieren, dass sich Personen nach niedrig intensiven Alltagsaktivitäten wie beispielsweise Spazierengehen, mit dem Fahrrad zur Arbeit fahren oder Gartenarbeit im grundlegenden Affekt besser (Valenz) und wacher (Aktivierung) als während körperlich inaktiven Episoden fühlen (z. B. Liao et al. 2015).

Schließlich gibt es noch unzählig viele Untersuchungen und Untersuchungsansätze zu **vermittelnden psychischen Variablen**, also zu solchen, die in den Zusammenhang zwischen Bewegung und Wohlbefinden eingreifen. Ein gutes Beispiel liefern hier Untersuchungen zur personalen Eigenschaft Selbstkonzept. Als selbstbezogenes Wissenssystem repräsentiert es (wahrgenommen als Selbstwertgefühl) die individuumsspezifische Schnittmenge von Kognitionen, Affekt und Motivation und beeinflusst so maßgeblich die Interpretation des eigenen Verhaltens sowie (moderierend) auch das Verhalten selbst. Zum Beispiel weiß man aus einer Meta-Analyse, dass die Teilnahme an Sportangeboten positive Auswirkungen sogar auf das globale Selbstwertgefühl nimmt (Spence et al. 2005; also nicht nur auf den Teil des Selbstwertgefühls, der sich aus der Wahrnehmung der eigenen körperlichen Fähigkeiten und Fertigkeiten speist).

8.1.2 Wie kann man motivationale Unterschiede erklären, die Menschen zu Bewegung und Sport bringen oder sie davon fernhalten?

Einen Eindruck über die hierzu vorliegenden sportpsychologischen Erkenntnisse zu gewinnen ist etwas einfacher als zur Frage oben, denn hier hat wirklich alles irgendwie mit Motivation zu tun. Im Kern geht es um die Frage, welche Theorien bewegungsaktives und bewegungsinaktives Verhalten am besten erklären und vorhersagen können, und ob bzw. wie man entsprechende Erkenntnisse in Maßnahmen zur Förderung des Bewegungsverhaltens nutzen kann.

Aktuelle Grundzüge im Forschungsfeld sind, dass sich vor allem eine Handvoll mit dem kognitiven Paradigma von Psychologie verbundene Theorien zur Erklärung von Gesundheitsverhaltensänderung in der Sportpsychologie bewährt haben (Biddle et al. 2007) und diese nun sehr häufig genutzt werden; dass praktische Maßnahmen, die aus Studienergebnissen abgeleitet wurden, aber oft weniger wirkungsvoll waren als erhofft; und dass man sich deshalb überlegt, wie sich sportpsychologische Forschung angesichts dieses Widerspruchs weiterentwickeln kann und sollte.

Als Beispiel für sportpsychologisch bewährte Theorien lässt sich zum Beispiel die **Theorie des geplanten Verhaltens** (Ajzen 1985) anführen. Dieser Theorie zufolge prägen zunächst einmal persönliche Überzeugungen (engl. *beliefs*) sowohl die Einstellung gegenüber Sport und Bewegung (z. B., Mag ich Sport?), als auch die subjektive Norm (z. B., Wollen meine Freunde und Familienmitglieder, dass ich Sport treiben?) und die wahrgenommene Verhaltenskontrolle (z. B. Bekomme ich es überhaupt hin, regelmäßig Sport zu treiben?). Einstellung, subjektive Norm und wahrgenommene Verhaltenskontrolle wirken sich dann gemeinsam auf die Intention (d. h. Absicht) aus, Sport zu treiben. Vor allem die Intentionsstärke (und neben ihr die wahrgenommene Verhaltenskontrolle auf direktem Wege) machen es dann mehr oder weniger wahrscheinlich, dass Menschen ihr Verhalten ändern und körperlich aktiver werden (Hagger et al. 2002).

Ein zweites Beispiel (aus vielen anderen möglichen) für sportpsychologisch gut bewährte Theorien ist die von Deci und Ryan (1985) in die psychologische Literatur eingeführte **Selbstdeterminationstheorie**. Dieser zufolge motivieren Menschen vor allem Verhaltensweisen, die das psychologische Grundbedürfnis nach Selbstbestimmung befriedigen. Je mehr Bewegung und Sport also als etwas wahrgenommen werden, das man von sich aus selbst tun will (intrinsische Regulation) und je weniger man den Eindruck hat, dass man nur deshalb körperlich aktiv ist, weil das Andere von einem wollen (extrinsische Regulation), desto wahrscheinlicher ist es, dass es zur Verhaltensänderung kommt und man sich mehr bewegt (Teixeira et al. 2012).

Ein schönes Beispiel, wie man mit der Frage umgehen kann, ob solche Theorien auch in der Praxis der Bewegungsförderung funktionieren, bot sich zuletzt (im Jahr 2018) auf der Konferenz der *International Society of Behavioral Nutrition and Physical Activity (ISBNPA, Advancing Behavior Change Science)* in Hongkong. Im Rahmen eines speziell zur Verhandlung dieser Frage veranstalteten Symposiums traten zwei sehr etablierte Wissenschaftler auf der Bühne gegeneinander an (selbstverständlich rein argumentativ): Der einen Position – dass auf den bewährten sportpsychologischen Theorien beruhende Interventionen zwar vielversprechende Ansätze in manchen Zusammenhängen liefern, sie sich im Großen und Ganzen aber als ineffizient erwiesen haben (Weed 2018) – stand die andere Position gegenüber, dass erzielte Interventionsergebnisse sehr viel besser hätten ausfallen können, wenn die zur Verfügung stehenden Forschungsergebnisse besser berücksichtigt worden wären (Hagger 2018). Man darf gespannt sein ob sich diese Kontroverse auflösen lässt und in welche Richtung sich das Forschungsfeld in einigen Jahren entwickelt haben wird.

Die Affective-Reflective Theory (ART) zur Erklärung von körperlicher Inaktivität und Sporttreiben

Vielleicht unterschätzen viele sportpsychologische Theorien die Bedeutung automatischer und affektiver innerer Vorgänge, wenn es darum geht zu erklären, weshalb es manche Menschen einfach nicht schaffen, sich im entscheidenden Moment, *jetzt*, aufzuraffen, aufzustehen und sportlich (im weiteren Sinne) aktiv zu werden. Genau diese beiden Aspekte, *automatische Prozesse* und *Affekt*, fokussiert die *Affective-Reflective Theory of Physical Inactivity and Exercise*.

Ihr liegt ein Zwei-Prozess-Modell zugrunde, mit dem davon ausgegangen wird, dass auf Bewegung und Sport bezogene Reize spontane Assoziationen auslösen und eine automatische affektive Valuation bewirken (Typ-1 Prozess), die mit einem Handlungsimpuls gekoppelt ist. Auf diesen Typ-1 Prozess können bewusste Überlegungen aufbauen (Typ-2 Prozess) und es können Handlungspläne resultieren, immer dann, wenn ausreichend Selbstkontrollressourcen vorhanden sind. Aus dem Zusammenspiel dieser beiden Prozesse entsteht entweder Verhaltenswechsel oder die Person verharrt im aktuellen Zustand der Inaktivität. Fallen Handlungsimpuls (z. B. jetzt sitzenbleiben, nicht aktiv werden) und die Überlegungen zu Handlungsplänen gegenläufig aus (z. B. jetzt aufstehen, nicht faul sein), dann sollte, so sagt die Theorie voraus, zumindest wenn wenig Selbstkontrollkraft zur Verfügung steht, eher der Handlungsimpuls verhaltensbestimmend werden. Für gewohnheitsmäßig inaktive Menschen, also zum Beispiel solche, die Sport nicht mögen, macht die Theorie die Vorhersage, dass ein unvermeidbar ungutes Gefühl (negative automatische Valuation; Typ-1 Prozess) schon beim Gedanken an Sport eine Gegenkraft (engl. *restraining force*) zu anderen, bewusst abwägenden inneren Vorgängen (Typ-2 Prozesse) bildet, die einen in Richtung eines Verhaltenswechsels hätten antreiben können (engl. *driving forces*).

> Die ART wurde als alternativer Theorievorschlag zur ansonsten recht
> überschaubaren Menge von in der Sportpsychologie bisher bevorzugten
> Theorien der Gesundheitsverhaltensänderung entwickelt, die allesamt vor
> allem die rationalen und reflexiven Anteile im menschlichen Denken und
> Handeln betonen.
>
> Brand, R., & Ekkekakis, P. (2018). Affective-Reflective Theory of physi-
> cal inactivity and exercise. *German Journal of Exercise and Sport Research*,
> *48*, 48–58.

Zur Weiterentwicklung des Forschungsfelds werden unter anderem die beiden folgenden Ansätze diskutiert. Zum einen werden Argumente angeführt (z. B. Biddle 2011),
die darauf verweisen, dass man mit den sportpsychologischen Theorien, die erklären
können weshalb manche Menschen ihr Gesundheitsverhalten ändern und sich mehr
bewegen, nicht so gut erklären kann, weshalb manche Menschen es bevorzugen ihren
körperlich inaktiven Lebensstil beizubehalten. Mit diesem Ansatz verbindet sich eine
viel grundsätzlichere Debatte darüber, ob man Ergebnisse aus wissenschaftlichen Untersuchungen zur Gesundheitsverhaltens*änderung* (mehr Bewegung und Sport) überhaupt zur Erklärung von körperlich inaktivem Verhalten (z. B. einem überwiegend
durch Sitzen geprägten Lebensstil; engl. **sedentary behavior**) gebrauchen kann (Van
der Ploeg und Hillsdon 2017). Zum anderen beginnt man sich zu fragen, ob das in der
sportpsychologischen Forschung bisher dominierende psychologische Paradigma des
Kognitivismus nicht vielleicht den Blick dafür verengt haben könnte, dass **affektive
Prozesse** viel größeren Einfluss auf das Bewegungsverhalten von Menschen als bisher
vermutet haben könnte (Ekkekakis 2017). Das nachfolgend von uns als Forschungsbeispiel für den Bereich ‚Bewegung, Sport und Gesundheit' ausgesuchte Thema ist
genau diesem Gesamtzusammenhang entnommen.

8.2   Vertiefung: Sport tut gut!?

Insbesondere diejenigen, die regelmäßig selbst Sport treiben, werden nicht müde
zu betonen, dass Bewegung und Sport doch ganz einfach Spaß machen. Aber fühlt
man sich wirklich *besser*, wenn man sich bewegt und Sport treibt? Fühlt sich *jede*
Person *immer* gut *beim* Sporttreiben? Oder fühlt man sich immer besser *nach* dem
Sport? Die Fragen lassen erahnen, dass es so einfach, wie im einleitenden Satz
formuliert, wahrscheinlich doch nicht ist.

Zum Glück gibt es sportpsychologische Forschung, aus der man lernen kann. Die fassen wir in diesem Kapitel zusammen. Zuerst die sportpsychologische Theorie, die die Zusammenhänge erklärt und dann empirische Forschung, die aus dieser Theorie abgeleitet wurde und sie stützt.

8.2.1 Affektive Reaktionen auf körperliche Belastung beim Sporttreiben

Die **Dual-mode Theorie** (Ekkekakis 2003; *dual mode theory of affective responses to exercise*) beschäftigt sich mit der Erklärung und Vorhersage der affektiven Reaktionen von Menschen während sportlicher Belastung des Herz-Kreislaufsystems in Abhängigkeit der Beanspruchungsintensität durch diese sportliche Belastung. Die Theorie besagt, dass affektive Reaktionen auf körperliche Beanspruchung auf zwei miteinander verbundenen Wegen (engl. *dual modes*) zustande kommen. Der eine Weg verläuft über sensorische Wahrnehmungen von Körperreaktionen (d. h. Interozeption) und damit verbundenem grundlegendem Affekt. Zum Beispiel merkt man, dass sich bei steigender Belastung Atmung und Puls beschleunigen und man zu schwitzen anfängt. Der andere Weg bezieht höhere kognitive Prozesse mit ein, nämlich bewertende Gedanken. Zum Beispiel könnte man sich denken, dass man ja eben wegen der körperlichen Anstrengung zum Sport gegangen ist und diese deswegen doch eigentlich nur gut ist. Im Kern der Theorie geht es dann darum, dass je nach Beanspruchungsintensität eher der eine oder andere Weg die affektive Reaktion beeinflusst (Abb. 8.1).

Sportwissenschaftlichen und sportmedizinischen Erkenntnissen zufolge, lässt sich die körperliche **Beanspruchungsintensität** durch Sport in drei Stufen einteilen. Unter *niedriger* körperlicher Beanspruchung gewinnt unser Körper die zum Betrieb der Muskelzellen notwendige Energie überwiegend aerob, d. h. durch die Verstoffwechselung von Sauerstoff. Bei größer werdender körperlicher Belastung entsteht *moderate* Beanspruchungsintensität, d. h. die Muskelzellen benötigen mehr als die auf aerobem Wege bereitgestellte Energie, so dass zusätzlich noch Energie über den Umweg der Laktatbildung gewonnen werden muss. Würde sich das Stoffwechsel-„Abfallprodukt" Laktat zunächst in den Muskelzellen und dann im Blut über ein gewisses Maß hinaus anhäufen, dann würde schließlich die Muskelarbeit beeinträchtigt. Dieser Bereich der moderaten Beanspruchungsintensität wird auch als aerob-anaerober Schwellenbereich bezeichnet, weil die Laktat-aufbauenden und -abbauenden Prozesse ungefähr im Gleichgewicht sind (engl. *lactate steady-state*). Steigt die körperliche Belastung allerdings noch weiter, dann kann dies zu *hoher* Beanspruchungsintensität führen. In diesem Bereich kommt es zu einem überproportionalen Anstieg der Atemtätigkeit und es fällt so viel Laktat an, dass die Leistung nur noch für eine begrenzte Zeit aufrechterhalten werden kann. Dann muss erschöpfungsbedingt abgebrochen werden.

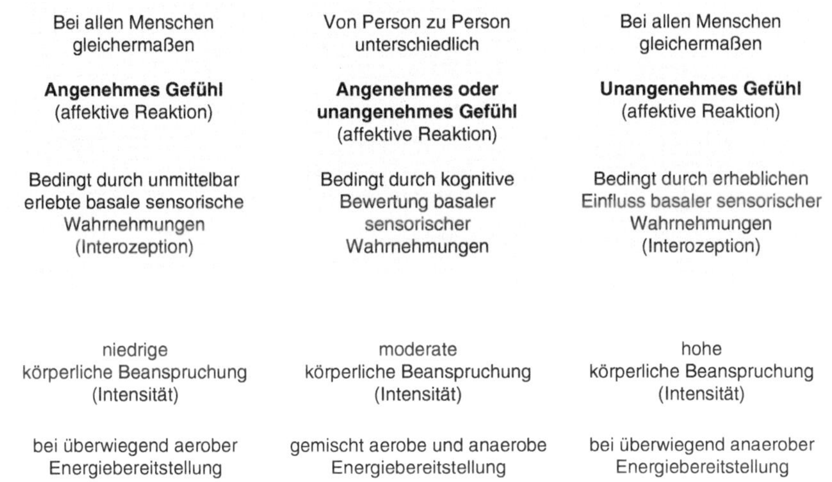

Bei allen Menschen
gleichermaßen

Angenehmes Gefühl
(affektive Reaktion)

Bedingt durch unmittelbar
erlebte basale sensorische
Wahrnehmungen
(Interozeption)

Von Person zu Person
unterschiedlich

**Angenehmes oder
unangenehmes Gefühl**
(affektive Reaktion)

Bedingt durch kognitive
Bewertung basaler
sensorischer
Wahrnehmungen

Bei allen Menschen
gleichermaßen

Unangenehmes Gefühl
(affektive Reaktion)

Bedingt durch erheblichen
Einfluss basaler sensorischer
Wahrnehmungen
(Interozeption)

niedrige
körperliche Beanspruchung
(Intensität)

bei überwiegend aerober
Energiebereitstellung

moderate
körperliche Beanspruchung
(Intensität)

gemischt aerobe und anaerobe
Energiebereitstellung

hohe
körperliche Beanspruchung
(Intensität)

bei überwiegend anaerober
Energiebereitstellung

Abb. 8.1 Zusammenfassende Illustration der Dual-mode Theorie (Ekkekakis 2003)

Die Dual-mode Theorie nimmt an, dass die **affektive Reaktion unter hoher körperlicher Beanspruchung** vor allem durch körpereigene Wahrnehmungen bestimmt wird. Man erlebt dann, also alle Menschen erleben das immer unter hoher Beanspruchungsintensität, negativen grundlegenden Affekt. Das unangenehme Gefühl warnt vor drohender Überlastung.

Für die **affektive Reaktion unter moderater körperlicher Beanspruchung** spielen neben den körpereigenen Wahrnehmungen kognitive Einflüsse eine große Rolle. Menschen erleben die mit der Belastung einhergehenden körpereigenen Wahrnehmungen und bewerten sie kognitiv als (z. B.) erwartbar oder erwünscht, was dann zu einer positiven Befindensbilanz führt. Andere Menschen bewerten die mit der körperlichen Belastung einhergehenden Körpersignale negativer, was in der Befindensbilanz dann zu unwohligem Gefühl beiträgt.

Für die **affektive Reaktion unter niedrig intensiver Beanspruchungsintensität** sind kognitiv bewertende Prozesse wiederum unbedeutend. Die Dual-mode Theorie nimmt hier an, dass die körpereigenen Rückmeldungen kognitiv unvermittelt, von allen Menschen gleichermaßen, als angenehm empfunden werden.

Zum Abschluss der Theorie-Darstellung noch ein paar einordnende Gedanken exemplarisch für wissenschaftliche Arbeit in der Sportpsychologie, an der Theorie hier illustriert. Denn die Dual-mode Theorie ist natürlich nicht im luftleeren Raum entstanden:

Erstens, mit Blick auf die an der affektiven Reaktion beteiligten informationsverarbeitenden Prozesse schließt die Theorie an Überlegungen aus dem kognitiven

Paradigma von Psychologie an. Im Kern aber ist die Dual-mode Theorie vor allem aus einer evolutionären, (neuro-)biologischen Denkweise heraus begründet und formuliert worden.

Zweitens, die Theorie basiert, genauso wie andere Theorien auch, natürlich nicht allein auf den theoretischen Gedanken und Alltagsbeobachtungen des Theorie-Autors, sondern vor allem auf Ergebnissen aus vorherigen empirischen Untersuchungen. Man kann sich das in etwa so vorstellen, dass Theorie-Autoren und -Autorinnen am Anfang ihrer Überlegungen oft schon eine grobe Vorstellung darüber haben, wie die Dinge sein könnten und worauf sie hinauswollen. Trotzdem machen sie sich aber erst nochmal auf die Suche nach bereits publizierten wissenschaftlichen Studien, die die eigenen Vorstellungen stützen oder in Frage stellen könnten und werten diese systematisch aus. Oft ergänzt man bestehendes Wissen dann noch um eigene empirische Voruntersuchungen. Erst dann fügt man das alles gedanklich zusammen und es resultiert eine Theorie, aus der heraus dann weitere Gedanken und Hypothesen abgeleitet und überprüft werden können.

Drittens, die Dual-mode Theorie entstammt einem grundlagenwissenschaftlichen Forschungsprogramm, bei dem es zunächst einmal „nur" um die reine Erkenntnis ging. Gleichwohl betont der Autor immer wieder sehr deutlich, dass sein grundlagenwissenschaftliches Interesse an diesem Thema vor allem aus der Unzufriedenheit mit bisherigen Ansätzen zur Bewegungsförderung entstanden ist. Die haben nämlich, das ist die Meinung des Autors, die Bedeutung der Gefühle der Menschen, die sich von Sport fernhalten, geradezu sträflich vernachlässigt. Mit dem grundlagenwissenschaftlichen Programm zur Dual-mode Theorie verbindet der Autor deshalb (seither: Ekkekakis 2003) immer wieder flammende Appelle an Kolleginnen und Kollegen in Sportwissenschaft und Sportpsychologie, dass Untersuchungsergebnisse, die sich aus der Theorie und dazugehörigen empirischen Studien ergeben, auch zu Veränderungen in der Praxis der Bewegungsförderung führen müssen (z. B. Ekkekakis et al. 2016).

8.2.2 Empirische Forschung und Befunde

Womit wir beim nächsten Schritt wären, wie steht es denn um die empirische Bewährung der Dual-mode Theorie heute? Zusammengefasst: Ganz gut!

Rund um die Dual-mode Theorie ging es in empirischen Arbeiten immer wieder um zwei Fragen. Erstens, ist es wirklich so, dass die Intensität der durch Sport ausgelösten Beanspruchung des Herz-Kreislaufsystems in der durch die Theorie vorhergesagten Weise darüber bestimmt, wie man sich fühlt? Die allermeisten Untersuchungen, die dazu durchgeführt wurden, waren Experimente, in denen man

Teilnehmerinnen und Teilnehmer auf dem Laufband oder dem Fahrradergometer kontrolliert körperlich belastete, die resultierende Beanspruchungsintensität (z. B. mittels Atemgasanalyse oder Laktatdiagnostik) verfolgte, um dann das damit zusammenhängende Erleben (mittels standardisierter Befragung) zu analysieren. Zweitens ging es darum zu untersuchen, ob das Erleben überwiegend positiver oder negativer Gefühle während Sporttreiben Aussagekraft für zukünftiges Sporttreiben hat. Hierzu gibt es Ergebnisse aus experimentellen und korrelativen Untersuchungen.

Ergebnisse aus 31 Studien, die sich vor Veröffentlichung der Dual-mode Theorie schon der Frage gewidmet haben, wie sich Menschen während unterschiedlich intensiven Beanspruchungsintensitäten fühlen, sind in Ekkekakis und Petruzzello (1999) zusammengefasst. Im Wesentlichen sind die Ergebnisse diese: Wenn man Menschen nur vor und nach dem Sport fragt, wie sie sich fühlen, dann fühlen sie sich in dem Moment, in dem sie aufhören dürfen sich sportlich zu betätigen, etwas besser als vor der Belastung. Schaut man in die Untersuchungen, in denen man mehrfach während der Belastung gefragt hat, dann findet man mit steigender Beanspruchungsintensität zunehmend negatives Befinden. Außerdem sieht man dann, dass der Affekt bei sportlich trainierten Personen (mit mehr körperlicher Fitness) bei steigenden Beanspruchungsintensitäten nicht so weit ins Negative abdriftet, wie bei weniger „fitten" Personen.

Eine große Anzahl Studienergebnisse, die nach Publikation der Dual-mode Theorie veröffentlicht wurden, ist in Ekkekakis et al. (2011) besprochen. Darin zusammengefasst sind Ergebnisse aus 30 voneinander unabhängigen, meist laborexperimentellen, neuen Studien, die die Daten von insgesamt 1007 Teilnehmenden analysieren. Zunächst einmal zeigen auch diese neueren Studien, dass größer werdende Beanspruchungsintensitäten von zunehmend unangenehmen Gefühlszuständen begleitet sind. Allerdings reichen die Einblicke nun tiefer.

Deutlich wird zum Beispiel, dass die theoretisch postulierten, unterschiedlichen affektiven Reaktionen tatsächlich eng mit den drei nach physiologischen Parametern (ventilatorische Schwelle, Laktatschwelle) unterteilten Bereichen (niedrige, moderate und hoch intensive körperliche Beanspruchung) korrespondieren. Ekkekakis et al. (2011) betrachten insbesondere die Universalität der Effekte im niedrig und hoch intensiven Bereich als Indiz dafür, dass es sich um biologisch vermittelte Prozesse und also auch in diesem Sinne grundlegende Zusammenhänge handelt.

Wenn man sich gemessene Veränderungen in der affektiven Reaktion während Belastung über viele Studienteilnehmerinnen und Studienteilnehmer hinweg im statistischen Mittel anschaut, dann sieht man, dass sich ein zunehmend unangenehmes Gefühl erst nach einigen Minuten körperlicher Belastung mit hoch intensiver Beanspruchung einstellt. Auch wird deutlich, dass sich bei hoch intensiver Beanspruchung zunächst nur ein zunehmend weniger positives Gefühl einstellt, das erst dann in Richtung eines dezidiert schlechten Befindens in den letzten Minuten vor Ausbelastung (d. h. kurz bevor Versuchspersonen schließlich wegen völliger Erschöpfung aufgeben müssen) eskaliert. Eine grafische Illustration dieser Befunde ist im linken Teil von Abb. 8.2 zu sehen.

Weitere Befunde, die ebenfalls wesentliche Elemente der Theorie bewähren, ergeben sich aus Studien, die auf die **Untersuchung individueller Unterschiede** hin optimiert waren. Erwartungsgemäß fand man signifikante Unterschiede in den affektiven Reaktionen vor allem während moderater Beanspruchungsintensität. Unterhalb einer Laktat-Akkumulation im Blut von 3,5 bis 4,0 mmol/L maß man positive Veränderungen im Befinden bei 20–60 % aller Teilnehmenden (im Mittel über mehrere Studien hinweg) und bei 20–45 % negative Veränderung. Oberhalb dieser Schwelle zeigen nur noch 10–15 % positive Veränderungen, bei 75–80 % ergeben sich negative.

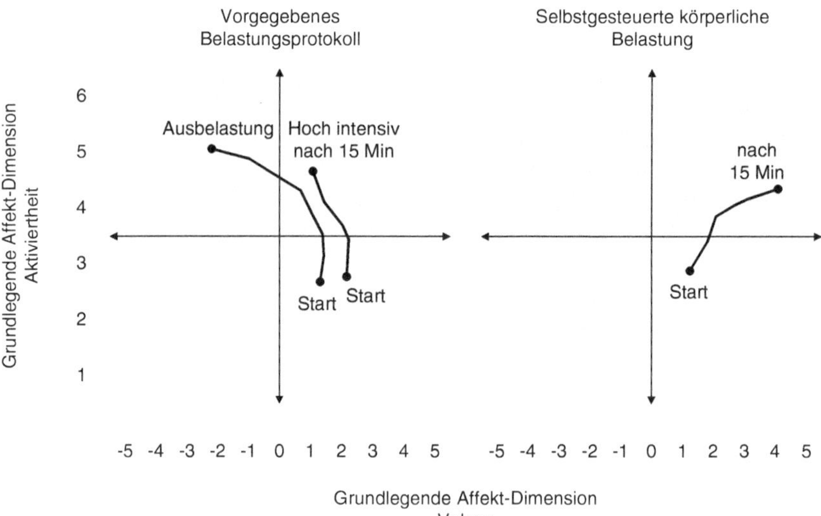

Abb. 8.2 Die Veränderung grundlegenden Affekts dargestellt im Circumplex-Modell (vgl. Abschn. 6.2.2). Links sind stilisierte Affekt-Verläufe von zwei Personengruppen unter verschiedenen Beanspruchungsbedingungen abgebildet (die eine Gruppe wird ausbelastet, die andere betätigt sich 15 Minuten hoch intensiv). Im Circumplex rechts ist der Affektverlauf einer Gruppe dargestellt, die die Beanspruchungsintensität selbst steuern darf. Die Zahlenreihen stehen für idealtypische Skaleneinteilungen zur standardisierten Abfrage der beiden Affekt-Dimensionen

Besonders interessant und ebenfalls theoriekonform ist, dass ein Teil dieser interindividuellen Unterschiede (statistisch gesprochen: Varianz) unter moderaten Beanspruchungsbedingungen dadurch aufgeklärt werden kann, dass man experimentell variiert, ob Probandinnen und Probanden einem vorgegebenen Belastungsprotokoll unterworfen werden (z. B. stufenförmiger Anstieg der Belastung alle 3 Minuten um 50 Watt) oder ob sie sich selbst aussuchen dürfen, ob, wann und wie sehr sie die Belastung erhöhen wollen. Die Ergebnisse zeigen erstens, dass Probandinnen und Probanden, die ihre Beanspruchungsintensität selbst steuern dürfen, überwiegend solche im moderaten Bereich wählen (und nicht in den „nur" niedrig intensiven Beanspruchungsbereich ausweichen), dabei aber stabil positiven Affekt zeigen. Ekkekakis et al. (2011) sehen dies als Beleg für den theoretisch postulierten Einfluss kognitiver Variablen auf die Affektbilanz unter moderat intensiver körperlicher Beanspruchung und regen an, diese Befunde im Lichte der Selbstdeterminationstheorie (vgl. Abschn. 8.1.2) zu interpretieren. Dieses, sehr interessante Phänomen zur Selbststeuerung der körperlichen Beanspruchung während des Sporttreibens, ist im rechten Teil von Abb. 8.2 dargestellt.

Es gibt noch einige mehr Experimente und Studien, die in den vergangenen Jahren zur Überprüfung der Dual-mode Theorie durchgeführt und veröffentlicht wurden. Aber wie bereits oben erwähnt, entstanden in jüngster Vergangenheit vor allem Studien, die sich mit der Frage beschäftigten, ob die unterschiedlichen affektiven Erfahrungen, die Sporttreibende während unterschiedlichen Beanspruchungsbedingungen erleben, **Auswirkungen auf späteres Sporttreiben** haben. Auch zu dieser Frage wurden sehr informative Überblicksdarstellungen (Reviews) publiziert.

Rhodes et al. (2009) berechnen Meta-Analysen über 114 unabhängig voneinander durchgeführte Untersuchungen (korrelative und experimentelle) und greifen dabei auf die Daten von mehreren Tausend erwachsenen Studienteilnehmerinnen und Studienteilnehmern zurück. Sie weisen nach, dass es einen Zusammenhang mittlerer Größe zwischen affektivem Erleben von Bewegung und Sport und regelmäßigem Sporttreiben gibt. Außerdem legen Ergebnisse aus Interventionsstudien nahe, dass Maßnahmen, die Teilnehmende mittels Gespräch und Information von der befindensverbessernden Wirkung von Bewegung und Sport überzeugen wollen, weitgehend wirkungslos sind. Demgegenüber waren Interventionen, die Teilnehmende Bewegung und Sport erleben ließen (mutmaßlich in Intensitäten, die zu positiven affektiven Befindensbilanzen führen), erfolgreich, d. h. nur diese veränderten das affektive Erleben der Teilnehmenden.

Sehr interessant und informativ ist auch die Arbeit von Rhodes und Kates (2015), in der Ergebnisse aus 24 Studien zusammengetragen und bewertet werden, die sich gezielt mit der Vorhersage von zukünftigem Sport- und Bewegungsverhalten aus aktuellen affektiven Erfahrungen mit Sport und Bewegung beschäftigen. Die Autoren resümieren über diese Untersuchungen, dass *kein* statistisch signifikanter Zusammenhang zwischen dem *nach* Beendigung einer Sportepisode berichteten Affekt und späterem Sportengagement besteht (was gut zu Befunden zur Dual-mode Theorie passt, die zeigen, dass sich Menschen *nach* Beendigung einer zumindest moderat intensiven körperlichen Beanspruchung *immer* besser fühlen; wahrscheinlich weil sie ganz einfach froh sind sich nicht weiter körperlich belasten zu müssen; Ekkekakis et al. 2013). Demgegenüber stellen Rhodes und Kates (2015) unter anderem fest, dass positive Befindensveränderungen *während* moderat intensiver körperlicher Beanspruchung statistisch signifikant mit zukünftigem Sportengagement zusammenhängen (die Korrelationskoeffizienten in den Originalstudien rangierten zwischen $r = 0,18$ und $r = 0,51$).

8.2.3   Konsequenzen für die Praxis

Wie zu zeigen war, enthält die Dual-mode Theorie also einige empirisch gut bewährte Elemente und sie leistet einen ja auch insgesamt recht plausiblen Erklärungsrahmen dafür, weshalb manche Menschen Sport super finden (weil's Spaß macht und man sich anschließend gut fühlt) und andere eher nicht so toll (weil's halt so anstrengend ist). Abgesehen davon, dass man sich an der reinen Erkenntnis freuen kann, dass man's jetzt besser weiß als vorher, kann man sich aber schon auch noch fragen, was man mit diesem Wissen jetzt anfangen kann und sollte.

Im gegebenen Fall ist das ziemlich naheliegend. Man schaut sich dazu die Theorie an, man macht sich ein Bild darüber, ob man den vorliegenden empirischen Belegen trauen will und dann trifft man **Ableitungen für die Praxis**. Dabei muss man sehr genau unterscheiden zwischen dem, was man weiß, und dem, was man vermutet oder hofft.

Aus den dargestellten Befunden lässt sich beispielsweise ableiten, dass es z. B. für Personal Trainer und Therapeutinnen und Therapeuten, wenn sie bisherigen „Bewegungsmuffeln" dabei helfen wollen zukünftig mehr Bewegung und Sport in ihrem Leben unterzubringen, ausgesprochen wichtig ist darauf zu achten, wie sich die Menschen *während* der körperlichen Beanspruchung durch Bewegung und Sport fühlen. Man dürfte sich relativ sicher sein, dass man bei guter Belastungssteuerung positiven Affekt vor allem im niedrig intensiven Beanspruchungsbereich erleben lassen kann. Gerade bei Sportanfängerinnen und -anfängern die kaum Fitnessvoraussetzungen mitbringen, lassen sich ja auch schon bei niedriger Beanspruchung erste Trainingseffekte erreichen. Die Anforderungen und Beanspruchungsintensitäten lassen sich dann ja von Training zu Training, schrittweise und vorsichtig anheben. Die körperliche Fitness wird sich auch so sukzessive verbessern. Erst wenn man dann wirklich mal moderate Beanspruchungsintensitäten braucht (z. B. um größere, schnellere Trainingsfortschritte zu erzielen), dann wird's wahrscheinlich kniffliger. Weil dann mischen sich ja Kognitionen mit ein (im ungünstigen Falle wollen sich Klienten ähnlichen Strapazen ganz einfach nicht mehr aussetzen, weil sie keinen Sinn darin sehen), und hinderliche Gedanken könnten wir später nur durch verbale Überzeugungsversuche wieder einzufangen versuchen. Aber selbst dazu hätten wir Ideen und es würde uns schon was einfallen, wie wir da vernünftig (professionell, weil wir viel Wissen!) agieren könnten.

Was wir aus den vorliegenden Befunden und der dahinter liegenden Theorie allerdings nicht wissen, was wir eher hoffen, ist ob das jetzt wirklich der optimale Weg der gesundheitsförderlichen Bewegungsförderung ist (vielleicht gibt es noch bessere, die wir bisher nicht kennen oder noch nicht mit diesem hier empirisch verglichen haben) und ob das, was wir abgeleitet aus Theorie und Empirie tun, auch wirklich funktioniert! Solche Fragen müssen immer in separaten, mit eigens dafür entwickelten wissenschaftlichen Studien untersucht werden. In die technischere Ausdrucksweise der Methodologie (die Wissenschaft über die Methoden) gefasst: Wenn man den gesetzmäßigen Zusammenhang zwischen zwei Variablen kennt (z. B.: immer wenn ‚A' da ist, dann führt das zu ‚B'), dann ist nicht gleichzeitig auch sicher, dass das Mittel ‚A∗', das uns zur Erreichung von ‚A' plausibel erscheint, tatsächlich zur Erreichung von ‚A' geeignet ist (vgl. Herrmann 1994).

Und genau das wäre dann auch der nächste Schritt, den Sportpsychologinnen und Sportpsychologen mit Blick auf die Dual-mode Theorie (und so manche andere sportpsychologische Theorien auch) in den kommenden Jahren erst noch gehen müssen: Es geht um den wissenschaftlichen Beleg, dass all die vernünftigen Gedanken, die man theoretisch begründen und mit wissenschaftlichen Befunden plausibilisieren kann, in der Praxis dann auch die erhofften Effekte liefern. Hier, ob sich vor dem Hintergrund der gezeigten Theorie und dazu vorliegenden empirischen Befunden tatsächlich wirksam mehr Menschen zu regelmäßig mehr Bewegung und Sport motivieren lassen. Ihrer Gesundheit täte das sicherlich gut.

8.3   Zusammenfassung, zentrale Begriffe und Lesetipps

Viele sportpsychologische Studien beziehen sich auf das Themenfeld Gesundheit. Dieses Themenfeld haben wir in diesem Kapitel illustriert. Bewegung und Sport tragen auf vielfache Weise zur Verbesserung und zum Schutz von Gesundheit bei. Belegt sind unter anderem positive Auswirkungen auf das subjektive Wohlbefinden. Bewegung und Sport wirken sich außerdem positiv auf den Erhalt kognitiver Funktionen im Alter aus, und sie können zur Therapie von psychischen Erkrankungen zumindest als begleitendes Mittel nützlich sein. Schließlich beteiligen sich sehr viele sportpsychologische

Studien an der Bearbeitung der Frage, wie man es erklären kann, weshalb es manchen Menschen leicht fällt, der eigenen Gesundheit zuliebe regelmäßig körperlich aktiv zu sein und anderen nicht. In solchen Untersuchungen geht es im Wesentlichen um die Motivation zur Gesundheitsverhaltensänderung. Einige neuere davon haben sich im Kontext dieser übergeordneten Fragestellung mit der Frage auseinandergesetzt, ob Bewegung und Sport wirklich allen Menschen gleichermaßen und immer gut tut, im dem Sinne, dass man sich während Bewegung und Sport sowie danach stets besser fühlt. Das ist nicht so. Während sich die meisten Menschen unter niedrig intensiver körperlicher Beanspruchung noch wohl fühlen, gibt es viele, die bereits moderat-intensive körperliche Beanspruchung nicht mehr als angenehm empfinden. Und genau das wirkt sich negativ auf zukünftiges Sportengagement aus. Das hat natürlich Konsequenzen für die Bewegungsförderung. Zum Beispiel muss man dann eben darauf achten, dass sich Menschen, die mit mehr Sport und Bewegung in ihrem Leben beginnen wollen, insbesondere zu Beginn dieses Prozesses nicht überlasten und sich aufgrund der Anstrengung nicht mehr wohl fühlen. Mit solcher Forschung trägt Sportpsychologie zum Beispiel zur Optimierung von Gesundheitskampagnen bei.

Zentrale Begriffe: WHO Definition von Gesundheit; subjektives Wohlbefinden; Theorien der Gesundheitsverhaltensänderung; (engl.) dual-mode Theorie; affektive Reaktionen auf Sport und Auswirkungen auf späteres Sporttreiben; Ableitungen für die Praxis.

- Biddle, S. J. H., Hagger, M. S., Chatzisarantis, N. L. D., & Lippke, S. (2007). Theoretical frameworks in exercise psychology. In G. Tenenbaum & R. Eklund (Hrsg.), *Handbook of sport psychology* (3. Aufl., S. 537–559). Hoboken: Wiley.
- Ekkekakis, P. (2017). People have feelings! Exercise psychology in paradigmatic transition. *Current Opinion in Psychology, 16*, 84–88.
- Fuchs, R., & Schlicht, W. (Hrsg.). (2012). *Sport und seelische Gesundheit*. Göttingen: Hogrefe.
- Teixeira, P., Carraca, E., Markland, D., Silva, M., & Ryan, R. (2012). Exercise, physical activity, and self-determination theory: A systematic review. *The International Journal of Behavioral Nutrition and Physical Activity, 9*, 1–30.

Perspektive Beratung und Training im Leistungssport

9

> Sportpsychologinnen und Sportpsychologen arbeiten vor allem in der Praxis des Leistungssports direkt mit Sportlerinnen und Sportlern, Trainerinnen und Trainern zusammen. Dieses wahrscheinlich ur-eigenste sportpsychologische Betätigungsfeld hat in den vergangenen Jahren noch einmal an Aufschwung gewonnen. Jedoch sind wissenschaftliche Untersuchungen über diese Praxis derzeit noch eher dünn gesät.

In Kap. 7 haben wir schon versucht einen zumindest ungefähren Eindruck über die Bandbreite und Verschiedenartigkeit sportpsychologischer Forschung zu vermitteln, die sich mit der Frage beschäftigt, welches und wie psychisches Geschehen Leistung im Sport beeinflusst. In Kap. 8 gab es eine kurze Einführung in mögliche sportpsychologische Beiträge zur Gesundheit. Erkenntnisse aus beiden Bereichen fundieren die praktische Zusammenarbeit von Sportpsychologinnen und Sportpsychologen mit Klienten im Sport.

Tatsächlich gibt es sportpsychologische Beratung und sportpsychologisches Training (als professionell von Sportpsychologinnen und Sportpsychologen gestaltetes Angebot) **vor allem im Spitzensport**. Außerdem scheint das Interesse an sportpsychologische Dienstleistungen im Nachwuchsleistungssport in den zurückliegenden Jahren größer zu werden. Andere Felder, in denen sportpsychologische Beratung und sportpsychologisches Training denkbar wären, z. B. bei Gesundheitsanbietern wie etwa Krankenkassen oder in der Bewegungstherapie, werden

© Springer-Verlag GmbH Deutschland, ein Teil von Springer Nature 2019
R. Brand, G. Schweizer, *Sportpsychologie*, Basiswissen Psychologie,
https://doi.org/10.1007/978-3-662-59082-9_9

derzeit weder von Seiten der Praxis intensiver eingefordert noch sind sie Gegenstand größerer Forschungsbemühungen. Aus diesem Grund konzentrieren wir uns hier in diesem Kapitel allein auf den Leistungssport.

Tatsächlich (vielleicht überraschender Weise, leider) sind wissenschaftliche Untersuchungen zur Beratung im Leistungssport, die auf guter Datengrundlage basieren, selten. Viele publizierten Texte berichten (manchmal datengestützt) über die praktische sportpsychologische Zusammenarbeit mit kleineren Gruppen oder einzelnen Sportlerinnen und Sportlern (zum Teil auch aus dem Spitzensport). Sie vermitteln wertvolle Erfahrungsberichte und raten mit der Kraft guter Argumente für bestimmte Vorgehensweisen.

Angesichts dieser Situation vertiefen wir weiter hinten auch *nicht* mit einem Forschungsbeispiel, sondern stellen Ergebnisse aus der wissenschaftlichen Begleitung einer großen Sportpsychologie-Einrichtung in Deutschland vor. Unter anderem lässt sich damit die Bandbreite an Beratungsthemen und Beratungsanliegen darstellen, die bei Sportpsychologinnen und Sportpsychologen im Leistungssport tatsächlich auftreffen. Zuerst aber machen wir uns an den einführenden Überblick.

9.1 Themenüberblick: Orientierung in Forschung und Praxis

Im Folgenden geht es zuerst einmal um eine Abgrenzung der Begriffe ‚Sportpsychologische Beratung' und ‚Sportpsychologisches Training'. Dann beschreiben wir die wichtigsten Sportpsychologie-Trainingsbereiche, und wir versuchen uns an einer kurzen Zustandsbeschreibung über die beruflichen Möglichkeiten und die Betätigungsfelder, die sich Sportpsychologinnen und Sportpsychologen in Deutschland aktuell bieten.

9.1.1 Praktische Sportpsychologie: Grundpfeiler in der Angebotspalette

Training im Sport kann man als die planmäßige Durchführung von Maßnahmen (Trainingsinhalte und Trainingsmethoden) zur nachhaltigen Erreichung von Zielen definieren (Hohmann et al. 2014). **Sportpsychologisches Training** bezeichnet dann einen langfristig angelegten, systematischen Prozess, in dem ein Sportpsychologe oder eine Sportpsychologin sportpsychologische Fertigkeiten vermittelt (es geht um das Erlernen und Einüben), die unmittelbaren funktionalen Einfluss auf sportbezogenes Verhalten (oft: die sportliche Leistungsfähigkeit) nehmen. Im Vordergrund stehen der präventive Ausbau von Handlungsressourcen, die Stabilisierung und (möglichst) die Verbesserung der Leistungsfähigkeit von Athletinnen und Athleten sowohl im Training als auch im Wettkampf. Beispiele, was und wie sportpsychologisch trainiert werden kann, folgen in der Darstellung zu den Trainingsbereichen (in Abschn. 9.1.2).

Psychologische Beratung ist eine Form der professionellen Hilfeleistung und bezeichnet den Prozess in dem eine Rat suchende Person in Zusammenarbeit mit einer beratenden Person mehr Klarheit über eigene Entwicklungsmöglichkeiten oder eigene Probleme und deren Bewältigungsmöglichkeiten gewinnen will (Rechtien 2014). **Sportpsychologische Beratung** tut dies mit Blick auf die Lebenswelt Sport. Hervorhebenswert, weil ein Kennzeichen professioneller (sport)psychologischer Beratung, ist, dass es nicht die beratende Person ist, die aus Expertensicht Ratschläge erteilt (z. B. „Du musst das jetzt so und so machen"). Vielmehr hilft die beratende Person bei der Entwicklung von Problemlösungskompetenzen auf Seiten der ratsuchenden Person, so dass diese sich (möglichst) selbst helfen kann. Auch im Kontext der sportpsychologischen Beratung geht es in letzter Konsequenz um die Förderung oder die Wiederherstellung von Leistungsfähigkeit. Allerdings wird dies im Vergleich zum sportpsychologischen Training indirekter angesteuert, oder ist oft auch nur Begleiterscheinung (bzw. Folge) der durch den Beratungsprozess veränderten Lage der oder des Ratsuchenden.

In der **Psychotherapie** werden psychologische Mittel eingesetzt, um damit psychische Störungen oder psychisch bedingte körperliche Störungen zu behandeln (Psychotherapie 2014). Der Fachbegriff ‚Störung' sei hier jetzt einmal im Sinne von ‚Krankheit' verstanden. Psychische Erkrankungen (z. B. Depressionen, Entwicklungsstörungen) kommen auch bei Leistungssportlerinnen und Leistungssportlern vor. Deren Behandlung bleibt aber einzig und allein psychologischen Psychotherapeuten/-innen und Fachärzten/-innen vorbehalten! Unter dem Dach der DGPPN (Deutsche Gesellschaft für Psychiatrie und Psychotherapie, Psychosomatik und Nervenheilkunde e.V.) gibt es seit 2010 das Referat ‚Sportpsychiatrie und Sportpsychotherapie'. Enger mit der Sportpsychologie verbunden zeigt sich die *Initiative MentalGestärkt* (mit Koordinationsstelle an der Deutschen Sporthochschule Köln), die Leistungssportlerinnen und Leistungssportlern hilft Störungsanzeichen früh zu erkennen und Ansprechpartnerinnen und Ansprechpartner für die richtige Behandlung zu vermitteln.

9.1.2 Anwendungsorientierte Forschung weil die Praxis so interessant ist: Sportpsychologie-Trainingsbereiche

Die klassischen Inhalte von sportpsychologischem Training umfassen die in der Praxis häufig ineinandergreifenden Bereiche *Aktivierung* und *Entspannung, Motivation und Volition, Mentales Training* sowie *Wahrnehmungstraining* (alternative Vorschläge zur Systematisierung gibt es z. B. bei Eberspächer 2012). Ausführliche Darstellungen und Erläuterungen insbesondere zu den Verfahrenshintergründen finden sich zum Beispiel bei Frester und Mewes (2008), und in den Lesetipps am Ende haben wir einige sehr interessante Praxisbücher zusammengestellt, in denen u. a. eine große Vielfalt an sportpsychologischen Übungen und Trainingsformen geboten werden.

Alle diese Bereiche von sportpsychologischem Training lassen sich mit Ergebnissen aus sportpsychologischer Forschung unterlegen. Nun ist es aber ganz sicher nicht so, dass in der Sportpsychologie zuerst jahrelang zum sportpsychologischen Training geforscht wurde bis man dann dazu überging, die Dinge auch praktisch anzuwenden. Die meiste Zeit, lange, war es eher so, dass Praktikerinnen und Praktiker (d. h. Sportlerinnen und Sportler, Trainerinnen und Trainer, Sportpsychologinnen und Sportpsychologen) miteinander und immer wieder die Erfahrung machten, dass sportpsychologisches Training (genauso wie sportpsychologische Beratung) nützlich sein könnte. Das verstärkte das Forschungsinteresse, um nicht zu sagen, *vor allem das* verstärkte das Forschungsinteresse. Deutlich wird das mit Blick auf die Arbeit und das Wirken eines Pioniers der Sportpsychologie in Deutschland: Diplom-Sportlehrer und Diplom-Psychologe Hans Eberspächer (∗ 1943, † 2014) war offiziell akkreditierter Sportpsychologe der deutschen Olympiamannschaft bei den olympischen Sommerspielen 1976 in Montreal (Kanada) und von 1978 bis 2007 Professor für Sportpsychologie an der Universität Heidelberg. Seine Perspektiven auf sportpsychologisches Training haben viele ihm in Deutschland Nachfolgende geprägt.

Aufbau von sportpsychologischem Training Unabhängig von dem was trainiert wird, folgen sportpsychologische Maßnahmen immer dem Aufbau, dass Trainierenden in einer ersten **Verständigungsphase** (Phase 1) zunächst einmal etwas Hintergrundwissen vermittelt wird und dass Zielerwartungen abgeklärt werden. Außerdem müssen etwaige Besonderheiten (z. B. sportartspezifische) besprochen und Vereinbarungen über das Vorgehen geschlossen werden. In der **Aneignungsphase** (Phase 2) werden Techniken erlernt und Einsatzstrategien erarbeitet. Schließlich soll in der **Übungsphase** (Phase 3) zunächst die Automatisierung der neu erlernten Fertigkeiten, dann die Übernahme des Neuerlernten ins tägliche sportliche Training und schließlich die verlässliche Anwendung des Neuerlernten in zunächst simulierten, dann tatsächlichen Wettkampfsituationen erreicht werden. Übergeordnetes Ziel jeglichen sportpsychologischen Trainings ist die erfolgreiche Selbstregulation des Athleten oder der Athletin. Denn die erlernten Strategien und Techniken müssen im Wettkampf und im Training dann ja auch ohne Unterstützung vom Sportpsychologen oder der Sportpsychologin abrufbar sein und eingesetzt werden können.

Mittlerweile gibt es überzeugende empirische Belege (Meta-Analysen), dass sich sportpsychologische Trainingsverfahren sowohl kurzfristig als auch langfristig positiv auf die sportliche Leistungsfähigkeit auswirken. Besonders hervorhebenswert erscheint dabei vor allem der Befund, dass sportpsychologische Trainingsmaßnahmen umso erfolgreicher sein könnten, wenn sie von einem (oder einer) mit dem regelmäßigen sportlichen Training betrauten Trainer (Trainerin) vermittelt werden (Brown und Fletcher 2017).

Aktivierung und Entspannung   Aktivierungstechniken dienen dazu, in Momenten geringen Antriebs Energien zur erfolgreichen Bewältigung einer sportlichen Anforderung freizusetzen und/oder das momentane Vertrauen in die eigene Leistungsfähigkeit zu stärken. Zu den Verfahren der *Selbstaktivierung* zählen neben der Aktivierungsatmung zum Beispiel Techniken der Selbstargumentation und Erfolgsimagination. Formen der *Fremdaktivierung* bestehen im Hereinholen von Animation durch die Zuschauerkulisse, im Hören aktivierender Musik oder im Zurückgreifen auf aktivierende Duftstoffe. Aktivierungstechniken können zu Leistungseinbrüchen führen und sind mit entsprechender Vorsicht einzusetzen, wenn eine zu geringe Aktivierung durch zu hohe vorangehende Aktivierung verursacht wird. Ausführlichere Darstellungen und Beispiele für konkrete Trainingsverfahren finden sich zum Beispiel bei Beckmann und Elbe (2008). Entspannungsverfahren, die sich auch in der Arbeit mit Sportlerinnen und Sportlern bewährt haben, sind vor allem die progressive Muskelrelaxation, Elemente des Autogenen Trainings oder verschiedene Entspannungsatmungsübungen (Petermann und Vaitl 2014, für ausführliche Darstellungen dieser Trainingsformen).

Langfristig zielen Entspannungsverfahren auf die Entwicklung einer größeren Gelassenheit der Athletin oder des Athleten in besonderen Trainings- und Wettkampfsituationen, oder auf die Verbesserung der Regenerationsfähigkeit (Kellmann und Beckmann 2004). Kurzfristige Ziele sind zum Beispiel die Beseitigung störender Gedanken, etwa während der unmittelbaren Wettkampfvorbereitung.

Motivation und Volition   Eine Vielzahl von Verfahren zielt auf die Beeinflussung der Auswahl, Implementierung und Bewertung zielgerichteten Verhaltens (z. B. Festhalten an den eigenen Zielen oder am vorgegebenen Wettkampfplan) beziehungsweise auf den Umgang mit Erschwernissen (z. B. störende Außeneinflüsse). Grob zu unterscheiden wären Zielsetzungs- und Zielverfolgungsmethoden, Visualisierungstechniken und Trainingsverfahren zur Verbesserung der Volition. Diese umfassen eine äußerst heterogene Gruppe von Verfahrensweisen und Techniken, die sich entweder auf die kurzfristige (z. B. Selbstbeobachtung, Denkregulation) oder langfristige (z. B. Zielsetzung und Zielverfolgung) Verhaltensregulation beziehen können. Ausführlichere Darstellungen über solche Trainingsformen finden sich zum Beispiel bei Beckmann und Elbe (2008) sowie Waldenmayer-Beckmann und Beckmann (2012).

Zur Systematisierung von sportpsychologischem Motivationstraining kann man auf das Rubikon-Modell der Handlungsphasen zurückgreifen (Heckhausen 1989). Es unterteilt den Handlungsfluss in vier aufeinanderfolgende Phasen. In der ersten *motivationalen Phase vor der Handlungsentscheidung* wägen Individuen verschiedene bereits ins Auge gefasste Ziele und die mit diesen Zielen einhergehenden Konsequenzen ab. Irgendwann entscheidet sich der oder die Handelnde dann zur sinnbildlichen ‚Überschreitung des Rubikons' und bildet eine oder mehrere Handlungsintentionen. Damit tritt er oder sie in die erste *volitionale Phase vor der Handlung* ein, in der nun Prozesse der Handlungsplanung im Vordergrund stehen. Die darauffolgende *volitionale Phase während der Handlung* entspricht dem beobachtbaren Handeln. Ist die Handlung vollzogen, folgt die *motivationale Phase nach dem Handeln,* in der das erfolgte Handeln im Hinblick auf erreichte oder verfehlte Ziele bewertet wird. Diese Phase trägt damit dann auch zur Basis zukünftiger Handlungen bei.

Den vier Phasen im Handlungsfluss haben Birrer und Seiler (2006) auf Interventionsebene sechs Ansatzpunkte für sportpsychologisches Training gegenübergestellt. Das Rubikonmodell ist mitsamt dieser Interventionsebene in Abb. 9.1 dargestellt.

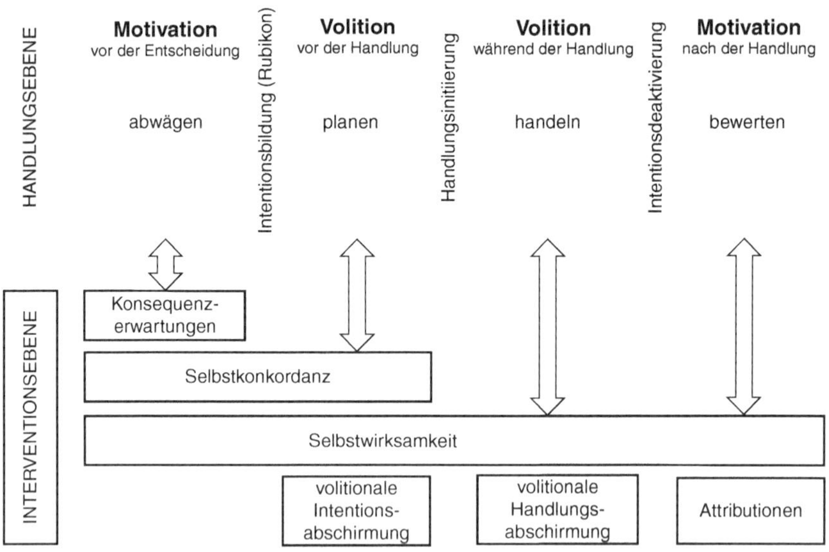

Abb. 9.1 Rubikonmodell (Handlungsebene) und sportpsychologisches Training zur Stärkung motivationaler und volitionaler Ressourcen (Interventionsebene) (mod. nach Birrer und Seiler 2006)

Mit sportpsychologischem Training lässt sich in der motivationalen Phase vor der Entscheidung zum Beispiel die Fähigkeit Handlungsziele effektiv abzuwägen beeinflussen. Um Handlungen realistische Konsequenzerwartungen zugrunde zu legen, können etwa Zielsetzungstechniken zur Vermeidung ungünstiger Aufgabenschwierigkeitswahlen (vgl. den Kasten zum Risikowahlmodell der Leistungsmotivation in Abschn. 10.1.1, Motivation anregen) trainiert werden. In der volitionalen Phase vor der Handlung kann die Förderung selbstkonkordanter Verhaltensweisen im Vordergrund stehen. Mit Selbstkonkordanz ist die erkannte Übereinstimmung von aktuellen Handlungszielen mit den eigenen Interessen und Wertvorstellungen gemeint, was die Verhaltenspersistenz, zum Beispiel das nicht aufgeben Wollen nach einem vermeintlich spielentscheidenden Gegentor, fördert. Hierzu ist das Erlernen von Selbstgesprächsregulationstechniken nützlich (z. B. „Wann immer Du mit dem Gedanken spielst aufzugeben, sage ,Stopp!' und führe Dir vor Augen, dass jeder Angriff, auch der nächste, zu einem Tor führen kann").

Zentrale Bedeutung weisen die Autoren dem Ansatzpunkt *Selbstwirksamkeit* zu, weil dieser sämtlichen motivationalen und volitionalen Handlungsphasen eine Grundlage bildet. Selbstwirksamkeit ist, vereinfacht ausgedrückt, die eigene Überzeugung, einmal ins Auge gefasstes Verhalten auch angesichts von Schwierigkeiten Wirklichkeit werden zu lassen. Die Selbstwirksamkeitserwartung kann im Rahmen des sportpsychologischen Trainings z. B. mit Selbst- und Fremdbekräftigungstechniken gefördert werden (z. B. „Belohne Dich nach einer guten Aktion im Training mit einem kurzen Blick auf die Zaungäste am Spielfeldrand").

Für die volitionale Phase vor der Handlung (zur Verhaltensinitiierung) und für die volitionale Phase während der Handlung (zur Intentionsabschirmung) können außerdem Implementierungsintentionen (d. h. konkrete „Wenn-dann-Pläne") genutzt bzw. die Fähigkeit zur Entwicklung von solchen Implementierungsintentionen gefördert werden (z. B. „Immer wenn die gegnerische Mannschaft über links attackiert, verschieben wir unsere Abwehrreihe nach vorne").

In der motivationalen Phase nach der Handlung können zur Entwicklung leistungsmotivierender Attributionsstile (Kausalattribution) Techniken der kognitiven Umstrukturierung eingesetzt werden (z. B. „Diesen Erfolg hast Du allein Deinem Trainingsfleiß zu verdanken und der Tadel des Trainers dient nur dazu, Dich nur noch mehr anzuspornen"; siehe auch Abschn. 10.1.2 zur Rolle von Attributionen im Sport).

Mentales Training In den Bereich des mentalen Trainings fallen alle Techniken, die zu einer zielgerichteten Verbesserung oder Stabilisierung von sportlichen Bewegungen eingesetzt werden. Diese Techniken beruhen auf der Aktivierung einer internen Repräsentation der Handlung, die der mentalen Simulation einer optimalen Handlungsausführung dient. Mentale Simulation bedeutet, dass die Bewegung nicht beobachtbar ausgeführt, sondern imaginiert wird (Schack 2007). Meta-Analysen belegen, dass sich beachtliche motorische Lernzuwächse zum Beispiel hinsichtlich der Bewegungspräzision erreichen lassen, wenn mentales Training ergänzend zum körperlichen Training eingesetzt wird (Munzert und Lorey 2013).

Wahrnehmungstraining Die Forschung zum Wahrnehmungstraining zeichnet sich durch eine unmittelbare Verknüpfung von sportspezifischem Anwendungsfeld und wissenschaftlichen Grundlagenerkenntnissen aus. Insbesondere für den Bereich des visuellen Wahrnehmungstrainings sind sportartspezifische Trainingsverfahren entwickelt und hinsichtlich ihrer Wirksamkeit überprüft worden. Im Rahmen solcher Trainingsprogramme sollen Sportlerinnen und Sportler lernen, relevante Informationen aus dem visuellen Wahrnehmungsfeld herauszulesen, um daraufhin situationsadäquat richtige Entscheidungen treffen zu können (vgl. Abschn. 7.1.1). Bei vielen Untersuchungen wird dabei die Frage bearbeitet, welche Information unter Hinzugabe welcher Lerninstruktionen und welchen Entscheidungsfeedbacks zu verbesserten Entscheidungen führt. Überprüfte sportartspezifische Wahrnehmungstrainings liegen unter anderem für Tennis (Williams et al. 2004) und für Fußball vor (z. B. Cañal-Bruland et al. 2005).

9.1.3 Berufsfeld und berufliche Möglichkeiten für Sportpsychologinnen und Sportpsychologen

Vielleicht, so ist es zumindest die Hoffnung verschiedener Fachleute, gibt es in Deutschland tatsächlich viel Bedarf an sportpsychologischer Beratung und sportpsychologischem Training. Einen interessanten Einblick ins Berufsfeld aus Sicht der in der Praxis Tätigen liefern Ehrlenspiel et al. (2011). Demnach sind die meisten Sportpsychologinnen und Sportpsychologen in Deutschland (trotz oder wegen) der nicht-zufriedenstellenden Verdienstmöglichkeiten nur nebenberuflich in diesem Feld tätig; sie sehen aber insgesamt gute Entwicklungschancen für das Arbeitsfeld.

Einige Jahre nach dieser Berufsfeldanalyse haben sich die Verhältnisse, so glauben wir, nicht maßgeblich verändert. (Angehenden) Sportpsychologinnen und Sportpsychologen bieten sich im Praxisfeld, sowohl auf Ebene des Leistungssports als auch auf anderen Ebenen, derzeit wahrscheinlich, nach wie vor, eher suboptimale Einkommensmöglichkeiten und Berufschancen.

Sportpsychologische Expertinnen und Experten
Nach einer Entscheidung des Bundesgerichtshofes von 1983 und daraus abgeleiteten Rechtskommentaren darf sich nur Psychologe/Psychologin nennen, wer ein Hochschulstudium im Hauptfach Psychologie (d. h. mit einer mindestens 5-jährigen Regelstudienzeit) erfolgreich abgeschlossen hat. Diese Regelung schließt auch zusammengefügte Wortgebilde ein, so dass die Berufsbezeichnung Sportpsychologe/Sportpsychologin ebenfalls unter diese Regelung fällt. Ganz praktisch bedeutet dies, dass sich alle und ausschließlich Psychologinnen und Psychologen (im oben genannten Sinne) Sportpsychologin/Sportpsychologe nennen dürfen. Ohne Nachweis von Fachqualifikation in den Bereichen Sportwissenschaft und Sport.

Als Beitrag zur Qualitätssicherung im Spitzensport in Deutschland führt das **Bundesinstitut für Sportwissenschaft** (BISp Informationsportal Sportpsychologie) eine **Expertendatenbank** für Sportpsychologische Expertinnen und Experten (wohlgemerkt also nicht nur für Psychologinnen und Psychologen). Der Eintrag in diese Expertendatenbank ist auf Bewerbung hin möglich, wenn **Fachkompetenz sowohl in Sportwissenschaft als auch in Psychologie**, sowie darüber hinaus **Praxiserfahrung** (d. h. entsprechende Tätigkeit im Leistungssport) nachgewiesen ist. Zahlreiche Verbände und Organisationen im staatlich organisierten Spitzensport fördern die sportpsychologische Zusammenarbeit „ihrer" Athletinnen und Athleten mit Fachleuten nur unter der Bedingung, dass diese Fachleute in der BISp-Expertendatenbank als sportpsychologischer Experte/sportpsychologische Expertin gelistet sind.

Sport- und Bewegungsangebote organisieren in Deutschland *staatliche Sportanbieter* (staatlich organisierter Sport; Förderung von Breitensport und Spitzensport beim Bundesministerium des Innern, Sport-/Kultusministerien der Länder, Bezirks-/Kreis-/Stadt-/Gemeindeverwaltungen), *gemeinnützige Sportanbieter* (freiwillig organisierter Sport; v. a. die Sportvereine) sowie verschiedenste *privatwirtschaftliche Sportanbieter* (privat organisierter Sport; z. B. kommerzielle Fitnessstudios, Sport in Betrieben und Unternehmen, Krankenkassen). Außerdem kann man natürlich immer auch außerhalb solcher Organisationsformen, *selbst-organisiert* sportlich bewegungsaktiv sein.

Auf der Ebene **Berufssport** gibt es vor allem im Profifußball Vereine, die sich mittlerweile die Dienste eines hauptberuflichen Sportpsychologen oder einer hauptberuflichen Sportpsychologin leisten. In anderen Sportarten ist dies extrem selten.

Für Leistungssportlerinnen und Leistungssportler, die als **Kaderathleten** des DOSB geführt werden (Olympiakader, Perspektivkader, Ergänzungskader, Nachwuchskader 1 und 2, Landeskader) besteht in der Regel die Möglichkeit, professionelle sportpsychologische Beratung entweder über den jeweiligen Sportfachverband oder an den Olympiastützpunkten des DOSB in Anspruch zu nehmen. Von sehr wenigen Ausnahmen abgesehen, sind Sportpsychologinnen und Sportpsychologen dort auf (schmaler) Honorarbasis oder gar „nur" ehrenamtlich tätig.

Darüber hinaus gibt es seltene **Initiativen von Landessportbünden und Bundesländern** (z. B. in Nordrhein-Westfalen und in Brandenburg), sportpsychologische Angebote auf Ebene von staatlichen Bildungseinrichtungen zur Förderung des Nachwuchsleistungssports zu installieren (z. B. in den **Eliteschulen des Sports** des DOSB). Unserem besten Wissen nach engagieren sich Kolleginnen und Kollegen hier in der Regel zeitlich befristet mit Teilen ihrer normalen wöchentlichen Arbeitszeit oder auf Honorarbasis.

Außerhalb dieser auf Spitzensport hin ausgelegten, vom Bund und den Ländern geförderten Strukturen besteht für Sportverbände, Vereine, Teams und Einzelpersonen natürlich die Möglichkeit, sportpsychologische Beratung bei selbstständig tätigen Sportpsychologinnen und Sportpsychologen einzukaufen. Unserer Erfahrung nach sind die Einkommensmöglichkeit für die Kolleginnen und Kollegen in diesem auf Leistungssport hin bezogenen Markt derzeit noch gering.

Ob es außerhalb des Leistungssports, also z. B. im **Gesundheitssport** (bei kommerziellen Anbietern, im Verein, in Betrieben, bei Krankenkassen sowie im medizinischen Kontext, z. B. Bewegungstherapie und Rehabilitation) oder in der **Freizeit-, Event- und Tourismusbranche** Nachfrage nach sportpsychologischer Beratung gibt, die es praktisch tätigen Sportpsychologinnen und Sportpsychologen erlauben würden, eine berufliche Existenz darauf zu gründen, wissen wir nicht. Ziemlich sicher gibt es aber nicht Viele, denen dies bisher gelungen ist.

Die zweifellos größte Nachfrage an sportpsychologischer Expertise und damit die besten Berufsmöglichkeiten für die, die sich in ihrer Arbeit möglichst vollständig auf Sportpsychologie konzentrieren wollen, bestehen im **Forschungs- und Lehrbetrieb von Universitäten und Hochschulen.** Forschung und Wissenschaft im Fach Sportpsychologie „boomen". An Universitäten und Hochschulen werden die wissenschaftlichen Grundlagen zur praktischen Tätigkeit geschaffen, dort werden Sportwissenschaftlerinnen und Sportwissenschaftlern, Trainerinnen und Trainern, Sportlehrerinnen und Sportlehrern (etc.) Wissensgrundlagen zur Sportpsychologie nahegebracht; in der

Regel im Rahmen der obligatorischen Grundausbildung, oft spezifiziert auf die jeweiligen Qualifikationsziele hin. Einige Kolleginnen und Kollegen an Universitäten und Hochschulen sind im Rahmen wissenschaftlicher Projekte oder nebenberuflich auf Honorarbasis auch praktisch, zum Beispiel im Leistungssport tätig.

9.2 Vertiefung: Wissenschaftlich begleitete Sportpsychologie im staatlich geförderten Leistungssport in Deutschland

Wie viele Athletinnen und Athleten in Deutschland arbeiten eigentlich mit einem Sportpsychologen oder mit einer Sportpsychologin zusammen, d. h. wie groß ist eigentlich der Bedarf an sportpsychologischer Beratung und sportpsychologischem Training im Sport? Was tun Sportpsychologinnen und Sportpsychologen dann in der Zusammenarbeit mit ihren Klienten, welche Themen werden bearbeitet? Oder besser, anders formuliert, mit welchen Themen und Anliegen fragen Sportlerinnen und Sportler sportpsychologische Beratungsleistung nach? Wir wissen es nicht. Zumindest nicht genau, hier herrscht ein dramatischer Mangel an soliden empirischen Befunden.

Aber man kann sich ein ungefähres Bild über die Situation machen: Es gibt durchaus Berichte, die Aspekte der Zusammenarbeit zwischen Sportlerinnen und Sportlern mit ihren Sportpsychologinnen und Sportpsychologen in einen wissenschaftlichen Kontext stellen. Sie finden sich zum Beispiel in den beiden internationalen Fachzeitschriften *The Sport Psychologist* und *Journal of Applied Sport Psychology*. In den Jahrbüchern des Bundesinstitut für Sportwissenschaft (BISp), das die wissenschaftlich unterstützte Zusammenarbeit zwischen Sportpsychologie und Sportpraxis fördert, sind zahlreiche solche Kooperationen beschrieben, und es gibt Handbücher für praktische Sportpsychologie mit ausführlichen Darstellungen über Betätigungsfelder (z. B. Waldenmayer-Beckmann und Beckmann 2012; Staufenbiel et al. 2019). Außerdem kann man auf Sportpsychologie-Kongressen (z. B. der asp) immer wieder einige in der Praktischen Sportpsychologie erfahrene Kolleginnen und Kollegen antreffen und sie selbst befragen.

Ein „Haken" an all solchen Darstellungen ist, dass sie nicht repräsentativ sind. Es ist also unklar, ob die an den jeweiligen Stichproben gezeigten Erfahrungen generalisiert werden dürfen und sollten (vgl. Abschn. 5.1, Datengrundlagen). Etwas anders ist dies im Fall der Berichterstattungen des Landesteams Sportpsychologie Brandenburg, aus denen wir im Folgenden einige Aspekte zusammenführen (vgl. Benthien et al. 2013; Grote et al. 2015).

9.2.1 Sportpsychologie im Landesteam

Im Jahr 2009 wurde auf Beschluss der für die Leistungssportförderung im Land Brandenburg verantwortlichen Institutionen an der Universität Potsdam (Sportpsychologie) das *Landesteam Sportpsychologie Brandenburg* gegründet.

Entstehung und Besonderheit Beauftragt wurde die Entwicklung und Begleitung des Betriebs von qualitätsgesicherten Strukturen zur sportpsychologischen Betreuung sämtlicher in Brandenburg (d. h. am OSP oder den Spezialschulen Sport des Landes) trainierenden Leistungssportlerinnen und Leistungssportler. Im Jahr 2019 wird das Landesteam Sportpsychologie Brandenburg die ersten 10 Jahre bestanden haben.

Das Landesteam Sportpsychologie Brandenburg ist eine in mehrerlei Hinsicht einzigartige Einrichtung in Deutschland. Die im gegebenen Zusammenhang wichtigste Besonderheit ist die Möglichkeit zur wissenschaftlichen Begleitung *aller* sportpsychologischen Dienstleistungen, auf die *alle* in DOSB- oder in Landeskadern organisierten Leistungssportlerinnen und Leistungssportler *eines gesamten Bundeslandes* Zugriff haben. Das Angebot richtet sich an mehr als 1300 Leistungssportlerinnen und Leistungssportler (inkl. Sportschülerinnen und Sportschüler, plus Trainerinnen und Trainer).

Strukturen Es wird ein in der Fläche (vier OSP-Standorte, vier Spezialschulen Sport) einheitliches, kontinuierlich qualitätsgesichertes Angebot realisiert. Diese *horizontale Struktur* gewährleistet, durch fortlaufende Prozessevaluation gesichert, eine gleichartig hohe Qualität aller sportpsychologischen Angebote in sämtlichen Institutionen. Leitlinie im Landesteam ist die Selbstverpflichtung zu einem, wo immer möglich, wissenschaftlich fundierten Praxishandeln (Brand et al. 2014).

Das sportpsychologische Angebot des Landesteams erstreckt sich *zeitvertikal* vom Sportschüler (beginnend mit dem Schuleintritt in die Spezialschule Sport in Klasse 7) bis zum DOSB-Kaderathleten (und Erfolg z. B. bei Olympischen Spielen). Zentrales Kennzeichen ist die inhaltliche Verzahnung des sportpsychologischen Angebots mit den Trainingsetappen im Leistungssport (vom Grundlagen- bis zum Hochleistungstraining). Orientierung bildet die Leitlinie, dass ein frühes *Bewusstmachen* der potenziellen *Zugewinnmöglichkeiten durch Sportpsychologie* wertvolle Beiträge zur persönlichen und zur Leistungsentwicklung im Nachwuchsleistungssport bietet. Im Spitzensport profitieren Athletinnen und Athleten dann davon, wenn sie bereits vor Eintreten etwaiger Schwierigkeiten über Basiskompetenzen zur Bewältigung oder zumindest Wissensbestände über Lösungsmöglichkeiten verfügen.

Sämtliche sportpsychologischen Angebote werden *institutionentypisch* (Schule vs. Trainingsgruppe am Olympiastützpunkt), altersgruppen- und sportartspezifisch zugeschnitten. Im Schulunterricht strukturell verankerte Maßnahmen dienen der Sensibilisierung für das Spektrum möglicher sportpsychologischer Angebote sowie der Einübung grundlegender sportpsychologischer Fertigkeiten (z. B. zur Aktivierung und Entspannung). Alle anderen Angebote, die den Jüngsten im Nachwuchsleistungssport und den Erfahrensten im Olympiakader gleichermaßen Offenstehen, orientieren sich an der inneren Logik und Dynamik sportpsychologischer Beratung, und sie sollen ein fokussiertes Arbeiten an spezifischen sportpsychologischen Themen in gruppenbezogenen oder individualisierten Coachingprozessen erlauben. Hier wird also auf größtmögliche Flexibilität geachtet, die sich an den von den Sportlerinnen und Sportlern (inkl. Trainerinnen und Trainer) eingebrachten Themen ausrichtet.

9.2.2   Beratungsanlässe und Beratungsanliegen im Leistungssport

Die im Zuge der Gründung des Landesteams eingerichteten Prozesse zur Qualitätssicherung (vgl. Kleinert und Brand 2011) sehen es vor, dass alle Beratungssituationen mit Sportpsychologinnen und Sportpsychologen im Landesteam statistisch erfasst und inhaltlich dokumentiert werden. Dies erlaubt die Auswertung zum Beispiel der am häufigsten vorkommenden Beratungsanlässe.

Zur **Klassifizierung von Beratungsanlässen** wird im Landesteam Sportpsychologie Brandenburg auf ein in Anlehnung an Gardner und Moore (2006) entwickeltes sehr einfaches Schema zurückgegriffen. Beratungsanlässe werden als Anliegen zur *Leistungsoptimierung* klassifiziert, wenn keine aktuelle Beeinträchtigung des aktuellen Leistungsvermögens vorliegt und die ratsuchende Person sportpsychologische Unterstützung ausschließlich für den weiteren Ausbau ihrer Leistungsfähigkeit in Anspruch nimmt. Der Beratungsanlass *Leistungseinschränkung* wird festgehalten, wenn sportpsychologische Unterstützung zur Wiederherstellung einer von der ratsuchenden Person als optimal empfundenen Leistungsfähigkeit wahrgenommen wird. *Leistungsstörung* wird verbucht, wenn der oder die Klientin über einen gravierenden Leistungszusammenbruch berichtet (oder einen solchen demnächst befürchtet) und von sportpsychologischer Seite psychotherapeutischer Behandlungsbedarf vermutet wird (in solchen Fällen erfolgt die Weiterüberweisung zu entsprechenden Anlaufstellen; im Landesteam Sportpsychologie Brandenburg wird keine Therapie angeboten). Darüber hinaus kann der Beratungsanlass *Karriereende* festgehalten werden.

Abb. 9.2 zeigt die für den Zeitraum von 2011 bis 2014 neun am häufigsten erfassten **Beratungsanliegen** und den jeweiligen Beratungsanlass. Unter diese neun Beratungsanliegen können 85 % aller der von den Sportpsychologinnen und Sportpsychologen festgehaltenen zusammengefasst werden. Den Analysen liegen 1735 dokumentierte sportpsychologische Beratungseinheiten mit insgesamt 399 Athletinnen und Athleten und 41 Trainingsgruppen zugrunde (vgl. Grote et al. 2015).

Die Aufzeichnungen zeigen unter anderem, dass 60 % der von den Leistungssportlerinnen und -sportlern vorgebrachten Beratungsanliegen in den Bereich der Leistungsoptimierung fallen. In 36 % der Fälle bildeten bereits bestehende Leistungseinschränkungen den Beratungsanlass. Außerdem fällt auf, dass Beratung durch Sportpsychologinnen und Sportpsychologen offensichtlich nicht nur zu Themen, die unmittelbar etwas mit Sport zu tun haben, in Anspruch genommen werden (z. B. herausfordernde Situationen im sozialen Umfeld, Konflikte mit

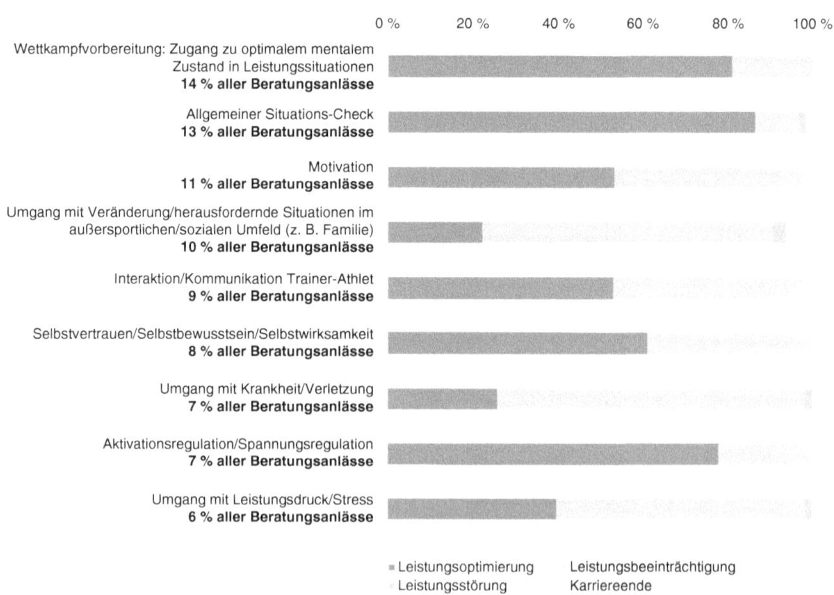

Abb. 9.2 Beratungsanliegen eingeteilt nach Beratungsanlässen im Landesteam Sportpsychologie Brandenburg (2011–2014; mod. nach Grote et al. 2015).

Trainern). Im Durchschnitt entfällt etwa ein Viertel der dokumentierten Beratungsthemen auf „nicht-sportliche" Bereiche.

Präventiv (Leistungsoptimierung) beraten wurde vor allem in den Themenzusammenhängen Allgemeiner Situations-Check, Wettkampfvorbereitung und Aktivations-/Spannungsregulation. Der Umgang mit Krankheit/Verletzungen, mit Veränderung und herausfordernden Situationen im außersportlichen/sozialen Umfeld sowie mit Leistungsdruck/Stress ließ vor allem im Kontext von bestehenden Leistungseinschränkungen Nachfrage entstehen.

Die große Anzahl präventiv in Anspruch genommener Beratungseinheiten mag auch damit zusammenhängen, dass es strategisches Ziel des Landesteams in Brandenburg ist, Leistungssportlerinnen und Leistungssportler dazu zu ermutigen, sich handlungsstark zu machen *bevor* konkrete Schwierigkeiten auftauchen. Die Idee dahinter ist, dass Sportlerinnen und Sportler (inkl. Trainerinnen und Trainer) im Falle sich andeutender Schwierigkeiten selbst schon ein Repertoire an Bewältigungsmöglichkeiten kennen und bestenfalls sogar anwenden können.

Leistungsstörungen tauchen in den Statistiken des Landesteams Sportpsychologie Brandenburg vergleichsweise selten auf, das heißt sie bildeten nur 19 mal (d. h. in 1 % der Fälle) Anlass zur sportpsychologischen Beratung. Diese niedrige Zahl muss unbedingt unter dem Vorbehalt interpretiert werden, dass viele Leistungssportlerinnen und Leistungssportler im Land Brandenburg gut darüber informiert sind bzw. sein sollten, dass von Sportpsychologinnen und Sportpsychologen im Landesteam keine psychotherapeutische Begleitung angeboten wird (und dass Ratsuchende von den Sportpsychologinnen und Sportpsychologen mit entsprechender Indikation so oder so zu anderen Stellen weitergeleitet würden). Empirische Untersuchungen aus anderen Zusammenhängen legen nahe, dass die Prävalenz an psychischen Störungen unter Leistungssportlerinnen und Leistungssportlern einiges höher, nämlich vergleichbar der in der Normalbevölkerung ist (Rice et al. 2016).

Fast genauso selten, d. h. in 40 Fällen (in 2 % der Fälle) wurde Karriereende als Beratungsanlass klassifiziert. Dazu muss man sich vor Augen halten, dass es an Olympiastützpunkten in Deutschland immer auch nicht-psychologische Beratungsstellen zur Laufbahnberatung gibt, die von Leistungssportlerinnen und Leistungssportlern zusätzlich in Anspruch genommen werden können.

9.2.3 Nachfrage an sportpsychologischer Beratung

Spannend ist außerdem die Frage, wie viele Sportlerinnen und Sportler auf die Möglichkeit sportpsychologischer Beratung zurückgreifen, wenn sie die Möglichkeit dazu haben. In Brandenburg können alle DOSB-Kaderathletinnen und DOSB

Kaderathleten am OSP sportpsychologische Beratung des Landesteams kostenlos in Anspruch nehmen (d. h. die Kosten werden vom OSP übernommen). Der Zugang zu diesem Angebot ist bewusst niederschwellig angelegt, d. h. es ist sehr einfach für Sportlerinnen und Sportler (auch Trainerinnen und Trainer) das Ganze mal für sich auszuprobieren (z. B. kann man auf sehr diskrete Weise Kontakt aufnehmen und man muss sich nicht früh zu irgendetwas verpflichten). Für jeden OSP-Standort im Bundesland sind ein Sportpsychologe und eine Sportpsychologin benannt (für den Fall, dass man lieber mit einem Mann oder lieber mit einer Frau zusammenarbeiten möchte), der oder die regelmäßig vor Ort ist und für Terminvereinbarungen zur Verfügung steht. Die nachfolgenden Zahlen entstammen den betrieblichen Aufzeichnungen (Jahresbilanz) des Landesteams Sportpsychologie Brandenburg.

Im nach-olympischen Jahr 2017 gab es in Brandenburg etwas mehr als 300 Kaderathletinnen und Kaderathleten. Von diesen nahmen im genannten Jahr 29 % sportpsychologische Beratung in Form von Einzelberatung(en) in Anspruch. Die Nachfrage nach Gruppenberatungen war (und ist schon seit Jahren) vernachlässigenswert gering.

Mehr als zwei Drittel der Kaderathletinnen und Kaderathleten, die auf sportpsychologische Beratung im Jahr 2017 zurückgriffen, nahmen 2 oder 3 Beratungseinheiten innerhalb weniger Wochen wahr. In etwa ein Drittel der Klientinnen und Klienten nahm regelmäßigere Beratung mit 8 oder mehr Beratungseinheiten in Anspruch, oft über das ganze Jahr verteilt. Die große Anzahl zeitlich kürzerer Zusammenarbeiten (wenige Treffen) zwischen Beratenden und Klienten dürfte ganz wesentlich von dem im Landesteam Sportpsychologie Brandenburg bevorzugten Beratungsansatz beeinflusst sein (Lösungsfokussierte Kurzzeittherapie; de Shazer 2012). Bei den längerfristigen Zusammenarbeiten handelt es sich überwiegend nicht um besonders „schwerwiegende" Problemkonstellationen, sondern um solche in denen längerfristig (sport)psychologisch trainiert wird oder es um wiederkehrende präventive Check-ups der Gesamtsituation geht.

Diese für 2017 berichteten Zahlen und Verhältnisse zeigten sich im Landesteam Sportpsychologie Brandenburg in den vergangenen (fast) 10 Jahren sehr stabil, mit etwas Auslenkung nach oben (mehr Beratungsbedarf, mehr Klientinnen und Klienten) in den Jahren mit Olympischen Spielen. Den Sportpsychologinnen und Sportpsychologen im Landesteam zufolge hat sich als Erfahrungswert die daraus abgeleitete **„Drittel-Regel"** zur Beschreibung und Planung des voraussichtlichen Bedarfs an sportpsychologischer Beratung bewährt: Demnach nimmt in etwa ein Drittel Sportlerinnen und Sportler (inkl. Trainerinnen und Trainer) sportpsychologische Angebote bereitwillig wahr. Ein Drittel zeigt sich höflich interessiert, verweist aber darauf, dass er oder sie für sich aktuell keinen Bedarf sehe. Im dritten

Drittel versammeln sich dann die, deren Vorbehalte gegenüber Sportpsychologie so groß sind, dass sie Angeboten ablehnend gegenüber stehen.

9.3 Zusammenfassung, zentrale Begriffe und Lesetipps

Schon bei den Sommerspielen 1976 in Montreal hatte die (west-)deutsche Olympiamannschaft einen Sportpsychologen im Team. Sportpsychologische Beratung und sportpsychologisches Training im Leistungssport bis heute liefern ein interessantes Untersuchungs- und praktisches Betätigungsfeld für Sportpsychologinnen und Sportpsychologen. Anwendungsorientierte Forschung hat solides Wissen darüber hervorgebracht, wie sportpsychologisches Training aufgebaut werden kann, welche Inhalte wie trainiert werden können und sollten (z. B. Wahrnehmungstraining, Aktivierung und Entspannung, mentales Training von Bewegungen, Training zur Verbesserung von Motivation und Volition), und dass sportpsychologisches Trainings wirkungsvoll ist. Solche Studien fundieren das Praxisfeld. Bis heute widmet sich aber vergleichsweise wenig Forschung der wissenschaftlichen Begleitung der tatsächlichen Praxis. Berufsfeldanalysen zeigen, dass es derzeit noch nicht vielen Sportpsychologinnen und Sportpsychologen gelingt, ihre berufliche Existenz allein auf dieses Betätigungsfeld zu gründen. Auch sind wissenschaftliche Untersuchungen dazu, welche Themen in der Praxis sportpsychologischer Begleitung im Leistungssport besonders nachgefragt sind und wie diese von Sportpsychologinnen und Sportpsychologen konkret bearbeitet werden, noch selten. Aber es gibt ‚Best Practice‘-Beispiele. Aus Zahlen zur praktischen Arbeit einer Einrichtung, die mit der sportpsychologischen Begleitung sämtlicher (u. a.) DOSB-Kaderathleten in einem Bundesland in Deutschland beauftragt ist, lässt sich schätzen, dass sich vielleicht ein Drittel aller Athletinnen und Athleten im Spitzensport sportpsychologische Dienstleistungen, zumindest von Zeit zu Zeit, zunutze macht. In bis zu zwei Drittel dieser Fälle wird Beratung und/oder Training präventiv in Anspruch genommen, in circa einem Viertel der Fälle bilden Schwierigkeiten, die ihre Wurzeln außerhalb des Sports haben den Beratungsanlass.

Zentrale Begriffe: Sportpsychologische Beratung; sportpsychologisches Training; Trainingsbereiche (Aktivierung und Entspannung, Motivation und Volition, mentales Training, Wahrnehmungstraining); Aufbau von sportpsychologischem Training; Sportpsychologische Expertinnen und Experten; aktuelle Betätigungsfelder in der Praxis; Klassifizierung von Beratungsanlässen; Beratungsanliegen; „Drittel-Regel" (Beratungsnachfrage).

- Ehrlenspiel, F., Droste, A., & Beckmann, J. (2011). Das Berufsfeld Sportpsychologie im Leistungssport aus der Sicht der in der Praxis Tätigen. *Zeitschrift für Sportpsychologie, 18*, 73–86.
- Engbert, K. (2011). *Mentales Training im Leistungssport: Ein Übungsbuch für den Schüler- und Jugendbereich.* Stuttgart: Neuer Sportverlag.
- Staufenbiel, K., Liesenfeld, M., & Lobinger, B. (Hrsg.). (2019). *Angewandte Psychologie im Leistungssport.* Göttingen: Hogrefe.
- Waldenmayer-Beckmann, D., & Beckmann, J. (Hrsg.). (2012). *Handbuch sportpsychologischer Praxis: Mentales Training in den olympischen Sportarten.* Balingen: Spitta.
- *Weblog für Wissenstransfer, Transparenz und Vernetzung: Die Sportpsychologen.* Abgerufen von: https://www.die-sportpsychologen.de.

> Sportpsychologisches Wissen spielt auch im Kontext von Sportunterricht eine Rolle. Wir stellen drei ausgewählte sportpsychologische Faktoren vor, denen im Sportunterricht eine zentrale Bedeutung zukommt: Motivation, Attribution und Selbstkonzept. Danach gehen wir vertiefend auf die Frage ein, wie man beim Bewegungslernen effektiv mit Instruktionen und Rückmeldungen unterstützen kann und sollte.

Warum ist der Sportunterricht aus sportpsychologischer Perspektive so interessant? Die kurze Antwort lautet: Weil im Sportunterricht so viel passiert. Die Schülerinnen und Schüler bewegen sich und sie interagieren miteinander. Manche dieser Interaktionen sind angenehm, andere sind es nicht. Die Schülerinnen und Schüler bekommen Feedback aus den unterschiedlichsten Quellen: Zum Beispiel über die eigenen Körperwahrnehmungen, aber natürlich auch von den anderen Schülerinnen und Schülern und von der Lehrkraft. Sie haben Erfolge und Misserfolge, und diese Erfolge und Misserfolge werden sofort für alle anderen sichtbar. Die Schülerinnen und Schüler erleben positive und negative Emotionen, und sie müssen lernen mit diesen Emotionen umzugehen.

Als Resultat dieser Faktoren bietet der Sportunterricht somit Raum für eine Vielzahl von Lernerfahrungen. Manche dieser Lernerfahrungen werden auf den Sportunterricht beschränkt bleiben („ich kann gut turnen"), andere vermutlich darüber hinaus gehen und möglicherweise lebenslange Konsequenzen für Gesundheit und

© Springer-Verlag GmbH Deutschland, ein Teil von Springer Nature 2019   167
R. Brand, G. Schweizer, *Sportpsychologie*, Basiswissen Psychologie,
https://doi.org/10.1007/978-3-662-59082-9_10

Wohlbefinden haben („Sport ist nichts für mich, deshalb mache ich keinen mehr"). Diese besondere Rolle des Sportunterrichts findet sich übrigens auch in den meisten Bildungsplänen für Schule wieder. In kaum einem anderen Fach sollen so weit reichende und über das eigentliche Unterrichtsthema hinausgehende Ziele erfüllt werden wie im Sportunterricht; wodurch – dies sei nur nebenbei bemerkt – Sportlehrerinnen und Sportlehrer auch vor besondere Herausforderungen gestellt werden.

Mit unseren Darstellungen zum Sportunterricht verfolgen wir hier die folgenden Ziele. Wir zeigen zuerst einmal, dass und wie man psychologische und sportpsychologische Theorie gewinnbringend in Situationen im Sportunterricht hineindenken kann. Wir erklären, wie man aus der Anwendung von Theorie praktisch Gewinn zieht. Dann gehen wir näher ran an das, was charakteristisch für Sportunterricht ist. An das, was Sportunterricht *vor allem* von anderen Schulfächern unterscheidet: Im Sportunterricht ist Lernen (fast) immer an Bewegungslernen gekoppelt. Es wird um Forschung gehen zur Frage, wie Sportlehrerinnen und Sportlehrer Rückmeldungen so optimieren können, dass diese Schülerinnen und Schülern beim Neulernen von Bewegung möglichst wirkungsvoll unterstützen. Das Tolle ist auch hier wieder, dass die Ergebnisse, die aus sportpsychologischen Studie dazu vorliegen, verhältnismäßig leicht in die Praxis zu übertragen sind.

10.1 Themenüberblick: Grundlagenkenntnisse für die Schule, praktisch zusammengedacht!

Zur Veranschaulichung der Anwendung und Anwendbarkeit (sport)psychologischer Theorien im Kontext Sportunterricht haben wir die Bereiche Motivation, Attribution und Selbstkonzept ausgewählt. Diesen drei Faktoren kommt im Sportunterricht entscheidende Bedeutung zu, denn sie stehen in Zusammenhang mit dem Lernerfolg, der schulischen Leistung, dem Spaß am Sport und am Sportunterricht und mittelbar vermutlich auch mit dem außerschulischen sportlichen Engagement von Schülerinnen und Schülern und deren Bereitschaft zu lebenslangem Sporttreiben. Wer sich für die Vielfalt anderer sportpsychologischer Aspekte von Sportunterricht interessiert, dem oder der legen wir besonders das ganz und ausschließlich auf Sportunterricht bezogene Lehrbuch von Gerber (2015) ans Herz.

10.1.1 Motivation anregen

Wie kann man es schaffen, dass Schülerinnen und Schüler engagiert am Sportunterricht teilnehmen? Die Frage nach der „richtigen" Motivation ist sicherlich eine der wichtigsten, wenn es um Sportpsychologie und Sportunterricht geht. Simple Antworten darauf wären: Wir geben Schülerinnen und Schülern einfach schlechte Noten, wenn sie nicht mitmachen, und gute Noten, wenn sie mitmachen. Vielleicht könnten wir sie sogar mit kleinen Geschenken belohnen, wenn sie sich besonders anstrengen. Oder wir könnten die Eltern bezahlen, deren Kinder besonders gut mitmachen! Wenn es so einfach wäre, gäbe es vermutlich nicht so viele sportpsychologische Studien zum Thema. Aber warum ist es nicht so einfach?

Die genannten Beispiele versuchen das Verhalten der Schülerinnen und Schüler ausschließlich durch **extrinsische Motivation** zu lenken. Extrinsische Motivation bedeutet, dass Motivation durch äußere Anreize wie Belohnungen und Bestrafungen geschaffen wird.

Wenn man ausschließlich auf diese Art von Motivation setzen würde, dann brächte das ganz sicher Nachteile mit sich: Der größte Nachteil ist, dass Menschen die Zielverfolgung beziehungsweise das entsprechende Verhalten meistens einstellen, wenn ihnen vormals wichtige, äußere Anreize weggenommen werden (z. B. haben viele Menschen erstmal keine Lust mehr zu arbeiten, wenn ihnen das Gehalt gestrichen wird). Außerdem kann extrinsische Motivation zu einer Entfremdung vom extrinsisch motivierten Verhalten führen, das bedeutet, man mag dieses Verhalten irgendwann nicht mehr besonders („Sport ist doof"). Auch kann die Instanz, welche die Anreize schafft, negativ wahrgenommen werden („Mein Sportlehrer ist doof").

Also brauchen wir noch was anderes, zum Beispiel **intrinsische Motivation**. Intrinsisch motiviert sein bedeutet, dass man ein Verhalten einfach nur um seiner selbst willen zeigt, zum Beispiel weil es Spaß macht. In der sportpsychologischen Forschung geht es daher unter anderem um die Frage, wie man bei Schülerinnen und Schülern intrinsische Motivation zum Sporttreiben wecken kann, damit sie ein Leben lang Sport treiben und nicht damit aufhören, wenn die letzte Sportnote verbucht ist (Gerber 2015).

Das klingt zunächst einmal so, als ob intrinsische Motivation immer und grundsätzlich besser ist als extrinsische Motivation. Das ist aber nicht so. Wenn wir Schülerinnen und Schüler *kurzfristig* dazu bringen wollen, am Sportunterricht teilzunehmen, dann wäre eine Belohnung bzw. Bestrafung der Teilnahme durch eine Kombination aus Noten und anderen Belohnungen bzw. Bestrafungen wahrscheinlich erst mal erfolgreich. Langfristig wirksame Motivation zum lebenslangen Sporttreiben erreichen wir dadurch aber wahrscheinlich nicht. Auch andere Ziele von Sportunterricht, wie Schülerinnen und Schülern Spaß am Sporttreiben nahe bringen und sie dadurch vielleicht sogar dazu zu motivieren, auch außerhalb des Unterrichts Sport zu treiben, könnten wir durch extrinsische Motivierung nicht erfüllen. Und das sind ja wichtige, manche würden vielleicht sogar sagen die wichtigsten Ziele von Sportunterricht! Also, die Mischung macht's: Die wenigsten

Verhaltensweisen, die Menschen zeigen sind ausschließlich extrinsisch oder ausschließlich intrinsisch motiviert. Verschiedene Verhaltensweisen können durch beide Motivationsarten zu unterschiedlich starken Anteilen beeinflusst werden.

Zur Frage, wie man die intrinsische Motivation von Schülerinnen und Schülern im Sportunterricht wecken und fördern kann, ist in den vergangenen Jahrzehnten eine ganze Menge Forschung gemacht worden. Viele neuere Untersuchungen beziehen sich dabei auf die Selbstbestimmungstheorie. Sie sagt vorher, dass das **Erleben von Autonomie** die intrinsische Motivation fördert (Deci und Ryan 2000). Auch im Sportunterricht (vgl. Abschn. 8.1.2, zum Gesundheitsverhalten). Schülerinnen und Schüler erleben Autonomie, wenn sie Möglichkeiten bekommen selbstständig zu handeln und Entscheidungen zu treffen. Und ziemlich genau das, dass die Autonomieunterstützung im Sportunterricht die intrinsische Motivation der Schülerinnen und Schüler (zumindest unter bestimmten Voraussetzungen) wachsen lässt, zeigen auch eine ganze Reihe von Untersuchungen (für einen kurzen Überblick siehe Sieber et al. 2016).

Selbstbestimmung der Aufgabenwahl im Sportunterricht: Das Risikowahlmodell der Leistungsmotivation als Praxishilfe

Natürlich sollen Schülerinnen und Schüler immer wieder mal mitbestimmen können. Zum Beispiel könnte man sie entscheiden lassen, an welcher Lernstation in der Sporthalle sie als nächstes üben wollen – dem sportdidaktischen Gebot zur inneren Differenzierung folgend, hat man als Lehrerin oder Lehrer natürlich unterschiedlich schwierige Lernaufgaben vorbereitet! Genau das könnte aber schief gehen, wenn man nichts über die Vorhersagen des *Risikowahlmodells der Leistungsmotivation* gehört hat (Atkinson 1957; McClelland 1953).

David McClelland beschrieb das Leistungsmotiv als eine Persönlichkeitseigenschaft mit zwei zugrunde liegenden Motivtendenzen: Während manche Menschen vor allem durch die Hoffnung auf Erfolg (und das damit verbundene Streben nach positiven leistungsbezogenem Gefühlsantworten) angetrieben werden, also erfolgszuversichtlich sind, dominiert bei anderen eher eine Tendenz zur Misserfolgsorientierung, weil ihr Handeln vor allem durch eine Furcht vor Misserfolg (und das damit verbundene Streben nach Vermeidung negativer leistungsbezogener Gefühlsantworten) geprägt ist. John Atkinson entwickelte diesen Ansatz weiter zum Risikowahlmodell.

Das Risikowahlmodell erlaubt Vorhersagen darüber, welche Aufgabenschwierigkeiten Menschen bevorzugen, wenn sie sich ihre Aufgabe selbst aussuchen dürfen. Dem Modell zufolge wählen Menschen, deren Tendenz zu *Hoffnung auf Erfolg (HE)* stärker ist als ihre Tendenz zu *Furcht vor Miss-*

erfolg (FM), oft mittelschwere Aufgaben. Die Begründung hierfür ist, dass sich bei mittelschweren Aufgaben die Wahrscheinlichkeit eines Erfolgs und der Wert eines Erfolgs die Waage halten: In einer sehr leichten Aufgabe ist ein Erfolg zwar sehr wahrscheinlich, aber wenig wert, und in einer sehr schweren Aufgabe ist ein Erfolg zwar sehr viel wert, aber wenig wahrscheinlich. Menschen, deren Tendenz zu FM die Tendenz zu HE übersteigt, bevorzugen dem Modell zufolge entweder sehr leichte oder sehr schwere Aufgaben. Denn sie wollen negative Leistungserlebnisse vermeiden: Eine sehr leichte Aufgabe werden sie ziemlich sicher meistern, das wird gut für sie ausgehen. Eine sehr schwere Aufgabe werden sie zwar ziemlich sicher nicht meistern, das Leistungsergebnis da sagt ja aber kaum etwas über ihre Leistungsfähigkeit aus – weil die Aufgabe war ja so schwer, da braucht man sich „keinen Kopf" machen, wenn das schief geht.

In gleicher Weise erlaubt das Risikowahlmodell Vorhersagen darüber, wie stark Schülerinnen und Schüler motiviert sein werden, wenn man ihnen eine Aufgabe mit einer bestimmten Schwierigkeit vorgibt. In diesem Fall sollten die, deren Tendenz zu HE stärker ist als die zu FM, vor allem bei mittelschweren Aufgaben motiviert sein. Die Anderen (FM > HE) sind wahrscheinlich eher bei leichten oder eher schweren Aufgaben maximal motiviert.

Wenn die Sportlehrerin also sowohl die Ausprägungen der Motivtendenzen als auch die Leistungsvoraussetzungen ihrer Schülerinnen und Schüler einzuschätzen weiß, dann weiß sie auch, dass man der einen Gruppe (FM > HE) wahrscheinlich ein bisschen helfen muss, die richtige Lernstation auszuwählen (sowohl in zu einfachen als auch in zu schweren Lernsituationen ist der zu erwartende Lernzuwachs geringer als in mittelschweren). Die Anderen, die mit HE > FM, die kriegen das auch gut alleine hin.

Weiterhin gibt es Studien, die zeigen, dass das **motivationale Klima** die intrinsische Motivation beeinflusst (Jaakkola und Digelidis 2007). Mit dem Begriff Klima soll ausgedrückt werden, dass aus dem Zusammenspiel vieler unterschiedlicher Faktoren eine Art „Stimmung" (wir schreiben das hier in Anführungszeichen, weil wir den Begriff hier nicht psychologisch, sondern im alltagssprachlichen Sinne meinen) im Sportunterricht entsteht. Diese „Stimmung" beeinflusst, wie der Unterricht Schülerinnen und Schüler motiviert, wie sie sich verhalten und welches Selbstbild sie von ihren sportlichen Fertigkeiten erwerben.

Ein **aufgabenbezogenes motivationales Klima** entsteht, wenn Lehrerinnen und Lehrer die Bedeutung individueller Verbesserung betonen und im Sportunterricht das Lösen von Aufgaben sowie das Meistern von Herausforderungen in den Vordergrund stellen. Im Gegensatz dazu entsteht ein eher **ich-bezogenes motivationales Klima**, wenn Sportunterricht so wahrgenommen wird, als ob es im Wesentlichen ums Gewinnen und Verlieren ginge und wenn sich begangene Fehler für Schülerinnen und Schüler rächen (z. B. in Form von schlechten Noten).

Ein aufgabenbezogenes motivationales Klima hat sich als förderlich für die intrinsische Motivation erwiesen, während ein ich-bezogenes motivationales Klima wohl vor allem die extrinsische Motivation fördert. Motivationales Klima ist dabei nicht nur ein theoretisch interessantes Thema. Ganz im Gegenteil, es gibt ganz praktische Handreichungen, wie man durch gezielte Interventionen ein aufgabenbezogenes motivationales Klima im Sportunterricht fördern kann (z. B. Jaakkola und Digelidis 2007). Neben der bereits angesprochenen Förderung von Autonomie beruhen diese Interventionen auf den Prinzipien *Individualisierung*, *Zielsetzung*, der *Akzeptanz von Fehlern* als Teil des Lernprozesses und konstruktivem *Feedback* (um nur einige Faktoren zu nennen). Dem Faktor Notengebung kommt dabei, wie oben schon angedeutet, ganz besondere Bedeutung zu: Idealerweise sollte sich in Noten nicht nur widerspiegeln, ob und wie gut Schülerinnen und Schüler ein bestimmtes Lernziel erreicht haben, sondern vor allem, ob sie sich auf dem Weg dahin angestrengt und verbessert haben.

Grundsätzlich bleibt im Sportunterricht ein gewisser Konflikt zwischen extrinsischer und intrinsischer Motivation aber immer bestehen. Man muss sich beider Mittel bedienen. Jedenfalls solange, wie man nicht bereit ist, auf solche Dinge wie Notengebung und Anwesenheitspflicht im Sportunterricht zu verzichten.

Förderung intrinsischer Motivation durch Autonomie

Sportpsychologische Studien legen im Einklang mit der Selbstbestimmungstheorie nahe, dass Autonomieunterstützung im Sportunterricht die intrinsische Motivation steigert. Es stellt sich jedoch die Frage: Gilt dies für alle Schülerinnen und Schüler gleichermaßen? Sieber et al. (2016) gehen davon aus, dass die Passung zwischen den Motiven der Schülerinnen und Schüler und der Situation im Sportunterricht entscheidend ist. Autonomieunterstützung sollte für Schülerinnen und Schüler mit einem mittleren bis starken Autonomiemotiv die intrinsische Motivation erhöhen, nicht jedoch für Schülerinnen und Schüler mit einem niedrigen Autonomiemotiv (autonomiemotivierte Menschen streben nach Freiheit und danach, aktiv zu handeln).

Um diese Annahme zu untersuchen, erfassten die Autoren das Autonomiemotiv von 45 Schülerinnen und Schülern. Danach wurden die Jugendlichen randomisiert drei Gruppen zugeteilt: Einer autonomiefördernden, einer autonomieeinschränkenden und einer Kontrollgruppe. Alle Schülerinnen und Schüler bekamen die Aufgabe, verschiedene Basketballwürfe (Freiwürfe, Sprungwürfe und Korbleger) auszuführen und mit diesen innerhalb einer bestimmten Zeit eine bestimmte Punktzahl zu erreichen. In der autonomiefördernden Gruppe durften die Schülerinnen und Schüler wählen, von wo auf dem Feld sie welchen Wurf ausführen wollten, und die Instruktionen enthielten Formulierungen wie „Du kannst". In der autonomieeinschränkenden Gruppe wurde den Schülerinnen und Schülern vorgegeben, von wo aus sie welchen Wurf ausführen mussten, und die Instruktionen enthielten Formulierungen wie „Du musst". In der Kontrollgruppe war ebenso wie in der autonomieeinschränkenden Gruppe vorgegeben, von wo welcher Wurf ausgeführt werden sollte. Allerdings waren die Instruktionen neutral formuliert.

Die Annahme der Forscherinnen und Forscher war, dass in der autonomiefördernden Bedingung die hoch-autonomiemotivierten Schülerinnen und Schüler eine höhere intrinsische Motivation haben sollten als die niedrig-autonomiemotivierten (in der autonomieeinschränkenden Bedingung wurde das umgekehrte Ergebnismuster erwartet).

Die Ergebnisse der Studie legen nahe, dass die autonomiefördernde Bedingung vor allem die intrinsische Motivation der niedrig-autonomiemotivierten Schülerinnen und Schüler verringerte. In der autonomieeinschränkenden Bedingung gab es keine Unterschiede zwischen hoch- und niedrig autonomiemotivierten Schülerinnen und Schülern. Dennoch zeigt die Studie: Maßnahmen, welche sich auf die Motivation auswirken sollen, müssen stets in Einklang mit den Motiven der Schülerinnen und Schüler sein. Wenn es um Motivation geht, dann gibt es eben vermutlich keine „One-Size-Fits-All"-Lösung. Vielmehr muss es immer darum gehen, für möglichst viele individuelle Motivausprägungen die passenden Anreize zu schaffen.

10.1.2 Attributionsstile einüben

„Ich habe eine schlechte Note in Sport bekommen, weil ich einfach nicht turnen kann". „Ich habe eine 1 in Fußball bekommen, weil mein Lehrer heute gut drauf war". Dies sind Beispiele dafür, wie sich Schülerinnen und Schüler eine gute oder schlechte Note im Sportunterricht erklären könnten. In der Psychologie nennt man den Prozess, dem solches Denken entspringt, Ursachenzuschreibung oder etwas technischer ausgedrückt **Kausalattribution** (Weiner 1974).

Attributionen sind kausale Erklärungen für vergangene Erlebnisse beziehungsweise vergangene Erfahrungen. Allgemein beantworten Attributionen die Frage: *Warum* ist mir etwas Bestimmtes passiert? *Warum* habe ich eine gute oder schlechte Note bekommen? *Warum* konnte ich die Aufgabe nicht lösen?

Attributionen sind deshalb so wichtig für die Erklärung des Erlebens und Verhaltens von Schülerinnen und Schülern, weil Attributionen zukünftiges Verhalten beeinflussen. Die Attribution „Ich habe eine 1 bekommen, weil ich so gut mitgemacht habe", sollte dazu führen, dass die betreffende Schülerin auch zukünftig gut mitmacht, wenn sie eine gute Note haben will. Die Attribution „Ich habe eine 1 bekommen, weil ich Glück hatte" wird dazu eher nicht beitragen.

Lehrerinnen und Lehrer sowie Schülerinnen und Schüler unterscheiden sich darin, welchen Attributionsstil sie bevorzugen (im Sinne eines persönlichen Merkmals; vgl. Abschn. 6.3.2). Ganz grundlegend lassen sich die konkreten Ursachenzuschreibungen (Attributionen) von Personen auf Dimensionen beschreiben, die immer zwei Pole haben. Der Psychologe Bernhard Weiner (1974) hat die erste Dimension **Lokation** genannt. Sie hat die beiden Pole *external* („Ich habe eine 1 bekommen, weil mein Lehrer so gutmütig benotet") und *internal* („…, weil ich schlau bin"). Die zweite Dimension heißt **Stabilität**, mit den Polen *variabel* („…, weil ich dieses Mal viel geübt habe") und *stabil* („…, weil ich eben sportlich bin"). Die dritte Dimension ist **Kontrollierbarkeit**, mit den Polen *kontrollierbar* („…, weil meine Anstrengung darüber entscheidet, welchen Erfolg ich habe") und *unkontrollierbar* („…, weil mein Lehrer heute gut drauf war").

Nun kommt die Gretchenfrage: Wie sollten Schülerinnen und Schüler ihre Erfolge und Misserfolge attribuieren? Denken wir zunächst über die **Attribution im Erfolgsfall** nach. Manches spricht dafür, Erfolge immer internal und stabil zu attribuieren: „…, weil ich ein guter Fußballer bin". Eine solche Attribution hat vor allem den Vorteil, dass sie selbstwertdienlich ist. Sie führt dazu, dass man sich gut fühlt und optimistisch an die nächste Herausforderung herangeht. Sie hat aber auch einen gravierenden Nachteil: Wenn wir zu denen zählen, die im Sport eher Erfolge einfahren und gelernt haben, diese stets internal und stabil zu attribuieren, dann tendieren wir natürlich auch dazu, das gleiche nach Misserfolgen zu tun. Aus der selbstwertdienlichen Attribution „…, weil ich ein guter Fußballer bin" wird dann aber auch ganz schnell ein resignierendes „…, weil ich nicht mehr so gut Fußball spiele wie früher".

Die **Attribution im Misserfolgsfall**, Misserfolge internal, stabil und unkontrollierbar zu attribuieren („…, weil ich halt nicht turnen kann") hat also ganz naheliegende Nachteile. Dieser Attributionsstil kann dazu führen, dass Schülerinnen und Schüler aufgeben und sich in der Zukunft keine Mühe mehr geben, neue Fertigkeiten zu erlernen. Wenn ich weiß, dass ich etwas nicht kann, und wenn ich weiß, dass ich daran auch nichts ändern kann, warum sollte ich mich in der Zukunft weiter anstrengen? Eine variable und kontrollierbare Attribution von Misserfolgen („…, weil ich dieses Mal nicht genug geübt habe") hingegen sollte dazu führen, dass Schülerinnen und Schüler sich in Zukunft vielleicht noch einmal neu anstrengen wollen und mit Engagement am Unterricht teilnehmen. Derselbe Attributionsstil empfiehlt sich deshalb auch für die Attribution von Erfolgen: Wer Erfolge variabel und kontrollierbar attribuiert („weil ich so viel trainiert habe"), wird von möglichen Misserfolgen nicht so hart getroffen und auch bei guten Leistungen motiviert bleiben, sich in der Zukunft weiter anzustrengen.

Fassen wir zusammen: Grundsätzlich ist es sinnvoll, Erfolge wie auch Misserfolge zumindest zu einem gewissen Teil variabel und kontrollierbar zu attribuieren, das bedeutet sie beispielsweise auf Ursachen wie Anstrengung, Lern- oder Trainingsstrategien oder Aufmerksamkeit im Unterricht zurückzuführen. Schülerinnen und Schüler können diese Attributionsmuster lernen, und Lehrkräfte können die Entstehung von solchen Attributionsmustern (z. B. in Unterrichtsgesprächen) fördern.

10.1.3 Das Fähigkeitsselbstkonzept gedeihen lassen

„Ich bin gut in Sport und nicht so gut in Deutsch!" „Sport ist nicht so mein Ding…" „Ich hab zwei linke Füße, da kann man nichts machen." Solche Gedanken lassen sich sportpsychologisch als Ausdruck des Selbstkonzepts von Schülerinnen und Schülern verstehen. Das **Selbstkonzept** ist grob gesagt das Bild, das sich eine Person über sich selbst macht. Es entsteht in der Auseinandersetzung mit der Umwelt, insbesondere durch umweltvermittelte Rückmeldungen über das eigene Handeln. Das Erleben dieser Rückmeldungen formt das, was die Person dann als ihr Selbstwertgefühl berichten würde.

Für Schülerinnen und Schüler im Sportunterricht bedeutet das, dass sie einige Teile ihres Selbstkonzepts, vor allem auch das über ihre sportlichen Fähigkeiten (Fähigkeitsselbstkonzept; Stiensmeier-Pelster und Schöne 2008) vor allem durch die Rückmeldungen ihrer Lehrkräfte und Mitschülerinnen und Mitschüler sowie die Beobachtung ihrer eigenen Erfolge und Misserfolge entwickeln (Gerber 2015).

In der Sportpsychologie wurde vor allem das hierarchische und mehrdimensionale Modell des Selbstkonzepts von Shavelson et al. (1976) aufgegriffen. Wahrscheinlich auch deshalb, weil diese Autoren auch der Wahrnehmung und Bewertung des Körpers Bedeutung zuweisen und die Theoriendiskussion, unter anderem, um den Aspekt des *physischen Selbstkonzepts* (Körperselbstkonzept) erweiterten. Ebenfalls auf diese klassische Arbeit geht die noch tiefer greifende Ausdifferenzierung des physischen Selbstkonzepts in die Subdimensionen Fitness und Aussehen zurück. In einer dezidiert sportpsychologischen Weiterentwicklung entstand später ein Modell (Marsh et al. 1994), demzufolge das physische Selbstkonzept in die beiden Dimensionen der *physischen Attraktivität* und der *allgemeinen Sportlichkeit* unterteilt wird. Die Wahrnehmung der eigenen allgemeinen Sportlichkeit basiert in neuester Begriffsfassung auf der Wahrnehmung der eigenen Fähigkeiten bezogen auf Koordination, Beweglichkeit, Ausdauer, Kraft und Schnelligkeit. Abb. 10.1 fasst die Überlegungen zu dieser psychischen Architektur von Selbstkonzept zusammen. Zur objektiven, validen und reliablen Messung des physischen Selbstkonzepts könnte man zum Beispiel die PSK-Skalen von Stiller et al. (2004) benutzen.

Zum einen beeinflusst unsere Leistung – über leistungsbezogene Rückmeldungen wie zum Beispiel Noten – unser Selbstkonzept. Zum anderen beeinflusst das Selbstkonzept zum Beispiel aber auch die Motivation, Aufgabenwahl und Prüfungsangst (Stiensmeier-Pelster und Schöne 2008). Für den Sportunterricht bedeutet das, dass Schülerinnen und Schüler mit einem positiven Selbstkonzept im Sportunterricht motivierter sind, sich anspruchsvollere Aufgaben zutrauen und weniger Angst haben. Diese Faktoren wiederum können die zukünftige Leistung positiv beeinflussen. Denn: Wenn ich grundsätzlich Vertrauen in meine Fähigkeit habe, eine Aufgabe im Sportunterricht zu lösen, dann verhalte ich mich bei neuen Aufgaben vermutlich anders, als wenn ich meine Fähigkeiten gering einschätze. Beispielsweise könnte ich im Angesicht neuer Herausforderungen ruhig bleiben, statt nervös zu werden; am Ball bleiben, statt aufzuhören; oder meiner Lehrerin zuhören, statt mit dem Handy zu spielen.

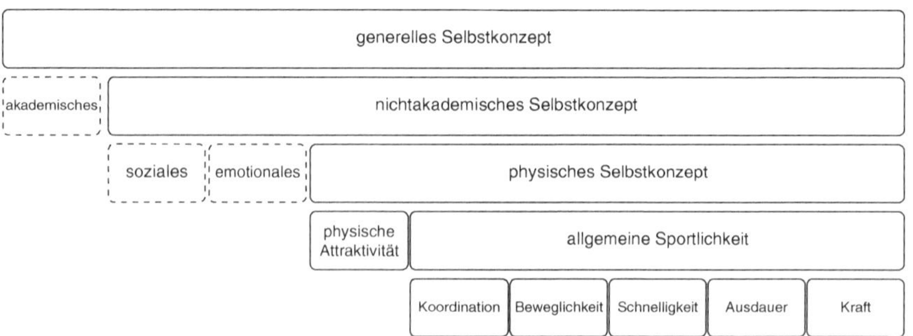

Abb. 10.1 Hierarchisches mehrdimensionales Modell des Selbstkonzepts

Fähigkeitsselbstkonzept und Leistung – ein zweischneidiges Schwert?
Das Fähigkeitsselbstkonzept kann unsere Leistung beeinflussen. Das bedeutet: Diejenigen Schülerinnen und Schüler, die zu Beginn ihrer Schullaufbahn ein positiveres Fähigkeitsselbstkonzept erworben haben, sollten in der Zukunft auch die besseren Leistungen zeigen. Das ist natürlich gut für sie. Gleichzeitig bedeutet das aber, dass die Schere zwischen besseren und schlechteren Schülerinnen und Schülern mit den Jahren tendenziell weiter aufgeht. Nicht nur sind die Guten besser als die Schlechten, sie haben auch noch die Voraussetzung, in Zukunft aufgrund ihres positiv ausgeprägten Fähigkeitsselbstkonzepts noch besser zu werden! Das Fähigkeitsselbstkonzept kann also zu einem sogenannten *Matthäus-Effekt* beitragen (für den Matthäus-Effekt in Bezug auf Schulleistungen siehe Stanovich 1986). Der Effekt ist nach einer Stelle aus dem Matthäus-Evangelium benannt: „Denn wer da hat, dem wird gegeben, …". Im Sportunterricht ist der Matthäus-Effekt besonders gefährlich. Denn Schülerinnen und Schüler, die sich für unsportlich halten, werden zu Erwachsenen, die keinen Sport treiben. Und diese wiederum haben eine erhöhte Wahrscheinlichkeit, krank zu werden und gesundheitliche Probleme zu bekommen. Vielleicht kommen die, die von Anfang an mit einem unsicherem oder ungünstigen Sport-Selbstkonzept im Sportunterricht ankommen, also wirklich nie auf einen grünen Zweig? Zumindest solange nicht, wie sich Lehrende nicht die richtigen Gedanken dazu machen.

In Einklang mit den oben dargestellten Überlegungen zum motivationalen Klima und zu Attributionen scheint es aus sportpsychologischer Perspektive sinnvoll, wenn das Fähigkeitsselbstkonzept weniger Gedanken wie „Ich bin gut im Sportunterricht" oder „Ich bin schlecht im Sportunterricht" enthält, sondern sich auch auf Gedanken, die sich auf die Fähigkeit mit Problemen und Herausforderungen umzugehen stützt. Dazu könnten Gedanken gehören wie „Wenn ich es richtig angehe, kann ich mich im Sport verbessern" oder „Ich kann Aufgaben im Sportunterricht erfolgreich lösen". Anders gesagt, wenn das Fähigkeitsselbstkonzept vor allem auf dem Vergleich mit Mitschülerinnen und Mitschülern beruht, dann ist bei leistungsschwächeren Schülerinnen und Schüler ein negatives Fähigkeitsselbstkonzept mehr als wahrscheinlich. Wenn im Sportunterricht aber die Bedeutung von persönlicher Verbesserung und von erfolgreicher Lösung von Aufgaben betont wird, dann besteht die Chance, den Teufelskreis aus negativem Fähigkeitsselbstkonzept und potenziell schlechterer Leistung zu durchbrechen.

Kleine Fische in großen Teichen

Stellen wir uns einen Fußballspieler in der Jugendmannschaft eines kleinen Vereins vor, der besser spielen kann als alle seine Mitspieler im Dorf – dort gibt es ja nicht so viele. Dieser Fußballspieler wird vermutlich eine sehr hohe Meinung von seinen Fähigkeiten haben. Jetzt stellen wir uns vor, unser Fußballspieler wird gesichtet und kommt anschließend in eine Auswahlmannschaft, in der alle anderen mindestens genauso gut, wenn nicht sogar besser sind. Jetzt bekommt unser Fußballer auf einmal für die gleiche Leistung ein ganz anderes Feedback – vom Besten ist er zu einem der Schlechteren geworden. Diesen Effekt nennt man (engl.) *big-fish-little-pond-effect* (BFLPE): In einem kleinen Teich ist es einfach, der größte Fisch zu sein (Marsh 2005). Als Folge des BFLPE kann es passieren, dass Sportler und Sportlerinnen beginnen an sich selbst zu zweifeln und demotiviert werden. Der BFLPE kann auch bei Schülerinnen und Schülern auftreten, die von einer regulären Schule, wo sie immer die besten waren, auf eine besondere Sportförderschule wechseln: Auch hier werden sie vermutlich vom Star der Schulmannschaft zu Einem oder Einer unter Vielen.

Theoretisch sollte der BFLPE vor allem negative Konsequenzen für die Schülerinnen und Schüler haben, die gelernt haben ihr positives Selbstkonzept hauptsächlich aus dem Vergleich mit anderen zu beziehen (Marsh und Craven 2002). Je stärker Schülerinnen und Schüler lernen, ihre eigenen Entwicklungen und Verbesserungen zum Kern ihres Fähigkeitsselbstkonzepts zu machen (was ja ein zentraler Bestandteil eines aufgabenbezogenen motivationalen Klimas ist), umso weniger sollten sie unter dem BFLPE leiden. Ebenso zeigt sich hier wieder die Bedeutung von Attributionen: Je stärker ich auf Anstrengung attribuiere und je weniger auf Talent, desto besser kann ich mit dem BFLPE umgehen. In diesem Fall ist es nämlich klar, dass die anderen Schülerinnen und Schüler in der Auswahlmannschaft oder der Sportförderschule besser sind als ich; einfach weil sie mehr trainiert haben, und nicht weil sie bessere Sportlerinnen und Sportler sind. Ebenso ist klar, was ich tun muss: Mich weiter anstrengen, und nicht resignieren!

10.2 Vertiefungsbeispiel: Instruktionen und Rückmeldungen beim Bewegungslernen

Schülerinnen und Schüler sollen im Sportunterricht viele Sachen lernen: Sie sollen soziale Kompetenzen und emotionale Kompetenzen erwerben, sie sollen lernen sich selbst zu regulieren und ein Leben lang sportlich aktiv bleiben wollen. Das ist schon eine ganze Menge. Aber haben wir da nicht was vergessen? Doch: Ob im Turnen,

Basketball oder Volleyball, im Sportunterricht lernen Schülerinnen und Schüler *Bewegungen*, oder zumindest sollten sie das. Eine Aufgabe der Sportlehrerinnen und Sportlehrer ist es deshalb auch, ganz einfach das Erlernen von Bewegungen zu unterstützen. Dazu stehen ihnen komplexe Unterrichtsmethoden zur Verfügung, deren Entwicklung und Untersuchung sich in der Sportwissenschaft vor allem die Sportdidaktik widmet. In der Sportpsychologie interessiert man sich eher für Einzelbestandteile des motorischen Lernprozesses. Besonders zwei solche Einzelheiten wurden in der Sportpsychologie schon ziemlich gründlich untersucht: Instruktionen und Rückmeldungen.[1]

Bewegungslernen gibt es natürlich nicht nur im Sportunterricht, sondern auch im Verein, im Wettkampf- und im Leistungssport. Im Gegensatz zu den anderen Bereichen spielt aber im Sportunterricht das Erlernen *neuer* Bewegungen eine besondere Rolle. Wenn man seit zehn Jahren Tennis spielt, dann wird man keine grundsätzlich neuen Bewegungen mehr lernen. Stattdessen geht es darum, bereits gelernte Bewegungen entweder zu stabilisieren oder zu variieren, neue Taktiken zu lernen oder die Wettkampfvorbereitung zu optimieren. Im Sportunterricht ist das anders: Viele Bewegungen sind den Schülerinnen und Schülern neu, und das Ziel ist eher sie grundlegend einzuüben als sie zu perfektionieren. Daher spielen für das Thema Rückmeldungen im Sportunterricht vor allem Theorien, Studien und Befunde eine Rolle, die sich auf das *Neulernen* einer Bewegung beziehen.

Automatisieren oder nicht. Was soll gelernt werden?

Ein wichtiges Ziel beim Erlernen einer Bewegung ist deren Automatisierung. Was bedeutet das? Unter Automatisierung verstehen wir hier die Ausführung einer Bewegung bei minimaler Beteiligung kognitiver Ressourcen (Weigelt et al. 2020). Wenn Menschen eine Bewegung neu erlernen, müssen sie diese in frühen Lernphasen erst einmal bewusst steuern. Als eine Konsequenz können sie gleichzeitig nichts anderes machen. Dass eine Bewegung automatisiert ist erkennt man im Umkehrschluss daran, dass der Sportler oder die Sportlerin nebenher etwas anderes machen kann – zum Beispiel Kopfrechnen oder taktische Instruktionen verarbeiten. Deshalb ist Automatisierung auch so ein wichtiges Ziel beim Erlernen von Bewegungen: Erst wenn wir eine Bewegung automatisiert haben, haben wir Kapazität frei, um dann nebenher noch etwas anderes zu machen. Diese Kapazität brauchen wir

---

[1] Manche Passagen in diesem Abschnitt sind eng an den Text der Erstauflage dieses Buches angelehnt. Das betonen wir hier deshalb, weil am Buchkapitel ‚Bewegungen und Informationsverarbeitung‘ dieser ersten Buchauflage als Fachleute Yvonne Steggemann und Matthias Weigelt mitgeschrieben haben. Dafür sei hier noch einmal herzlich gedankt!

vor allem in den Spielsportarten dringend. Je weniger Kapazität wir für die Bewegungsausführung benötigen, desto mehr Kapazität haben wir für andere Ziele zur Verfügung. Somit wird Automatisierung zu einer zentralen abhängigen Variable in Studien zu der Frage, wie man optimal Bewegungen erlernt. Beispielsweise könnte eine Lernmethode zwar zu einer schnellen Aneignung einer Bewegung führen, aber die Automatisierung behindern. Eine andere Lernmethode könnte zwar die Aneignung verlangsamen, dafür aber die Automatisierung fördern. In diesem Fall müssen wir priorisieren: Was ist uns wichtiger?

Vor allem im Sportunterricht kann diese Priorisierung schwerfallen, denn einerseits ist die Zeit, die man zum Erlernen einer Bewegung zur Verfügung hat, oft sehr begrenzt. Das spräche für Methoden, die eine schnelle Aneignung ermöglichen. Andererseits ist die Automatisierung einer Bewegung eine unbedingte Voraussetzung für die Aneignung weiterer Fertigkeiten: Wer nicht automatisiert dribbeln kann, kann weder nach freistehenden Mitspielerinnen noch nach Gegenspielerinnen Ausschau halten.

Durch **Instruktionen** werden Lernenden Informationen zur Verfügung gestellt, die das Erlernen beziehungsweise Ausführen einer Bewegung fördern sollen. Unterschiedliche Instruktionen haben unterschiedliche Effekte, mit jeweils Vor- und Nachteilen.

Unter Instruktionen werden im Folgenden jene Handlungen und Maßnahmen verstanden, „die darauf gerichtet sind, die Bedingungen, Prozesse und Ergebnisse des Lernens kollektiv, differentiell oder individuell zu optimieren" (Weinert 1996, S. 37). Damit Instruktionen verstanden werden können, ist es wichtig, die vermittelten Informationen an den Wissens- und Könnensstand der Adressaten anzupassen. Nur dann können Lernende bestimmte Instruktionen mit den Inhalten ihres (Bewegungs-)Gedächtnisses verknüpfen und in neue Bewegungsausführungen umsetzen. Dabei ist es wichtig, welche *verschiedenen Sinnessysteme* angesprochen und in welcher *Kodierungsform* die ergänzenden Informationen übermittelt werden. Wenn ein Sportlehrer einem Basketballanfänger die richtige Ballhaltung beim Positionswurf vermitteln will, dann kann er den Bewegungsablauf vorab demonstrieren (visuell), unterstützend die Arme des Schülers in die richtige Wurfauslage stellen und ihn durch die Bewegung führen (taktil/kinästhetisch). Oder er kann seine Handlungen mit sprachlichen Informationen ergänzen (akustisch). Informationen können dabei entweder über einzelne Sinnessysteme (unimodal) vermittelt oder über mehrere Sinnessysteme hinweg (multimodal) kombiniert werden. Zur visuellen und akustischen Informationsübermittlung stehen verschiedene Kodierungsformen zur Verfügung: Akustische Information kann in Form von gesprochenem Text (Bewegungsbeschreibungen, rhythmische Lautsprache) oder auch in Form von Tönen oder Geräuschen (Sonifikation der Bewegung) kodiert werden. Visuelle Informationen lassen sich als geschriebener Text oder Bild, hier sowohl in statischer (Bildreihen) als auch in dynamischer Form (Videoaufnahmen, Demonstration), übermitteln (für detaillierte Abwägungen siehe Olivier und Rockmann 2003, S. 188 ff.)

Sportpsychologisch lassen sich **Instruktionsformen** auch noch danach unterscheiden, ob sie vorrangig der Wissensvermittlung, der Aufmerksamkeitslenkung oder der Vororientierung dienen (vgl. Hänsel 2003).

Ein Beispiel dafür, wie *wissensvermittelnde Instruktionen* wirksam werden, sind die frühen Untersuchungen von Judd (1908) zur Vermittlung physikalischer Prinzipien im Lernprozess. In seinen Experimenten sollten Lernende versuchen, mit einem Wurfspeer eine Scheibe unter Wasser zu treffen. Dabei zeigte sich, dass die Lösung der Aufgabe besser gelang, nachdem das physikalische Prinzip über die Brechung des Lichts beim Übergang von Luft zu Wasser erklärt worden war. Aus neueren Experimenten ist allerdings auch bekannt, dass die Instruktion physikalischer Prinzipien sich negativ auswirken kann, vor allem wenn dies dazu führt, dass Lernende ihre Aufmerksamkeit auf die Bewegungsausführung lenken (z. B. Wulf und Weigelt 1997).

Die Lenkung der Aufmerksamkeit auf bestimmte Aspekte der Bewegung behindert die effektive Verarbeitung sensorischer Informationen. Beim Erwerb motorischer Fertigkeiten kommt dem *Aufmerksamkeitsfokus* der durch die jeweilige Instruktion induziert wird, große Bedeutung zu. Während des Lernprozesses kann über den gezielten Einsatz von Instruktionen (aber auch Rückmeldungen) die Aufmerksamkeit des Lernenden entweder auf die *Körperbewegung* oder auf die resultierenden *Effekte* gelenkt werden. Instruktionen auf die Körperbewegung induzieren einen *internalen* (d. h. bewegungsbezogenen) Fokus. Dagegen führen Instruktionen auf das Ergebnis beziehungsweise auf bewegungsbegleitende Effekte zu einem *externalen* Aufmerksamkeitsfokus. In zahlreichen Untersuchungen hat sich ein externaler Fokus für den Erwerb von sportlichen Fertigkeiten als vorteilhaft erwiesen (für einen Überblick siehe Wulf 2009). So sollte man z. B. beim Jonglieren nicht auf die Handbewegungen achten, sondern auf die Flugbahn der Bälle. Einen Erklärungsansatz für die positiven Ergebnisse effektbezogener Instruktionen bietet die *Constrained-Action Hypothese* (Wulf et al. 2001; vgl. auch den entsprechenden Kasten in Abschn. 7.1.1). Sie geht davon aus, dass die (automatisierten) motorischen Kontrollprozesse ungestört (d. h. in Selbstorganisation) nur dann ablaufen, wenn die Aufmerksamkeit von der eigentlichen Bewegung bzw. Bewegungsausführung weggelenkt wird. Das Lenken der Aufmerksamkeit auf bestimmte Aspekte der Bewegungen stört den automatischen Ablauf jener Kontrollprozesse und verhindert ergebnis- bzw. effektbezogenes Lernen.

Eine weitere Funktion von Instruktionen ergibt sich aus der *anfänglichen Orientierung* des Lernenden und der Frage danach, wie eine Bewegung ausgeführt werden soll (z. B. schnell oder langsam, konstant oder variabel, usw.). In der Trainingspraxis wird beim Erwerb komplexer Fertigkeiten häufig zuerst auf eine möglichst genaue Ausführung der Bewegung geachtet. Erst danach wird deren schnelle Umsetzung gefordert. Aus Sicht der Forschung ist dieses Vorgehen allerdings suboptimal, weil zum Erreichen guten Lernerfolgs die Genauigkeit der Ausführung genauso wie die Schnelligkeit bei der Umsetzung von Anfang an geschult werden sollten (vgl. Hänsel 2001).

Schließlich sind Metaphern ein Mittel sprachlicher Instruktion, bei dem (insbesondere Kindern) eine bildhafte Vorstellung über die Zielbewegung gegeben werden soll, ohne dass genaue Aussagen zu spezifischen Bewegungsaspekten gemacht werden, weil Lernende nicht in ihrer explorativen Lernorientierung eingeschränkt werden sollen. Im Turnen hilft es Kindern zum Beispiel sich beim Radschlagen vorzustellen, dass sich Arme und Beine wie die Speichen eines Riesenrads bewegen (Gröben 2000). Metaphorische Instruktionen werden von Trainern und Lehrern häufig intuitiv verwendet. Zum Gebrauch von instruierenden Metaphern liegen aber auch Untersuchungen aus verschiedenen Sportarten vor, zum Beispiel Skifahren (Schlundt und Loosch 1996) und Basketball (Hänsel 2001).

Mit welcher Art von Instruktion erreiche ich beim Bewegungslernen welches Ziel?
Grundsätzlich kann man Instruktionen dahingehend unterscheiden, ob sie einen *internalen* oder einen *externalen Aufmerksamkeitsfokus* induzieren und ob sie eher explizites oder implizites Bewegungswissen vermitteln (Weigelt et al. 2020; Wulf 2009). Sollen Instruktionen die Automatisierung fördern, scheint es sinnvoll, Instruktionen mit einem externalen Aufmerksamkeitsfokus anzuwenden, das bedeutet Instruktionen, die eher das Bewegungsziel als die körperliche Ausführung adressieren. Instruktionen, die explizit und detailreich versuchen, Regeln zur korrekten Ausführung einer Bewegung zu vermitteln, haben zur Folge, dass die Lernenden über explizites Bewegungswissen verfügen, das bedeutet, sie können eine Bewegung gut beschreiben. Dadurch, dass die erlernte Bewegung aber weniger stark auto-

matisiert wurde, benötigen sie zur Ausführung der Bewegung kognitive Ressourcen. Werden diese Ressourcen durch andere Anforderungen beansprucht, leidet die Bewegungsqualität. Instruktionen, die eher versuchen, durch Analogien die Aneignung einer Bewegung anzuleiten, fördern den Erwerb impliziten Bewegungswissens und erleichtern die Automatisierung, behindern aber den Erwerb expliziten Bewegungswissens. Welche Instruktionen man bevorzugt, hängt somit davon ab, welche Ziele man verfolgt. Man sollte aber wissen, welche Instruktionen welche Effekte haben und sich dann bewusst auf der Basis dieses Wissens für die Auswahl geeigneter Instruktionen entscheiden.

Der Begriff **Rückmeldung** (engl. *feedback*) bezieht sich auf sämtliche Information, die einer Person während oder nach dem Handlungsvollzug zur Verfügung steht (Abb. 10.2). Dabei kann man sensorische Rückmeldung von ergänzender Fremdinformation unterscheiden (Magill 2001). Der Einfluss von Rückmeldungen auf das Erlernen von Bewegungen ist besonders gut erforscht. Gleichzeitig kann diese Forschung in die Praxis im Sportunterricht umgesetzt werden und ist somit nicht nur aus wissenschaftlicher, sondern auch aus praktischer Perspektive hochrelevant.

Sensorische Eigeninformation begleitet die Bewegungsausführung als sensorische Konsequenz (oder sie folgt in kurzem zeitlichen Abstand), die dem oder der Lernenden über die verschiedenen Sinneskanäle (als visueller, auditiver, propriozeptiver oder taktiler Reiz) zur Verfügung steht. **Ergänzende Fremdinformation** wird im Gegensatz dazu „von außen" an den Lernenden zurückgemeldet. Dies geschieht zum Beispiel über verbal ergänzende Rückmeldungen durch die Lehrperson (oder auch visuelle Rückmeldung, die z. B. videounterstützt erfolgen kann).

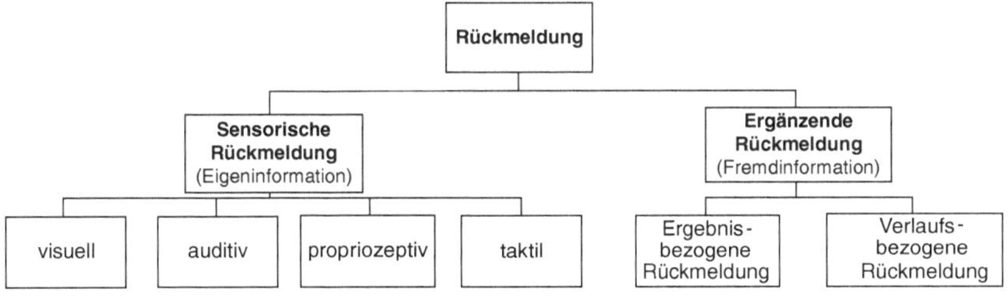

Abb. 10.2 Formen von Rückmeldungen (nach Magill 2001)

Ziel der ergänzenden Rückmeldung ist es, die Verarbeitung der sensorischen Eigeninformation beim Lernenden zu verbessern, indem ungenaue und unvollständige körperinterne Wahrnehmungen durch externe Informationen zunehmend vervollständigt und ausdifferenziert werden (Weigelt et al. 2020). In der englischsprachigen Literatur wird hier von *augmented feedback* gesprochen (engl. *to augment*, anreichern; Magill 2001).

Der Aufbau von komplexen, kognitiven Repräsentationssystemen über sportliche Fertigkeiten beruht dabei stets auf der Integration von körperinternen und körperexternen Informationen, auf deren Basis sich wiederum die eigene mentale Vorstellung über den Ablauf der Bewegung verbessert (Schack und Bar-Eli 2007). Mit Hilfe *objektiver* (z. B. Fotos, Videoaufnahmen) und *subjektiver* ergänzender Informationen (z. B. verbale Rückmeldungen) sollen vor allem jene Sinneseindrücke vermittelt werden, die sich der Wahrnehmung durch den Lernenden sonst entzogen hätten.

Ganz grundsätzlich kann man zwei Arten von ergänzender Rückinformation unterscheiden (Magill 2001). Die **ergebnisbezogene Rückmeldung** vermittelt Information über das Resultat einer Bewegung, bzw. über deren Ausprägung. Beispiele hierfür sind Rückmeldungen darüber, ob ein Aufschlag im Badminton noch im Feld gelandet ist oder wie weit ein Schlagball geflogen ist. Die **verlaufsbezogene Rückmeldung** gibt Auskunft über den Ablauf des Handlungsvollzugs, der das aktuelle Bewegungsergebnis hervorgebracht hat. Zum Beispiel könnte zurückgemeldet werden, dass ein schlechter Aufschlag im Volleyball aus einer falschen Armbewegung an den Ball resultierte. Beide Arten von Rückmeldungen erfüllen wichtige Funktionen bei der Fehlerkorrektur und Fehlerminimierung, bei der Verstärkung oder Abschwächung von Handlungs-Effekt-Verbindungen und vor allem auch bei der Regulation von Motivations- und Aktivierungsprozessen nach dem Handlungsvollzug.

Natürlich wirkt sich ergänzende Fremdinformation nicht grundsätzlich positiv auf den Lernprozess aus. Überflüssige, redundante, unverständlich formulierte oder gar falsche Rückmeldungen können sogar zu einer Verminderung der Ausführungsleistung und somit zu schlechterem Bewegungslernen führen. Beispielsweise benötigt ein Basketballspieler beim Positionswurf keine zusätzliche Rückmeldung mehr darüber, dass sein Wurf nicht in den Korb gegangen ist. Diese Information nimmt er selbst über den visuellen Sinneskanal wahr. Solche Information bringt natürlich nichts, sie nervt wahrscheinlich nur. Zu häufige ergänzende Rückmeldungen können dazu führen, dass Schülerinnen und Schüler die eigenen sensorischen Kanäle als Quelle der Informationsaufnahme vernachlässigen und es deshalb nicht (oder weniger gut) lernen, eigenständig zu erfragen und zu erfühlen, was an der durchgeführten Bewegung richtig oder falsch war. Dabei handelt es sich bei der Fähigkeit zur selbstständigen Fehlererkennung und Fehlerkorrektur um einen höchst wichtigen Einflussfaktor: Ist sie ungenügend ausgebildet, kann die Bewegungsleistung in Situationen, in denen der Sportlehrer oder die Sportlehrerin nicht mehr ergänzend rückmeldet, einbrechen (vgl. Salmoni et al. 1984). Schließlich sollte die Anzahl der zusätzlichen Rückmeldung begrenzt und altersgerecht vermittelt werden. Andernfalls können Lernende die Vielzahl unterschiedlicher Informationen nicht behalten (wegen der begrenzten Kapazitäten des Arbeitsgedächtnisses) und deshalb auch nicht in Form von Korrekturen in späteren Übungsversuchen umsetzen. Aber darauf gehen wir weiter unten noch einmal etwas ausführlicher ein.

Daneben hat sich eine Differenzierung nach Rückmeldungsinhalten als bedeutsam erwiesen. Stärker qualitative Rückmeldungen beinhalten verbale Aussagen wie „richtig", „falsch", „gut" oder „schlecht". Bei eher quantitativen Rückmeldungen werden Informationen wie etwa „10 cm zu hoch", „zu weit" oder „zu langsam" vermittelt. Sportpsychologische Untersuchungen zur Wirkung unterschiedlicher Informationsinhalte zeigen, dass *qualifizierende und quantifizierende Rückmeldung* zu Beginn des Lernprozesses noch ähnlich wirksam sind. Mit zunehmendem Lernfortschritt gewinnt jedoch vor allem die quantifizierende Rückinformation an Bedeutung (Magill und Wood 1986).

Im Zusammenhang mit Rückmeldungen stellen sich verschiedene Fragen: Was ist das ultimative Ziel von Rückmeldungen? Die Antwort lautet: Im Lauf der Zeit überflüssig zu werden! Wann sollten wir Rückmeldungen geben? Wie oft sollten wir Rückmeldungen geben? Wie viel Rückmeldungen sollten wir geben? Welche Art von Feedback sollten wir geben? Zu all diesen Fragen gibt es sportpsychologische Studien. Ihre Ergebnisse zu kennen kann helfen, Feedback möglichst wirkungsvoll einzusetzen. Als nächstes gehen wir die genannten Punkte und die zugehörigen Befunde einfach mal der Reihe nach durch.

10.2.1 Zum richtigen Timing von Rückmeldungen

Stellen wir uns vor, wir führen eine Bewegung mehrfach hintereinander durch, zum Beispiel einen Aufschlag beim Badminton. Zunächst bekommen wir nach jeder Bewegungsausführung Rückmeldung von der Sportlehrerin. Es entsteht die folgende Sequenz: Aufschlag – Rückmeldung – Aufschlag – Rückmeldung (und so weiter). Wie lange sollte der Zeitabstand zwischen dem ersten Aufschlag und der ersten Rückmeldung sein? Und wie lange sollte der Zeitabstand zwischen dieser Rückmeldung und dem zweiten Aufschlag sein? Den ersten Zeitabstand nennt man Prä-Fremdinformations-Intervall, den zweiten Post-Fremdinformations-Intervall (Weigelt et al. 2020).

Das **Prä-Fremdinformations-Intervall** sollte so *kurz* sein, dass der bewegungsausführenden Person die sensorische Eigeninformation noch präsent ist (weil die Rückmeldung von außen ja die sensorische Eigeninformation anreichern soll). Gleichzeitig sollte es so *lang* sein, dass die sensorische Eigeninformation verarbeitet werden kann. Der optimale Zeitraum um diese Ziele zu erreichen liegt vermutlich bei ungefähr fünf bis dreißig Sekunden (Olivier et al. 2013). Das **Post-Fremdinformations-Intervall** wiederum soll so *lang* sein, dass die Fremdinformation verarbeitet werden kann, aber so *kurz*, dass es noch präsent ist bevor die nächste Bewegung ausgeführt wird. Der optimale Zeitraum für diese Ziele liegt vermutlich bei ungefähr fünf bis 120 Sekunden.

Diese Studienergebnisse haben direkte Konsequenzen für die Gestaltung von Lernprozessen im Sportunterricht: Zum Beispiel wäre es nicht optimal, wenn Lehrer ihre Rückmeldung direkt nach der Bewegungsausführung zurufen, weil das Prä-Fremdinformations-Intervall dann zu kurz ist, und die Schüler keine Gelegenheit hatten die sensorische Eigeninformation kurz zu verarbeiten. Ebenso wäre es nicht optimal, wenn nach der Rückmeldung durch die Lehrerin zehn Minuten vergehen, bevor die Schülerin die Bewegung das nächste Mal ausführen kann, weil das Post-Fremdinformations-Intervall dann zu lang ist, wodurch die Rückmeldung bei der nächsten Bewegungsausführung nicht mehr präsent ist. Lernsituationen für Bewegungen sollten basierend auf diesen Studienergebnissen derart gestaltet werden, dass Bewegungen mehrfach hintereinander ausgeführt werden können, dass nach jeder Bewegung Rückmeldung gegeben werden kann, und dass die Schülerinnen und Schüler ausreichend Zeit bekommen, sie kurz zu verarbeiten. Hand aufs Herz – hast Du so im Sportunterricht den Korbleger oder den Felgaufschwung gelernt?

Wenn man dieses Kapitel gelesen hat, dann könnte man meinen, dass Rückmeldung von außen nach jeder Bewegungsausführung immer sinnvoll ist. Aber ist das tatsächlich so? Das führt uns schon zur nächsten Frage.

10.2.2　Zur richtigen Häufigkeit von Rückmeldungen

Studien legen nahe, dass häufige Rückmeldung von außen zu Beginn des Erlernens einer neuen Bewegung (also wenn man eine Bewegung ganz neu lernt) zu einem schnellen Erwerb derselben führt (Marschall et al. 2007). Denn: Ohne Rückmeldung von außen kann man kaum lernen, weil beim Neulernen von Bewegungen die körpereigenen noch nicht optimal genutzt werden können. Wenn Schülerinnen und Schüler eine neue Bewegung erlernen, scheint es daher sinnvoll, wenn Sportlehrerinnen und Sportlehrer tatsächlich nach jeder Bewegungsausführung Rückmeldung geben. Darüber hinaus legen Studien jedoch nahe, dass häufige Rückmeldungen von außen im weiteren Verlauf des Lernprozesses nicht mehr nötig sind und sogar die Automatisierung von Bewegungen behindern können (Krause et al. 2018). Lehrerinnen und Lehrer können also mit häufigen Rückmeldungen beginnen und im Laufe der Zeit immer seltener zurückmelden, weil das körpereigene immer besser genutzt werden kann. Dieses Muster – am Anfang häufig, dann immer seltener – sollte dazu führen, dass Schülerinnen und Schüler lernen ihre eigenen Fehler zu entdecken und eine Bewegung automatisieren. Nun wissen wir, wann und wie oft man Rückmeldung von außen geben sollte, aber wie viel Rückmeldung ist optimal? Schließlich will man weder zu wenige noch zu viele Rückmeldungen geben – beides könnte schlecht sein!

10.2.3 Zur richtigen Informationsmenge bei Rückmeldungen

Auf die Frage, wie viel Information in eine Rückmeldung gepackt werden sollte, lautet die richtige Antwort fast immer: Weniger! Menschen können grundsätzlich nur eine sehr begrenzte Menge an Information gleichzeitig verarbeiten (Furley und Memmert 2010), und Schülerinnen und Schüler sind da nicht anders als andere Menschen. Wenn Schülerinnen und Schüler Rückmeldung von ihrem Sportlehrer oder ihrer Sportlehrerin zur Bewegungsausführung bekommen, dann müssen sie zunächst dieses Feedback mit der (hoffentlich gerade noch präsenten) sensorischen Eigenwahrnehmung verknüpfen. Dann müssen sie basierend darauf ihre nächste Bewegungsausführung anpassen. Mehr als ein Punkt zur Rückmeldung ist da (vor allem beim Erlernen einer neuen Bewegung) oftmals schon zu viel. Wenn man viele Einzelheiten zurückmelden muss oder will empfiehlt es sich daher eher dies „häppchenweise" zu tun – eine *kleine* Informationsmenge zu *einem* Zeitpunkt.

10.2.4 Zum richtigen Inhalt von Rückmeldungen

Als Valenz von Rückmeldungen (ergänzende Fremdinformation) bezeichnet man es, ob die Rückmeldung von Schülerinnen und Schülern positiv oder negativ wahrgenommen wird. Ein und dieselbe Rückmeldung kann dabei aber von einem Schüler positiv wahrgenommen werden, vom anderen negativ. Zum Beispiel könnte die Rückmeldung „Das kannst Du besser" von einem Schüler positiv wahrgenommen werden, weil er heraushört, dass die Lehrerin ihm mehr zutraut. Von einem anderen Schüler aber könnte sie negativ wahrgenommen werden, weil sie eben auch kommuniziert, dass die Bewegung nicht optimal ausgeführt wurde. Lehrerinnen und Lehrer unterscheiden sich hinsichtlich ihrer Präferenz für positives oder negatives Feedback: Manche folgen vielleicht der Maxime, dass Rückmeldungen von außen stets positiv sein sollten, weil das gut für die Motivation ist. Andere vertreten die Auffassung, dass man nur lernt, wenn es „weh tut", und dass Rückmeldungen daher gerne (bzw. überwiegend) eher negativ sein sollten. Was aber sagt die Studienlage zu dieser Frage?

Leider lässt sich die Frage nach der Valenz weniger eindeutig beantworten als die Frage nach dem Timing, der Häufigkeit und der Menge von äußeren Rückmeldungen. Grundsätzlich scheint es so zu sein, dass Rückmeldung mit positiver Valenz förderlich für die Automatisierung einer Bewegung ist, während (zumindest zu viel) Rückmeldung von außen mit negativer Valenz langfristig hinderlich für die Automatisierung sein kann (Agethen und Krause 2016). Der möglicherweise hinderliche Effekt negativer Rückmeldungen könnte daran liegen, dass Menschen, wenn sie mit etwas Negativem konfrontiert werden, ihre kognitive Aktivität erhöhen, um das mutmaßliche Problem zu erkennen. Das kann zwar kurzfristig durchaus erfolgreich sein, langfristig aber eben – wie oben im Kasten beschrieben – die Automatisierung behindern.

10.3 Zusammenfassung, zentrale Begriffe und Lesetipps

Zahlreiche sportpsychologische Untersuchungen widmen sich sportunterrichtsbezogenen Themen. Einige davon haben wir in diesem Kapitel illustriert. Aus sportpsychologischer Perspektive spricht einiges dafür, die intrinsische Motivation von Schülerinnen und Schülern im Sportunterricht zu fördern. Außerdem scheint es sinnvoll, dass Schülerinnen und Schüler lernen, ihre Erfolge und Misserfolge zumindest teilweise auf die eigenen Anstrengungen zurückzuführen. Damit dies gelingen kann, ist ein motivationales Klima hilfreich, das den Fokus auf das Lösen von Aufgaben, individuelle Verbesserung sowie angepasste Aufgabenschwierigkeiten setzt. Daraus sollte ein Selbstkonzept resultieren, das weniger Gedanken wie „Ich bin gut in Sport" oder „Ich bin schlecht in Sport", sondern eher Gedanken wie „Wenn ich es richtig angehe, kann ich mich im Sport verbessern" oder „Ich kann Aufgaben im Sportunterricht erfolgreich lösen" enthält. Beim Neulernen von Bewegungen ist es wichtig, dass man Rückmeldungen ganz bewusst so gestaltet, dass die Wahrscheinlichkeit auf Lernerfolg optimiert wird. Dabei sind vor allem das Timing und die Häufigkeit von Rückmeldungen durch die Lehrperson wichtig.

Und jetzt, zum Abschluss des Kapitels, noch der unbedingt notwendige „Disclaimer": Der Sportunterricht stellt (vor allem aus sportpädagogischer Perspektive) ein ungeheuer vielfältiges und komplexes Phänomen dar. Bewegungen zu erlernen und den Grundstein für ein lebenslanges Sporttreiben zu setzen sind beileibe nicht die einzigen Ziele gelungenen Sportunterrichts. Und keinesfalls kann man die Qualität von Sportunterricht vorwiegend danach bewerten, wie konsequent er diese beiden Ziele anstrebt oder wie gut er sie erreicht!

Zentrale Begriffe: Intrinsische und extrinsische Motivation; motivationales Klima (aufgaben- und ich-orientiert); Attributionsstile (Dimensionen); Selbstkonzept; Instruktion und Rückmeldungen (Eigeninformation und Fremdrückmeldung); Automatisierung; ergebnisbezogene und verlaufsbezogene Rückmeldungen; Timing, Häufigkeit und Valenz von Rückmeldungen.

- Gerber, M. (2015). *Pädagogische Psychologie im Sportunterricht: Ein Lehrbuch in 14 Lektionen*. Aachen: Meyer & Meyer.
- Jaakkola, T., & Digelidis, N. (2007). Establishing a positive motivational climate in physical education. In J. Liukkonen (Hrsg.), *Psychology for Physical Educators* (S. 3–16). Champaign: Human Kinetics.
- Weigelt, M., Krause, D., & Güldenpenning, I. (2020). Lernen und Gedächtnis. In J. Schüler, M. Wegner & H. Plessner (Hrsg.), *Lehrbuch Sportpsychologie – Theoretische Grundlagen und Anwendung*. Heidelberg: Springer.

> In diesem Kapitel geben wir noch einige nützliche Hilfestellungen zum Lernen. Das Fach Sportpsychologie stellt Studierende nämlich vor ganz eigene Herausforderungen. Wir gehen hier darauf ein, wie man diese meistern kann.

Angekommen. Mit den Verständnisgrundlagen zum Fach sind wir durch. Was fehlt, ist noch ein bisschen Hilfestellung zum Lernen. Wir haben nämlich die Erfahrung gemacht, dass Studierende oft fasziniert dem lauschen, was ihnen Dozentinnen und Dozenten während Vorlesungen über Sportpsychologie erzählen und dass sie die Inhalte dann vom Fleck weg eigentlich ganz gut nachvollziehen können. Ist ja alles auch irgendwie plausibel und eigentlich klar, denken sich Viele. Dann steht aber irgendwann die Klausur an und es kommt zu Nachfragen wie „Was ist für die Klausur jetzt eigentlich wichtig?" oder „Muss ich alle Theorien zu einem Thema lernen, oder reicht auch eine?" oder „Muss ich die Jahreszahlen von den Literaturangaben auch auswendig lernen?".

Wir glauben, dass solche Fragen bei Anfängerinnen und Anfängern in Sportpsychologie vor allem deshalb auftauchen, weil sie erst einmal damit überfordert sind aus den langen Fließtexten im Lehrbuch die Passagen herauszufiltern, die die Information enthalten, die nachher auch in der Klausur als Wissen abgefragt werden könnte.

Das ist in der Tat nicht immer einfach, zum Beispiel dann, wenn Definitionen einmal nicht mit der Bezeichnung ‚Definition' gekennzeichnet sind, oder wenn Theorien nicht in Abbildungen vereinfacht zusammengefasst sind, oder wenn es

© Springer-Verlag GmbH Deutschland, ein Teil von Springer Nature 2019   191
R. Brand, G. Schweizer, *Sportpsychologie*, Basiswissen Psychologie,
https://doi.org/10.1007/978-3-662-59082-9_11

keine zusammenfassenden Tabellen mit fünf auswendig zu lernenden Anstrichen gibt. Um dann entscheiden zu können, was wichtige Substanz und was eher erläuterndes Beiwerk ist, muss man verstanden haben, wie Sportpsychologie lernen „funktioniert".

→ Sorgfältig lesen und grundlegende Definitionen auswendig lernen

Eine exakte Ausdrucksweise sowie der Gebrauch von definierten Ausdrücken sind in der Sportpsychologie sehr sehr wichtig! Die meisten wissenschaftlichen Texte in der Sportpsychologie sind zum Glück zwar schon so exakt geschrieben, dass man mit gutem Sprachgefühl weit kommt und sich Vieles ableiten kann. Allerdings nur wenn man sehr sorgfältig liest und beim Lesen versucht Wort für Wort und Satz für Satz immer gleich *ganz genau* zu verstehen.

Im vorliegenden Buch liefert Kap. 6 den Überblick zum Grundwortschatz (Sport)Psychologie. Das darin beschriebene Grundmodell der Verhaltenserklärung heißt Grundmodell, weil man *alles*, was einem an sportpsychologischem Wissen begegnet, irgendwie dazu in Beziehung setzen kann. Sportpsychologie hat immer etwas mit inneren Vorgängen zu tun, und man muss dann beispielsweise ganz einfach wissen, dass ‚Emotion' etwas ist, was durch ein Ereignis ausgelöst wird und dass ‚Kognition' ein Sammelbegriff für Prozesse ist, die sich auf die Aufnahme, Verarbeitung und Speicherung von Information beziehen.

Besonders wenn Definitionen angeboten werden, dann kommt es auf Kleinigkeiten an, die in der Regel auswendig gelernt werden müssen. Um das Beispiel von gerade eben aufzugreifen: Ein Teil der Definition von ‚Emotion' ist, dass Emotionen durch Ereignisse ausgelöst werden (anders als Stimmungen). Was ist wichtig in diesem Satz zur ‚Emotion', was muss auswendig gewusst werden und was nicht? Hier die Lösung: Ob man sagt, dass Emotionen von Ereignissen ausgelöst werden, oder ob es auslösende Geschehnisse sind, ist völlig egal. Wichtig ist, dass durch sorgfältiges Lesen erkannt wird, dass man von Emotion eben nur dann spricht, wenn das erlebte Gefühl auf eine auslösende Bedingung zurückgeführt werden kann.

Vokabeln lernen und sich sicher sein, was Wörter bedeuten, ist ein wichtiger Teil von Sportpsychologie lernen.

→ Theorien lernen

Wenn man Sportpsychologie lernt, dann geht es immer auch um Theorien. Theorien in der Sportpsychologie beziehen sich auf und erklären spezifische Aspekte des Zustandekommens menschlichen Erlebens und Verhaltens im Kontext von Bewegung und Sport.

Erstens: Theorien im Gesamtkontext verorten Auch psychologische Theorie lassen sich immer im *Grundmodell der psychologischen Verhaltenserklärung* verorten oder sich mit (manchmal auch mehreren) Elementen dieses Grundmodells in Beziehung setzen. Beispielsweise gibt es mehrere Theorien zur Erklärung von Leistungsmotivation. Während manche eher die Bedeutung von personalen Eigenschaften betonen (z. B. die beiden Motivdispositionen Hoffnung auf Erfolg und Furcht vor Misserfolg), fokussieren andere eher informationsverarbeitende Prozesse in Situationen (innere Vorgänge: Kognition und Kognitionen; z. B. unterschiedliche Attributionsstile).

Wir raten dazu, sich beim Lernen immer erst einmal vor Augen zu halten: Welchen Aspekt von Erleben und Verhalten will die Theorie erklären? Um sich dann die Frage zu stellen: Wie lässt sich die Theorie ins Grundmodell der psychologischen Verhaltenserklärung einpassen?

Zweitens: Inhalt der Theorie Das Verorten im Gesamtkontext hilft einem dabei, die wesentlichen Elemente von Theorien zu identifizieren, die es sich dann zu merken gilt. Beispielsweise handelt es sich bei der Theorie des geplanten Verhaltens (vgl. Abschn. 8.1.2; Ajzen 1985) um eine Theorie zur Motivation, die die Rolle von Kognitionen (hier konkret: die persönlichen Überzeugungen von Menschen) betont. Mit ihr kann man erklären, weshalb es manchen Menschen gelingt ihr Verhalten zu ändern und anderen eher nicht. Im Kern betrachtet die Theorie des geplanten Verhaltens *Verhaltensänderung* als Folge einer *Intention* zur Verhaltensänderung, die ihrerseits durch die *Einstellung* gegenüber dem neuen Verhalten, *subjektiven Normen* und der *wahrgenommenen Verhaltenskontrolle* abhängt. Also vier Variablen, die in bestimmter Relation zueinander die Variable Verhaltensänderung vorhersagen.

Drittens: Mehrere Theorien zum „gleichen" Thema Oft gibt es im Kontext eines Themenbereiches (z. B. Bewegung und Sport als Gesundheitsverhalten) mehrere Theorien (z. B. zur Erklärung von Verhaltensänderung). Eine Alternative zur Theorie des geplanten Verhaltens (im Absatz vorher) ist z. B. die Selbstdeterminationstheorie (Deci und Ryan 1985; vgl. Abschn. 8.1.2). Dass es manchmal mehrere verschiedene Theorien gibt, ist gut und wichtig allein schon deshalb, weil einem die Anwendung (siehe Viertens; weiter unten) von unterschiedlichen Theorien unterschiedliche Ansätze zur Erklärung von Erleben und Verhalten liefert. Damit gehen dann oft auch mehrere unterschiedliche Möglichkeiten zur Veränderung des Erlebens und Verhaltens einher! Wenn Dozentinnen und Dozenten also mehrere Theorien zu ähnlichen Sachverhalten vorstellen, dann tun sie das (wenn nicht explizit darauf hingewiesen wird, dass die ein oder andere Theorie weniger wichtig ist, weil sie z. B. nur noch von historischer Bedeutung ist) aus gutem Grund: Es ist wichtig *alle* gefragten Theorien zu kennen, man sollte sich niemals nur auf die eine beschränken, die einem irgendwie am meisten einleuchtet.

In Psychologie und Sportpsychologie hat es sich eingebürgert, dass man immer wenn man über Theorien spricht, gleich auch den oder die Namen der Wissenschaftlerinnen oder Wissenschaftler nennt, auf die die Theorie ursprünglich zurückgeht. Wenn man sich gut in Sportpsychologie und Psychologie auskennt, dann ist es nämlich ausgesprochen hilfreich gleich auch den „Background" von Theorien durch unter Umständen bekannte andere Arbeiten des jeweiligen Autors einzuordnen. Also nennt man, wenn man über die Theorie des geplanten Verhaltens sprechen will, eben auch den Nachnamen des Autors dazu: Hier, die Theorie des geplanten Verhaltens *nach Ajzen*. So wichtig es ist, dass man in Texten exakt zitiert und dort dann natürlich auch noch das Jahr der entsprechenden Publikation angibt (hier: 1985), so verzichtbar ist dies beim Erzählen über die Theorie (und oft auch in Klausuren).

Wichtig zumindest für den wissenschaftlichen Umgang mit Theorien ist es, dass man Elemente aus unterschiedlichen Theorien nicht miteinander vermischt, sondern sie jeweils für sich genommen darstellen kann. Gelingt einem das, dann spricht überhaupt nichts dagegen, sie miteinander zu vergleichen und z. B. Ähnlichkeiten und Unterschiede zu erläutern. Man muss eben nur gut aufpassen, dass man nicht die Variablen, die zur einen Theorie gehören (z. B. die wahrgenommene Verhaltenskontrolle aus der Theorie des geplanten Verhaltens nach Ajzen), trotz inhaltlicher Ähnlichkeit mit Variablen aus anderen Theorien (z. B. der Selbstwirksamkeitserwartung aus der sozial-kognitiven Theorie nach Bandura 1997) vermischt. Das ist immens wichtig, weil man nur so sicherstellen kann, dass das vom Sender (z. B. Sprecher, Schreiberin) Gemeinte auch in der vollen und richtigen Bedeutung beim Empfänger (z. B. Zuhörerin, Leser) ankommt.

Viertens: „Anwenden" von Theorien Theorien verallgemeinern über konkrete Einzelfälle (Personen und Situationen) hinweg. Mit Anwenden ist beim Lernen (und auch in der Prüfung) von Sportpsychologie gemeint, dass man sich mindestens ein wirklichkeitsnahes Beispiel überlegt, in dem man das Verhalten und Erleben einer Person im Lichte der anzuwendenden Theorie darstellen kann.

Zur Theorie des geplanten Verhaltens ließe sich dann z. B. erläutern, dass man vielleicht durch das Aufzeigen von Vor- und Nachteilen einer zukünftigen

Verhaltensänderung (pro: Sporttreiben erhält die Gesundheit; contra: Sporttreiben kostet Zeit) die Einstellung von „Bewegungsmuffeln" zum Sporttreiben günstig beeinflussen kann, um so die Wahrscheinlichkeit zu erhöhen, dass die Person eine Intention zur Verhaltensänderung bildet und nachfolgend vielleicht auch ihr Verhalten ändert. Die Anwendung der Selbstdeterminationstheorie auf denselben Sachverhalt lieferte demgegenüber eher den Ansatz, den „Bewegungsmuffel" an sein früheres Leben als aktiver Fußballer zu erinnern, als es ihm noch wichtig war, rank und schlank und sportlich aufzutreten.

Grundsätzlich wichtig ist hier, dass man sich fragt, ob sich eine Theorie gut oder weniger gut auf einen konkreten Fall anwenden lässt, ob man mit anderen Theorien auf ganz andere Ideen kommen könnte und was aus der Anwendung einer Theorie auf einen solchen konkreten Fall folgt (sei es für die Praxis oder für die Forschung).

→ **Erkenntnismöglichkeiten und die Datenlage beurteilen**
Sportpsychologie kommt ohne Theorie nicht aus. Fehlt Theorie, dann lässt sich am wissenschaftlichen Wert einer Untersuchung zweifeln. Weil sich die Sportpsychologie als empirisches Fach versteht, muss man aber gleichermaßen festhalten, dass Theorie für sich genommen, also ohne sie stützende Daten, auch nicht super ist (und sei sie, die Theorie, auch noch so plausibel). Doch selbst wenn man dann die Ergebnisse einer datengestützten wissenschaftlichen Untersuchung hört oder liest, ist noch nicht alles gut. Denn empirische Ergebnisse können je nachdem, welche methodischen Entscheidungen die Untersuchenden zur Erhebung und zum Umgang mit den Daten getroffen haben, mehr oder weniger verlässlich sein.

Diese Gedankenfigur muss man sich vor Augen halten, wenn man entscheiden will (oder in der Prüfung: soll), welche Studienerkenntnisse tragfähiger als andere sind bzw. welchen man Vertrauen schenken will oder eben nicht.

Natürlich ist es nützlich, wenn einem Wissenschaftlerinnen und Wissenschaftler durch das, was sie sagen oder aufschreiben, Hilfestellung zur Beurteilung geben, ob Erkenntnisse auf solider oder weniger solider Datengrundlage beruhen. Mit ein wenig Grundlagenwissen in der Hinterhand, sollte man sich solche Bewertungen als Studentin oder Student aber nicht völlig aus der Hand nehmen lassen und sich stets auch sein eigenes Bild machen. Denn auch Wissenschaftlerinnen und Wissenschaftler haben Interessen und machen hin und wieder Fehler. Deshalb haben wir uns in diesem Lehrbuch auch mit wissenschaftlichen Methoden beschäftigt und können z. B. die beiden Fragen stellen (oder selbst nachprüfen): Welche und wie viele Personen haben an Untersuchungen teilgenommen? Welches Untersuchungsdesign lag der Erhebung zugrunde und sind berichtete Schlussfolgerungen zulässig?

→ **Drumherumlesen, nachschlagen, zurückblättern**

Das Lehrbuch, an dessen Ende wir nun angekommen sind, wird dann besonders „wirksam" wenn man während des Lesens und Studierens hin und zurück blättert, dass man sieht und erfährt wie Dinge zusammenhängen, und was es um das eigentliche Thema drumherum noch alles Wichtiges zu wissen gibt. Wer das bis hierher noch nicht getan hat, sollte sich jetzt direkt noch einmal daran machen und das nachholen!

Wir glauben es ist falsch sich Sportpsychologie als ein Fach vorzustellen, in dem es möglich wäre Grundlagenwissen (und auch höheres Wissen) in einen linearen Argumentationsstrang zu packen, mit dem man alles „erwischen" kann, was für Sportpsychologie an Inhalten wichtig und bedeutsam ist. Wie schon einmal zu Anfang gefragt: Wer will schon entscheiden, welche Theorien und Forschungsergebnisse für ein Kurz-Lehrbuch wie dieses „wichtig" und welche „weniger wichtig" sind? Nach welchen Maßstäben?

Das weite Feld Sportpsychologie erschließt sich einem besser, wenn man sich dazu gehörendes Wissen und Erkenntnisse als *Netzwerkstruktur* vorstellt. Damit meinen wir, dass man sich z. B. die einzelne wissenschaftliche Arbeit eines Autors oder einer Autorin als Netzwerkknoten vorstellt, der mit vielen anderen Netzwerkknoten (andere wissenschaftliche Arbeiten, Theorien, usw., auch von anderen Wissenschaftlerinnen und Wissenschaftlern) verbunden ist, die wiederum mit anderen in vielfacher Hinsicht verbunden sind und in Beziehung stehen. Im so entstehenden Netzwerk Sportpsychologie gibt es nicht den einen geraden Weg hindurch. Vielmehr kommt man vom Einen zum Anderen und man erkennt eben manchmal wirklich nicht schon mit dem ersten Blick, was das Eine mit dem Anderen zu tun hat. Am Anfang tut man sich besonders schwer damit, weil man sich die Ausdehnung und Tiefe der Netzstruktur bei den wenigen Netzwerkknoten, die man bisher besucht hat, noch gar nicht vorstellen kann. Unter Umständen schadet es dann doch auch gar nicht, immer mal wieder quer durchs Netzwerk zu springen, sich dort einen etwas weiter entfernten Knoten anzuschauen, um so ein bisschen Gefühl dafür zu kriegen, was es in diesem großen, großen Netzwerk alles zu wissen gibt?

Wir empfehlen beim Sportpsychologie lernen und studieren also *immer* auch „drumherum" zu lesen (d. h. Info zum gleichen Sachverhalt auch nochmal in einem anderen Buch nachzulesen), immer wieder zwischendurch mal Einzelheiten nachzuschlagen (warum zwischendurch nicht auch mal bei Wikipedia?), beim Lesen zurück zu blättern (Wie war nochmal die Definition zu Kognitionen?), und so weiter. Je häufiger man das tut, je mehr Querbezüge und Netzwerkknoten man besucht, desto besser wird man am Ende verstehen, was in der Sportpsychologie so alles abgeht, was man wissen kann, und vielleicht auch wissen muss.

Wir wünschen euch viel Spaß und Erfolg dabei!

Literatur

Agethen, M., & Krause, D. (2016). Effects of bandwidth feedback on the automatization of an arm movement sequence. *Human Movement Science, 45*, 71–83.

Ajzen, I. (1985). From intentions to actions: A theory of planned behavior. In J. Kuhl & J. Beckmann (Hrsg.), *Action control: From cognition to behaviour* (S. 11–39). Heidelberg: Springer.

Alfermann, D., & Würth, S. (2009). Gruppenprozesse und Intergruppenbeziehungen. In W. Schlicht & B. Strauß (Hrsg.), *Grundlagen der Sportpsychologie* (Enzyklopädie der Psychologie, Themenbereich D, Serie V, Bd. 1, S. 719–777). Schorndorf: Hofmann.

Alfermann, D., Stambulova, N., & Zemaityte, A. (2004). Reactions to sport career termination: A cross-national comparison of German, Lithuanian, and Russian athletes. *Psychology of Sport and Exercise, 5*, 61–75.

Anderson, D., & Morris, T. (2000). Athlete lifestyle programs. In D. Lavallee & P. Wylleman (Hrsg.), *Career transitions in sport: International perspectives* (S. 59–80). Morgantown: Fitness Information Technology.

Arbeitsgemeinschaft für Sportpsychologie. (1969). *Protokoll der Gründungsversammlung in Münster.* https://www.asp-sportpsychologie.org/content.php?cont=173. Zugegriffen am 29.08.2019.

Asendorpf, J. B., & Neyer, F. J. (2012). *Psychologie der Persönlichkeit* (5., vollst. überarb. Aufl.). Heidelberg: Springer.

Atkinson, J. W. (1957). Motivational determinants of risk-taking behavior. *Psychological Review, 64*, 359–372.

Baker, J. (2003). Early specialization in youth sport: A requirement for adult expertise? *High Ability Studies, 14*, 85–94.

Bandura, A. (1997). *Self-efficacy: The exercise of control.* New York: Freeman.

Bargh, J. A. (1994). The four horsemen of automaticity: Awareness, intention, efficiency, and control in social cognition. In R. S. Wyer Jr. & T. K. Srull (Hrsg.), *Handbook of social cognition* (2. Aufl., S. 1–40). Hillsdale: Erlbaum.

© Springer-Verlag GmbH Deutschland, ein Teil von Springer Nature 2019
R. Brand, G. Schweizer, *Sportpsychologie*, Basiswissen Psychologie,
https://doi.org/10.1007/978-3-662-59082-9

Baumeister, R. F. (1984). Choking under pressure: Self-consciousness and paradoxical effects of incentives on skillful performance. *Journal of Personality and Social Psychology, 46*, 610–620.

Baumeister, R. F., & Showers, C. J. (1986). A review of paradoxical performance effects: Choking under pressure in sports and mental tests. *European Journal of Social Psychology, 16*, 361–383.

Beckmann, J., & Elbe, A. M. (2008). *Praxis der Sportpsychologie im Wettkampf- und Leistungssport*. Balingen: Spitta Verlag.

Beckmann, J., Fröhlich, S. M., & Elbe, A. M. (2009). Motivation und Volition. In W. Schlicht & B. Strauss (Hrsg.), *Enzyklopädie der Psychologie, Themenbereich D: Sportpsychologie, Bd. 1: Grundlagen* (S. 511–562). Göttingen: Hogrefe.

Beilock, S. L., & Gray, R. (2007). Why do athletes choke under pressure? In G. Tenenbaum & R. C. Eklund (Hrsg.), *Handbook of sport psychology* (S. 425–444). Hoboken: Wiley.

Beilock, S. L., & McConnell, A. R. (2004). Stereotype threat and sport: Can athletic performance be threatened? *Journal of Sport and Exercise Psychology, 26*, 597–609.

Benthien, O., Grote, M., & Brand, R. (2013). Vom Sportschüler zum Olympiasieger. Ein Best-Practice-Modell zur Einbindung sportpsychologischer Angebote in das System der institutionalisierten Leistungssportförderung in Deutschland. *Leistungssport, 43*(5), 15–22.

Biddle, S. (2011). Fit or sit? Is there a psychology of sedentary behaviour? *Sport and Exercise Psychology Review, 7*, 5–10.

Biddle, S. J. H., Hagger, M. S., Chatzisarantis, N. L. D., & Lippke, S. (2007). Theoretical frameworks in exercise psychology. In G. Tenenbaum & R. Eklund (Hrsg.), *Handbook of sport psychology* (3. Aufl., S. 537–559). Hoboken: Wiley.

Birrer, M., & Seiler, R. (2006). Motivationstraining. In M. Tietjens & B. Strauß (Hrsg.), *Handbuch Sportpsychologie* (S. 236–245). Schorndorf: Hofmann.

Bortz, J. (2010). *Statistik für Human- und Sozialwissenschaftler*. Berlin: Springer.

Bortz, J., & Döring, N. (2006). *Forschungsmethoden und Evaluation für Human- und Sozialwissenschaftler* (4., vollst. überarb. u. erw. Aufl.). Berlin: Springer.

Brand, R., & Ekkekakis, P. (2018). Affective-Reflective Theory of physical inactivity and exercise. *German Journal of Exercise and Sport Research, 48*, 48–58.

Brand, R., Ehrlenspiel, F., & Graf, K. (2009). *Wettkampf-Angst-Inventar (WAI)*. Köln: Sport und Buch Strauß.

Brand, R., Benthien, O., Decker, S., Grote, M., Heinz, K., Hust, D., & Wippich, S. (2014). *Leitfaden zur Qualitätssicherung für die sportpsychologische Betreuung im Leistungssport*. Bonn: BISp.

Brasseur, S., Grégoire, J., Bourdu, R., & Mikolajczak, M. (2013). The Profile of Emotional Competence (PEC): Development and validation of a measure that fits dimensions of Emotional Competence theory. *PLoS ONE, 8*(5), e62635. https://doi.org/10.1371/journal.pone.0062635.

Brown, D. J., & Fletcher, D. (2017). Effects of psychological and psychosocial interventions on sport performance: A meta-analysis. *Sports Medicine, 47*, 77–99.

Cañal-Bruland, R. (2007). Das Hinweisreizparadigma – sportpsychologische Anwendungen im Überblick. *Zeitschrift für Sportpsychologie, 14*, 53–66.

Cañal-Bruland, R., Hagemann, D., & Strauß, B. (2005). Aufmerksamkeitsbasiertes Wahrnehmungstraining zur taktischen Entscheidungsschulung im Fußball. *Zeitschrift für Sportpsychologie, 12*, 39–47.

Carron, A. V., Colman, M. M., Wheeler, J., & Stevens, D. (2002). Cohesion and performance in sport: A meta analysis. *Journal of Sport & Exercise Psychology, 24*, 168–188.

Carver, C. S., & Scheier, M. F. (1981). *Attention and self-regulation*. New York: Springer.

Caspersen, C. J., Powell, K. E., & Christenson, G. M. (1985). Physical activity, exercise, and physical fitness: Definitions and distinctions for health-related research. *Public Health Reports, 100*(2), 126–131.

Chaddock, L., Neider, M. B., Voss, M. W., Gaspar, J. G., & Kramer, A. F. (2011). Do athletes excel at everyday tasks? *Medicine & Science in Sports & Exercise, 43*, 1920–1926.

Conzelmann, A. (2009). Differentielle Sportpsychologie. Sport und Persönlichkeit. In W. Schlicht & B. Strauss (Hrsg.), *Grundlagen der Sportpsychologie. Enzyklopädie der Psychologie, Themenbereich D, Serie V: Band 1* (S. 376–439). Göttingen: Hogrefe.

Conzelmann, A., Schmidt, M., & Valkanover, S. (2011). *Persönlichkeitsentwicklung durch Schulsport. Theorie, Empirie und Praxisbausteine der Berner Interventionsstudie Schulsport (BISS)*. Bern: Huber.

Cooney, G., Dwan, K., & Mead, G. (2014). Exercise for depression. *Journal of the American Medical Association, 311*(23), 2432e2433.

Côté, J. (1999). The influence of the family in the development of talent in sport. *The Sport Psychologist, 13*, 395–417.

Davison, K. K., Werder, J. L., Trost, S. G., Baker, B. L., & Birch, L. L. (2007). Why are early maturing girls less active? Links between pubertal development, psychological well-being, and physical activity among girls at ages 11 and 13. *Social Science & Medicine, 64*, 2391–2404.

Deci, E. L., & Ryan, R. M. (1985). *Intrinsic motivation and self-determination in human behavior*. New York: Plenum Press.

Deci, E. L., & Ryan, R. M. (2000). The „What" and „Why" of goal pursuits: Human needs and the self-determination of behavior. *Psychological Inquiry, 11*, 227–268.

Delorme, N., Boiché, J., & Raspaud, M. (2010). Relative Age Effect in elite sports: Methodological bias or real discrimination? *European Journal of Sport Science, 10*, 91–96.

Deutsche Vereinigung für Sportwissenschaft. (2018). *Sektionen und Kommissionen*. http://www.dvs-sportwissenschaft.de. Zugegriffen am 09.08.2019.

Deutscher Olympischer Sportbund. (2018). *DOSB und eSport*. https://www.dosb.de/ueber-uns/esport/. Zugegriffen am 09.08.2019.

DGPs. (2018a). *Deutsche Gesellschaft für Psychologie: Übersicht der Fachgruppen*. https://www.dgps.de/index.php?id=48. Zugegriffen am 09.08.2019.

DGPs. (2018b). *Ethisches Handeln in der psychologischen Forschung. Empfehlungen der Deutschen Gesellschaft für Psychologie für Forschende und Ethikkommissionen*. Göttingen: Hogrefe.

Diener, E., Suh, E. M., Lucas, R. E., & Smith, H. L. (1999). Subjective well-being: Three decades of progress. *Psychological Bulletin, 125*, 276–302.

Digel, H. (1982). *Sport verstehen und gestalten: Ein Arbeits- und Projektbuch*. Reinbek: Rowohlt.

Eberspächer, H. (2012). *Mentales Training* (8. Aufl.). München: Copress Sport.

Ehrlenspiel, F., Droste, A., & Beckmann, J. (2011). Das Berufsfeld Sportpsychologie im Leistungssport aus der Sicht der in der Praxis Tätigen. *Zeitschrift für Sportpsychologie, 18*, 73–86.

Ekkekakis, P. (2003). Pleasure and displeasure from the body: Perspectives from exercise. *Cognition and Emotion, 17*, 213–239.

Ekkekakis, P. (2015). Honey, I shrunk the pooled SMD! Guide to critical appraisal of systematic reviews and meta-analyses using the Cochrane review on exercise for depression as example. *Mental Health and Physical Activity, 8*(1), 21–36.

Ekkekakis, P. (2017). People have feelings! Exercise psychology in paradigmatic transition. *Current Opinion in Psychology, 16*, 84–88.

Ekkekakis, P., & Petruzzello, S. J. (1999). Acute aerobic exercise and affect: Current status, problems, and prospects regarding dose-response. *Sports Medicine, 28*, 337–374.

Ekkekakis, P., Parfitt, G., & Petruzzello, S. J. (2011). The pleasure and displeasure people feel when they exercise at different intensities. Decennial update and progress towards a tripartite rationale for exercise intensity prescription. *Sports Medicine, 41*, 641–671.

Ekkekakis, P., Hargreaves, E. A., & Parfitt, G. (2013). Envisioning the next fifty years of research on the exercise-affect relationship. *Psychology of Sport and Exercise, 14*, 751–758.

Ekkekakis, P., Vazou, S., Bixby, W. R., & Georgiadis, E. (2016). The mysterious case of the public health guideline that is (almost) entirely ignored: Call for a research agenda on the causes of the extreme avoidance of physical activity in obesity. *Obesity Reviews, 17*, 313–329.

Ekman, P. (1992). Are there basic emotions? *Psychological Review, 99*, 550–553.

Engbert, K. (2011). *Mentales Training im Leistungssport: Ein Übungsbuch für den Schüler- und Jugendbereich*. Stuttgart: Neuer Sportverlag.

Englert, C., & Bertrams, A. (2012). Anxiety, ego-depletion and sports performance. *Journal of Sport and Exercise Psychology, 34*, 580–599.

eSport-Bund Deutschland (ESBD). (2018). *Webangebot des eSport-Bunds Deutschland*. Abgerufen von https://esportbund.de/verband/ueber-den-esbd/

Etnier, J. L., Nowell, P. M., Landers, D. M., & Sibley, B. A. (2006). A meta-regression to examine the relationship between aerobic fitness and cognitive performance. *Brain Research Reviews, 52*, 119–130.

Faul, F., Erdfelder, E., Lang, A. G., & Buchner, A. (2007). G*power 3: A flexible statistical power analysis program for the social, behavioral, and biomedical sciences. *Behavior Research Methods, 39*, 175e191.

Feldman Barrett, L. (2017). *How emotions are made: The secret life of the brain*. Boston: Houghton Mifflin Harcourt.

Frester, R., & Mewes, N. (2008). Psychoregulation Sport. In J. Beckmann & M. Kellmann (Hrsg.), *Anwendungen der Sportpsychologie* (Enzyklopädie der Psychologie, Themenbereich D, Serie V, Bd. 2, S. 41–117). Schorndorf: Hogrefe.

Froese, G. (2011). Sportpsychologische Einflussfaktoren der Leistung von Elfmeterschützen. Universität Heidelberg.

Fuchs, R., & Schlicht, W. (Hrsg.). (2012). *Sport und seelische Gesundheit*. Göttingen: Hogrefe.

Furley, P., & Memmert, D. (2010). The role of working memory in sport. *International Review of Sport and Exercise Psychology, 3*, 171–194.

Furley, P., & Memmert, D. (2016). Coaches' implicit associations between size and giftedness: Implications for the relative age effect. *Journal of Sports Sciences, 34*, 459–466. https://doi.org/10.1080/02640414.2015.1061198.

Furley, P., Schul, K., & Memmert, D. (2016). Das Experten-Novizen-Paradigma und die Vertrauenskrise in der Psychologie. *Zeitschrift für Sportpsychologie, 23*, 131–140.

Gabler, H. (2002). *Motive im Sport: Motivationspsychologische Analysen und empirische Studien*. Schorndorf: Hofmann.

Gadenne, V. (1994). Theorien. In T. Herrmann & W. Tack (Hrsg.), *Enzyklopädie der Psychologie, Themenbereich B, Serie I, Band 1: Methodologische Grundlagen der Psychologie* (S. 295–342). Göttingen: Hogrefe.

Gardner, F., & Moore, Z. (2006). *Clinical sport psychology*. Champaign: Human Kinetics.

Gerber, M. (2015). *Pädagogische Psychologie im Sportunterricht: Ein Lehrbuch in 14 Lektionen*. Aachen: Meyer & Meyer.

Geukes, K., Mesagno, C., Hanrahan, S. J., & Kellmann, M. (2012). Testing an interactionist perspective on the relationship between personality traits and performance under public pressure. *Psychology of Sport and Exercise, 13*, 243–250. https://doi.org/10.1016/j.psychsport.2011.12.004.

Gollwitzer, P. M. (1996). The volitional benefits of planning. In P. M. Gollwitzer & J. A. Bargh (Hrsg.), *The psychology of action. Linking cognition and motivation to behavior* (S. 287–312). New York: Guilford.

Graydon, J., & Murphy, T. (1995). The effect of personality on social facilitation while performing a sports related task. *Personality and Individual Differences, 19*, 265–267.

Gröben, B. (2000). *Einheitenbildung im Bewegungshandeln: Zur phänomenalen Struktur sportbezogenen Bewegungslernens*. Schorndorf: Hofmann.

Grote, M., Benthien, O., & Brand, R. (2015). Sportpsychologischer Betreuung im Spitzensport: Eine empirische Bestandsaufnahme aus 5 Jahren Landesteam Sportpsychologie. *Leistungssport, 45*(6), 5–11.

Gucciardi, D. F., & Dimmock, J. A. (2008). Choking under pressure in sensorimotor skills: Conscious processing or depleted attentional resources? *Psychology of Sport and Exercise, 9*, 45–59.

Güllich, A., & Krüger, M. (Hrsg.). (2013). *Sport. Das Lehrbuch für das Sportstudium*. Berlin/Heidelberg: Springer.

Hagemann, N., & Memmert, D. (2006). Coaching anticipatory skill in badminton: Laboratory- versus field-based perceptual training? *Journal of Human Movement Studies, 50*, 381–398.

Hagger, M. (2018). Interventions based on behavioral theory work in the real world. In International Society of Behavioral Nutrition and Physical Activity (Hrsg.), *Abstract book for the ISBNPA 2018 Annual Meeting in Hong Kong* (S. 22–23). https://www.isbnpa.org/files/articles/2018/07/04/102/attachments/5b3d0ebde1d22.pdf. Zugegriffen am 09.08.2019.

Hagger, M. S., Chatzisarantis, N. L. D., & Biddle, S. J. H. (2002). A meta-analytic review of the theories of reasoned action and planned behavior in physical activity: Predictive validity and the contribution of additional variables. *Journal of Sport & Exercise Psychology, 24*, 3–32.

Halsey, L. G., Curran-Everett, D., Vowler, S. L., & Drummond, G. B. (2015). The fickle P value generates irreproducible results. *Nature Methods, 12*, 179–185.

Hanin, J., & Ekkekakis, P. (2014). Emotions in sport and exercise settings. In A. Papaioannou & D. Hackfort (Hrsg.), *Routledge companion to sport and exercise psychology: Global perspectives and fundamental concepts* (S. 83–104). New York: Routledge.

Hänsel, F. (2001). Instruktion des Aufmerksamkeitsfokus beim motorischen Lernen. In R. Seiler, D. Birrer, J. Schmid & S. Valkanover (Hrsg.), *Sportpsychologie: Anforderungen, Anwendungen, Auswirkungen* (S. 45–47). Köln: bps-Verlag.

Hänsel, F. (2003). Instruktion. In H. Mechling & J. Munzert (Hrsg.), *Handbuch Bewegungswissenschaft – Bewegungslehre* (S. 265–280). Schorndorf: Hofmann.

Hänsel, F., Baumgärtner, S. D., Kornmann, J. M., & Ennigkeit, F. (2016a). *Sportpsychologie.* Heidelberg: Springer.

Hänsel, F., Baumgärtner, S. D., Kornmann, J. M., & Ennigkeit, F. (2016b). Kapitel 2: Kognition. In *Sportpsychologie* (S. 23–52). Heidelberg: Springer.

Heckhausen, H. (1989). *Motivation und Handeln.* Heidelberg: Springer.

Heim, R., & Sohnsmeyer, J. (2016). Interesse am Sport (iSpo) – Theoretische Konzeptualisierung und Konstruktion eines Fragebogens. *Zeitschrift für sportpädagogische Forschung, 4,* 21–40.

Herring, S. A., Boyajian-O'Neill, L. A., Coppel, D. B., Daniels, J. M., Gould, D., Grana, W., … Putukian, M. (2006). Psychological issues related to injury in athletes and the team physician: A consensus statement. *Medicine and Science in Sports and Exercise, 38*(11), 2030–2034.

Herrmann, T. (1994). Forschungsprogramme. In T. Herrmann & W. H. Tack (Hrsg.), *Methodologische Grundlagen der Psychologie* (Enzyklopädie der Psychologie, Themenbereich B, Serie I, Bd. 1, S. 251–294). Göttingen: Hogrefe.

Herzog, W. (2012). *Wissenschaftstheoretische Grundlagen der Psychologie.* Wiesbaden: Springer.

Hohmann, A., Lames, M., & Letzelter, M. (2014). *Einführung in die Trainingswissenschaft* (6. Aufl.). Wiebelsheim: Limpert.

Höner, O., & Feichtinger, P. (2016). Psychological talent predictors in early adolescence and their empirical relationship with current and future performance in soccer. *Psychology of Sport and Exercise, 25,* 17–26. https://doi.org/10.1016/j.psychsport.2016.03.004.

Hottenrott, K., Baldus, A., Braumann, K. M., Hartmann-Tews, IL, Holzweg, M., Kuhlmann, D. … Vogt, L. (2017). Memorandum Sportwissenschaft. *German Journal of Exercise and Sport Research, 47,* 287–293.

Hüffmeier, J., & Hertel, G. (2011). When the whole is more than the sum of its parts: Group motivation gains in the wild. *Journal of Experimental Social Psychology, 47,* 455–459.

Hunger, I. (2010). Sportpsychologie. In G. Mey & K. Mruck (Hrsg.), *Handbuch Qualitative Forschung in der Psychologie* (S. 806–812). Wiesbaden: Springer.

Ingham, A. G., Levinger, G., Graves, J., & Peckham, V. (1974). The Ringelmann Effect: Studies of group size and group performance. *Journal of Experimental Social Psychology, 10,* 371–384.

Jaakkola, T., & Digelidis, N. (2007). Establishing a positive motivational climate in physical education. In J. Liukkonen (Hrsg.), *Psychology for physical educators* (S. 3–16). Champaign: Human Kinetics.

Jansen, J. P. (2009). Geschichte der Sportpsychologie unter besonderer Berücksichtigung der Entwicklung in Deutschland. In W. Schlicht & B. Strauß (Hrsg.), *Grundlagen der*

Sportpsychologie (Enzyklopädie der Psychologie, Themenbereich A; D, Serie V, Bd. 1, S. 33–103). Göttingen: Hogrefe.

Jayanthi, N., Pinkham, C., Dugas, L., Patrick, B., & Labella, C. (2013). Sports specialization in young athletes: Evidence-based recommendations. *Sports Health, 5,* 251–257.

Jordet, G. (2009a). When superstars flop: Public status and choking under pressure in international soccer penalty shootouts. *Journal of Applied Sport Psychology, 21,* 125–130.

Jordet, G. (2009b). Why do English players fail in soccer penalty shootouts? A study of team status, self-regulation, and choking under pressure. *Journal of Sports Sciences, 27,* 97–106.

Jordet, G., & Hartman, E. (2008). Avoidance motivation and choking under pressure in soccer penalty shootouts. *Journal of Sport and Exercise Psychology, 30,* 450–457.

Jordet, G., Hartman, E., Visscher, C., & Lemmink, K. A. P. M. (2007). Kicks from the penalty mark in soccer: The roles of stress, skill, and fatigue for kick outcomes. *Journal of Sports Sciences, 25,* 121–129.

Judd, C. H. (1908). The relation of special training to general intelligence. *Educational Review, 36,* 28–42.

Kahlert, D., & Brand, R. (2017). The role of learned optimism, proactive coping and goal adjustment in exercise attendance: Results from a prospective study with objective data in a health-training centre. *German Journal of Exercise and Sport Research, 47,* 315–323.

Kanning, U. P. (2001). *Psychologie für die Praxis: Perspektiven einer nützlichen Forschung und Ausbildung.* Göttingen: Hogrefe.

Karau, S. J., & Williams, K. D. (1993). Social loafing: A meta-analytic review and theoretical integration. *Interpersonal Relations and Group Processes, 65,* 681–706.

Kellmann, M., & Beckmann, J. (2004). Sport und Entspannungsverfahren. In F. Petermann & D. Vaitl (Hrsg.), *Entspannungsverfahren* (5. Aufl., S. 335–344). Weinheim: Beltz.

Klein, S. E. (Hrsg.). (2017). *Defining Sport. Conceptions and Borderlines.* Lanham: Lexington Books.

Kleinert, J., & Brand, R. (2011). Qualitätsmanagement in der sportpsychologischen Betreuung im Leistungssport – (k)ein Effekt ohne Akzeptanz?! *Zeitschrift für Sportpsychologie, 18,* 60–72.

Krämer, L. (2018). Gewohnheit. In M. A. Wirtz (Hrsg.), *Dorsch – Lexikon der Psychologie.* https://m.portal.hogrefe.com/dorsch/gewohnheit/. Zugegriffen am 09.08.2019.

Krause, D., Agethen, M., & Zobe, O. (2018). Error feedback frequency affects automaticity but not accuracy and consistency after extensive motor skill practice. *Journal of Motor Behavior, 50,* 144–154.

Kurz, D. (1977). *Elemente des Schulsports: Grundlagen einer pragmatischen Fachdidaktik* (Reihe Sportwissenschaft). Schorndorf: Hofmann.

Kurz, D. (2000). Die pädagogischen Grundlagen des Schulsports in Nordrhein-Westfalen. In Landesinstitut für Schule und Weiterbildung (Hrsg.), *Erziehender Schulsport. Pädagogische Grundlagen der Curriculumversion in Nordrhein-Westfalen* (S. 9–55). Bönen: Kettler.

Laborde, S., Brüll, A., Weber, J., & Anders, L. S. (2011). Trait emotional intelligence in sports: A protective role against stress through heart rate variability? *Personality and Individual Differences, 51,* 23–27.

Laborde, S., Lautenbach, F., Allen, M. S., Herbert, C., & Achtzehn, S. (2014). The role of trait emotional intelligence in emotion regulation and performance under pressure. *Personality and Individual Differences, 51*, 23–27.

Laborde, S., Dosseville, F., & Allen, M. S. (2016). Emotional intelligence in sport and exercise: A systematic review. *Scandinavian Journal of Medicine & Science in Sports, 26*, 862–874.

Lames, M., Augste, C., Dreckmann, C., Görsdorf, K., & Schimanski, M. (2008). Der „Relative Age Effect": Neue Hausaufgaben für den Sport. *Leistungssport, 38*, 4–9.

Latané, B., Williams, K. D., & Harkins, S. (1979). Many hand make light the work: The causes and consequences of social loafing. *Journal of Personality and Social Psychology, 36*, 704–714.

Lau, A., & Plessner, H. (2016). *Sozialpsychologie und Sport. Ein Lehrbuch in 12 Lektionen.* Aachen: Meyer & Meyer.

Lavallee, D., Nesti, M., Borkoles, E., Cockerill, I., & Edge, A. (2000). Intervention strategies for athletes in transition. In D. Lavallee & P. Wylleman (Hrsg.), *Career transitions in sport: International perspectives* (S. 111–130). Morgantown: Fitness Information Technology.

Lazarus, R. S. (1991). *Emotion and adaptation.* New York: Oxford University Press.

Lewin, K. (1951). *Field theory in social science: Selected theoretical papers.* New York: Harper & Row.

Liao, Y., Shonkoff, E. T., & Dunton, G. F. (2015). The acute relationships between affect, physical feeling states, and physical activity in daily life: A review of current evidence. *Frontiers in Psychology, 6*, 1975.

Loffing, F. (2017). Left-handedness and time pressure in elite interactive ballgames. *Biology Letters, 13*, 20170446. https://doi.org/10.1098/rsbl.2017.0446.

Magill, R. A. (2001). Augmented feedback in skill acquisition. In R. N. Singer, A. N. Hausenblas & C. M. Janelle (Hrsg.), *Handbook of sport psychology* (S. 86–114). New York: Wiley.

Magill, R. A., & Wood, C. A. (1986). Knowledge of results precision as a learning variable in motor skill acquisition. *Research Quarterly for Exercise and Sport, 57*, 170–173.

Marschall, F., Bund, A., & Wiemeyer, J. (2007). Does frequent augmented feedback really degrade learning? A meta-analysis. *E-Journal Bewegung und Training, 1*, 74–85.

Marsh, H. (2005). Big-fish-little-pond effect on academic self-concept. *Zeitschrift für Pädagogische Psychologie, 19*, 119–129.

Marsh, H. W., & Craven, R. (2002). The pivotal role of frames of reference in academic self-concept formation : The „big fish-little pond" effect. In F. Pajares & T. C. Urdan (Hrsg.), *Academic motivation of adolescents* (S. 83–123). Greenwich: Information Age Publishers.

Marsh, H. W., Richards, G. E., Johnson, S., Roche, L., & Tremayne, P. (1994). Physical selfdescription questionnaire – Psychometric properties and a multitrait-multimethod analysis of relations to existing instruments. *Journal of Sport & Exercise Psychology, 16*, 270–305.

Martens, R., Vealy, R. S., & Burton, D. (1990). *Competitive anxiety in sport.* Champaign: Human Kinetics.

McClelland, D. C. (1953). *The achievement motive.* New York: Appleton-Century-Crofts.

Memmert, D. (2013). Tactical creativity. In T. McGarry, P. O'Donoghue & J. Sampaio (Hrsg.), *Routledge handbook of sports performance analysis* (S. 297–308). Abingdon: Routledge.

Memmert, D., & Furley, P. (2007). „I spy with my little eye!": Breadth of attention, inattentional blindness, and tactical decision making in team sports. *Journal of Sport & Exercise Psychology, 29*, 365–347.

Memmert, D., Hüttermann, S., & Kreitz, C. (2020). Wahrnehmung und Aufmerksamkeit. In J. Schüler, M. Wegner & H. Plessner (Hrsg.), *Lehrbuch Sportpsychologie – Theoretische Grundlagen und Anwendung* (S. xxx–xxx). Heidelberg: Springer.

Montada, L. (2002). Grundlagen der Entwicklungspsychologie. Fragen, Konzepte, Perspektiven. In R. Oerter & L. Montada (Hrsg.), *Entwicklungspsychologie*. Weinheim: Beltz PVU.

Munzert, J., & Lorey, B. (2013). Motor and visual imagery in sports. In S. Lacey & R. Lawson (Hrsg.), *Multisensory imagery* (S. 319–341). New York: Springer.

Murphy, S. L., & Eaves, D. L. (2016). Exercising for the pleasure and for the pain of it: The implications of different forms of hedonistic thinking in theories of physical activity behavior. *Frontiers in Psychology, 7*, 843.

Musch, J., & Grondin, S. (2001). Unequal competition as an impediment to personal development: A review of the relative age effect in sport. *Developmental Review, 21*, 147–167.

Musick, C., & Brand, R. (2012). Persönlichkeitsprofile von Spitzenschiedsrichtern. In M. Wegner, J. P. Brückner & S. Kratzenstein (Hrsg.), *Sportpsychologische Kompetenz und Verantwortung* (Abstractband zur 44. asp-Jahrestagung vom 17.–19. Mai 2012 in Kiel/Oslo, S. x–y). Hamburg: Czwalina.

Myers, D. G. (2014). *Psychologie* (3. Aufl.). Heidelberg: Springer.

Nitsch, J. R. (2004). Die handlungstheoretische Perspektive: Ein Rahmenkonzept für die sportpsychologische Forschung und Intervention. *Zeitschrift für Sportpsychologie, 11*, 10–23.

Nolting, H., & Paulus, P. (2016). *Psychologie lernen: Eine Einführung und Anleitung* (10. komplett überarb. Aufl.). Weinheim: Beltz.

Olivier, N., & Rockmann, U. (2003). *Grundlagen der Bewegungswissenschaft und -lehre.* Schorndorf: Hofmann.

Olivier, N., Rockmann, U., & Krause, D. (2013). *Grundlagen der Bewegungswissenschaft und – lehre* (2. überarb. u. erw. Aufl.). Schorndorf: Hofmann.

Ostendorf, F., & Angleitner, A. (2004). *NEO-Persönlichkeitsinventar nach Costa und Mc-Crae: NEO-PI-R; Manual. Revidierte Fassung*. Göttingen: Hogrefe.

Park, S., Lavallee, D., & Tod, D. (2013). Athletes' career transition out of sport: A systematic review. *International Review of Sport and Exercise Psychology, 6*, 22–53.

Petermann, F., & Vaitl, D. (Hrsg.). (2014). *Entspannungsverfahren* (5. Aufl.). Weinheim: Beltz.

Popper, K. (1935). *Logik der Forschung. Zur Erkenntnistheorie der modernen Naturwissenschaft*. Wien: Springer.

Popper, K. (1982). *Logik der Forschung* (7. Aufl.). Tübingen: Mohr.

Psychotherapie (2014). In M. A. Wirtz (Hrsg.), *Dorsch – Lexikon der Psychologie* (18. Aufl., S. 1267). Bern: Hogrefe Verlag.

Rechtien, W. (2014). Beratung, psychologische. In M. A. Wirtz (Hrsg.), *Dorsch – Lexikon der Psychologie* (18. Aufl., S. 262). Bern: Hogrefe Verlag.

Renner, K. H., Heydasch, T., & Ströhlein, G. (2012). *Forschungsmethoden der Psychologie*. Wiesbaden: Springer.

Rhodes, R. E., & Kates, A. (2015). Can the affective response to exercise predict future motives and physical activity behavior? A systematic review of published evidence. *Annals of Behavioral Medicine, 49*, 715–731.

Rhodes, R. E., Fiala, B., & Conner, M. (2009). A review and meta-analysis of affective judgments and physical activity in adult populations. *Annals of Behavioral Medicine, 38*, 180–204.

Rice, S. M., Purcell, R., De Silva, S., Mawren, D., McGorry, P. D., & Parker, A. G. (2016). The mental health of elite athletes: A narrative systematic review. *Sports Medicine (Auckland, N.Z.), 46*, 1333–1353.

Ringelmann, M. (1913). Recherches sur les moteurs animés: Travail de l'homme. *Annales de l'Institut National Agronomique, 7*, 1–40.

Rogge, K.-E. (1995). *Methodenatlas für Sozialwissenschaftler*. Heidelberg: Springer.

Röthlin, P., Horvath, S., Birrer, D., Güttinger, L., & Grosse Holtforth, M. (2017). Kognitive Interferenz im Sport. Validierung einer deutschsprachigen Version des „Thoughts Occurence Questionnaires Sport" (TOQS). *Diagnostica, 63*, 112–121.

Russell, J. A. (1980). A circumplex model of affect. *Journal of Personality and Social Psychology, 39*, 1161–1178.

Russell, J. A., & Feldman Barrett, L. (1999). Core affect, prototypical emotional episodes, and other things called emotion. Dissecting the elephant. *Journal of Personality and Social Psychology, 76*(5), 805–819.

Salmoni, A. W., Schmidt, R. A., & Walter, C. B. (1984). Knowledge of results and motor learning – A review and critical reappraisal. *Psychological Bulletin, 95*, 355–386.

Santos, S. D. L., Memmert, D., Sampaio, J., & Leite, N. (2016). The spawns of creative behavior in team sports: A creativity developmental framework. *Frontiers in Psychology, 7*, 1282. https://doi.org/10.3389/fpsyg.2016.01282.

Schachter, S. (1964). The interaction of cognitive and physiological determinants of emotional state. In L. Berkowitz (Hrsg.), *Advances in experimental social psychology* (S. 49–80). New York: Academic.

Schack, T. (2007). Mentales Training. In M. Tietjens & B. Strauß (Hrsg.), *Handbuch Sportpsychologie* (S. 254–261). Schorndorf: Hofmann.

Schack, T., & Bar-Eli, M. (2007). Psychological factors of technical preparation. In B. Blumenstein, R. Lidor & G. Tenenbaum (Hrsg.), *Perspectives on sport and exercise psychology* (Psychology of sport training, 2. Aufl., S. 62–103). Oxford, UK: Meyer & Meyer.

Schäfer, S. (2010). *Statistik I. Deskriptive und Explorative Datenanalyse*. Wiesbaden: Springer.

Schäfer, S. (2011). *Statistik II. Inferenzstatistik*. Wiesbaden: Springer.

Schimmack, U., & Reisenzein, R. (2002). Experiencing activation: Energetic arousal and tense arousal are not a mixtures of valence and activation. *Emotion, 2*, 412–417.

Schlicht, W., & Strauß, B. (2009). *Sozialpsychologie des Sports*. Göttingen: Hogrefe.

Schlundt, W., & Loosch, E. (1996). Zur Wirkung metaphorischer und physikalischer Instruktionen auf das Lernen bei Skianfängern. In R. Daugs, F. Blischke, F. Marschall & H. Müller (Hrsg.), *Kognition und Motorik* (S. 251–255). Hamburg: Czwalina.

Schönbrodt, F., Gollwitzer, M., & Abele-Brehm, A. (2016). Der Umgang mit Forschungsdaten im Fach Psychologie: Konkretisierung der DFG-Leitlinien. http://www.dgps.de/fileadmin/documents/Empfehlungen/Datenmanagement_deu_9.11.16.pdf. Zugegriffen am 09.08.2019.

Schweizer, G., & Furley, P. (2016). Die Vertrauenskrise empirischer Forschung in der Psychologie: Ausgewählte Ursachen und exemplarische Lösungsvorschläge für die sportpsychologische Forschung. *Zeitschrift für Sportpsychologie, 23*, 77–83.

Sedlmeier, P., & Renkewitz, F. (2013). *Forschungsmethoden und Statistik für Psychologen und Sozialwissenschaftler*. München: Pearson.

Seidel, I. (2017). Struktur und Prognose der sportlichen Leistung. In K. Hottenrott & I. Seidel (Hrsg.), *Handbuch Trainingswissenschaft – Trainingslehre* (S. 62–70). Schorndorf: Hofmann.

Shavelson, R. J., Hubner, J. J., & Stanton, G. C. (1976). Self-concept – Validation of construct interpretations. *Review of Educational Research, 46*, 407–441.

de Shazer, S. (2012). *Wege der erfolgreichen Kurzzeittherapie* (11. Aufl.). Stuttgart: Klett-Cotta.

Sheeran, P. (2002). Intention-behavior relations: A conceptual and empirical review. *European Review of Social Psychology, 12*(1), 1–36.

Sieber, V., Wegner, M., & Schüler, M. (2016). Autonomie als Prädiktor intrinsischer Motivation im Schulsport. Eine Person × Situation-Perspektive. *Zeitschrift für Gesundheitspsychologie, 24*, 162–168.

Sohnsmeyer, J., & Heim, R. (2017). Individuelles Interesse am Sport – Validierung des Fragebogens iSpo. *Zeitschrift für sportpädagogische Forschung, 5*, 67–84.

Sorrentino, R. M., & Sheppard, B. H. (1978). Effects of affiliation-related motives on swimmers in individual versus group competition: A field experiment. *Journal of Personality and Social Psychology, 36*, 704–714.

Spence, J. C., McGannon, K. R., & Poon, P. (2005). The effect of exercise on global self-esteem: A quantitative review. *Journal of Sport & Exercise Psychology, 27*, 311–334.

Spielberger, C. D. (1972). *Anxiety: Current trends in theory and research: I*. Oxford, UK: Academic.

Stambulova, N., Stephan, Y., & Japhag, U. (2007). Athletic retirement: A cross-national comparison of elite French and Swedish athletes. *Psychology of Sport and Exercise, 8*, 101–118.

Stanovich, K. E. (1986). Matthew effects in reading: Some consequences of individual differences in the acquisition of literacy. *Reading Research Quarterly, 22*, 360–407.

Statistisches Bundesamt. (2017). *Statistisches Jahrbuch 2017* (Kapitel 3: Bildung). https://www.destatis.de/DE/Publikationen/StatistischesJahrbuch/Bildung.pdf. Zugegriffen am 09.08.2019.

Staufenbiel, K., Liesenfeld, M., & Lobinger, B. (Hrsg.). (2019). *Angewandte Psychologie im Leistungssport*. Göttingen: Hogrefe.

Steele, C. M., & Aronson, J. (1995). Stereotype threat and the intellectual test performance of African Americans. *Journal of Personality and Social Psychology, 69*, 797–811.

Stiensmeier-Pelster, J., & Schöne, C. (2008). Fähigkeitsselbstkonzept. In W. Schneider & M. Hasselhorn (Hrsg.), *Handbuch der Pädagogischen Psychologie* (S. 62–73). Göttingen: Hogrefe.

Stiller, J., Würth, S., & Alfermann, D. (2004). Die Messung des physischen Selbstkonzepts (PSK). Zur Entwicklung der PSK-Skalen für Kinder, Jugendliche und junge Erwachsene. *Zeitschrift für Differentielle und Diagnostische Psychologie, 25*, 239–257.

Stoll, O., Pfeffer, I., & Alfermann, D. (2010). *Lehrbuch Sportpsychologie*. Bern: Huber.

Stone, J., Perry, Z. W., & Darley, J. M. (1997). „White men can't jump": Evidence for the perceptual confirmation of racial stereotypes following a basketball game. *Basic and Applied Social Psychology, 19*, 291–306.

Stygermeer, M. (1999). *Der Sport und seine Ethik: Zur Grundlegung einer Dogmatik des Sports*. Berlin: Tenea.

Teixeira, P., Carraca, E., Markland, D., Silva, M., & Ryan, R. (2012). Exercise, physical activity, and self-determination theory: A systematic review. *The International Journal of Behavioral Nutrition and Physical Activity, 9*, 1–30.

Utesch, T., Dreiskämper, D., & Geukes, K. (2017). Open Science in der Sportwissenschaft? Ein Wegweiser zur Präregistrierung von Forschungsvorhaben und zu offenem Material, offenen Daten und offenem Code. *Zeitschrift für Sportpsychologie, 24*, 92–99.

Van der Kamp, J., Dicks, M., & Navia, J. A. (2018). Goalkeeping in the soccer penalty kick. *German Journal of Exercise and Sport Research, 48*, 169–175.

Van der Ploeg, H. P., & Hillsdon, M. (2017). Is sedentary behaviour just physical inactivity by another name? *The International Journal of Behavioral Nutrition and Physical Activity, 14*, 142.

Van Quaquebeke, N., & Giessner, S. R. (2010). How embodied cognitions affect judgments: Height – related attribution bias in football foul calls. *Journal of Sport & Exercise Psychology, 32*, 3–22.

Vine, S. J., Moore, L. J., & Wilson, M. R. (2012). Quiet eye training: The acquisition, refinement and resilient performance of targeting skills. *European Journal of Sport Science, 14*, S235–S242.

Volkamer, M. (1984). Zur Definition des Begriffs „Sport". *Sportwissenschaft, 14*(2), 195–203.

Voss, M. W., Kramer, A. F., Basak, C., Prakash, R. S., & Roberts, B. (2009). Are expert athletes ‚expert' in the cognitive laboratory? A meta-analytic review of cognition and sport expertise. *Applied Cognitive Psychology, 24*, 812–826.

Wagner, P. (2000). *Aussteigen oder Dabeibleiben. Determinanten der Aufrechterhaltung sportlicher Aktivität in gesundheitsorientierten Sportprogrammen*. Darmstadt: Wissenschaftliche Buchgesellschaft.

Waldenmayer-Beckmann, D., & Beckmann, J. (Hrsg.). (2012). *Handbuch sportpsychologischer Praxis: Mentales Training in den olympischen Sportarten*. Balingen: Spitta.

Weed, M. (2018). Interventions based on behavioral theory do not work in the real world. In International Society of Behavioral Nutrition and Physical Activity (Hrsg.), *Abstract book for the ISBNPA 2018 Annual Meeting in Hong Kong* (S. 23). https://www.isbnpa. org/files/articles/2018/07/04/102/attachments/5b3d0ebde1d22.pdf. Zugegriffen am 09.08.2019.

Weigelt, M., Krause, D., & Güldenpenning, I. (2020). Lernen und Gedächtnis. In J. Schüler, M. Wegner & H. Plessner (Hrsg.), *Lehrbuch Sportpsychologie – Theoretische Grundlagen und Anwendung*. Heidelberg: Springer.

Weiner, B. (Hrsg.). (1974). *Achievement motivation and attribution theory*. Morristown: General Learning Press.

Weinert, F. E. (1996). Lerntheorien und Instruktionsmodell. In F. E. Weinert (Hrsg.), *Psychologie des Lernens und der Instruktionen* (Enzyklopädie der Psychologie, Serie Pädagogische Psychologie, Bd. 2, S. 1–48). Göttingen: Hogrefe.

Westermann, R. (2000). *Wissenschaftstheorie und Experimentalmethodik: Ein Lehrbuch zur psychologischen Methodenlehre*. Göttingen: Huber.

WHO. (1986). First international conference on health promotion. Ottawa: Ottawa Charter for Health Promotion. http://www.who.int/healthpromotion/conferences/previous/ottawa/en/index.html. Zugegriffen am 09.08.2019.

WHO. (2014). Verfassung der Weltgesundheitsorganisation (WHO), Stand Mai 2014. https://www.admin.ch/opc/de/classified-compilation/19460131/201405080000/0.810.1.pdf.

WHO. (2018). Physical activity. Fact sheet. http://www.who.int/news-room/fact-sheets/detail/physical-activity. Zugegriffen am 09.08.2019.

Wilhelm, A. (2001). *Im Team zum Erfolg: Ein sozial-motivationales Verhaltensmodell zur Mannschaftsleistung*. Lengerich: Pabst.

Williams, A. M., Ward, P., Smeeton, N. J., & Allen, D. (2004). Developing anticipation skills in tennis using on-court instruction: Perception versus perception and action. *Journal of Applied Sport Psychology, 16*, 350–360.

Willimczik, K. (2005). *Sportwissenschaft interdisziplinär – Ein wissenschaftstheoretischer Dialog. Band 2: Forschungsprogramme und Theoriebildung in der Sportwissenschaft*. Hamburg: Feldhaus.

Willimczik, K. (2007). Die Vielfalt des Sports. *Sportwissenschaft, 37*(1), 19–37.

Willimczik, K. (2009). Sportmotorische Entwicklung. In W. Schlicht & B. Strauss (Hrsg.), *Grundlagen der Sportpsychologie. Enzyklopädie der Psychologie, Themenbereich D, Serie V: Band 1* (S. 297–373). Göttingen: Hogrefe.

Woodman, T., Davis, P. A., Hardy, L., Callow, N., Glasscock, I., & Yuill-Proctor, J. (2009). Emotions and sport performance: An exploration of happiness, hope, and anger. *Journal of Sport & Exercise Psychology, 31*, 169–188.

Wulf, G. (2009). *Aufmerksamkeit und motorisches Lernen*. München: Elsevier, Urban & Fischer.

Wulf, G., & Prinz, W. (2001). Directing attention to movement effects enhances learning: A review. *Psychonomic Bulletin & Review, 8*, 648–660.

Wulf, G., & Weigelt, C. (1997). Instructions about physical principles in learning a complex motor skill: To tell or not to tell. *Research Quarterly for Exercise and Sport, 68*, 362–367.

Wulf, G., McNevin, N., & Shea, C. H. (2001). The automaticity of complex motor skill learning as a function of attentional focus. *The Quarterly Journal of Experimental Psychology. A, 54*, 1143–1154.

Zajonc, R. B. (1965). Social facilitation. *Science, 149*, 269–274.

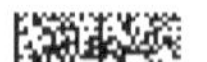